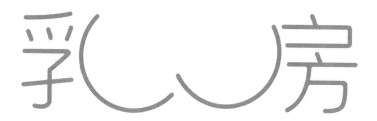

A Natural
and Unnatural History

一段自然与非自然的历史

BREASTS

（美）弗洛伦斯·威廉姆斯 著

Florence Williams

庄安祺 译

华东师范大学出版社

Contents　　　　　　　　　　　　　　　　　　　目 录

绪论　乳房星球

救救我们的乳房。

——汽车保险杠贴纸

馒头、小笼包、奶子、双峰、荷包蛋、飞机场、波、肉弹。我小时候，母亲称之为"咪咪"；而如今，我对孩子则称之"奶奶"。我们爱乳房，却并没有认真看待它们。我们给它们昵称，却不无羞辱的意味。乳房让我们难为情。它们变化莫测，难以捉摸，它们傻乎乎地滑稽可笑，它们可以让婴儿和成年男子都变得呆头呆脑。

即使到今天，尽管它们经常出现，无论是穿上比基尼的、裸露的、招摇过市的，或是接受丈量的、膨胀变大的、在色情传单里的、放上 YouTube 的、哺育婴儿的、穿环刺青的、用流苏装饰的，或者是以各种方式崇拜迷恋的——然而，对于人类这个大受欢迎的特征的基本生物机制，我们却所知不多，实在让人讶异。我们只知道：它们会在青春期突如其来地发育；怀孕时它们会出现明显的变化；它们可以分泌分量惊人的乳汁；有时候也会生病。我们知道男人偶尔也会长出丰乳，这让我们惊慌失措，不知如何是好。

就连专家也不太确定为什么这些事情会发生，或者首先，我们为什么会有乳房。但是认识和了解乳房，其迫切性却再也没有比现在更强烈。现代生活使得我们更长寿、生活过得更舒适，但却也为我们的乳房敲响了陌生而困惑的丧钟。首先，根据内衣供应商的资料，它们的尺寸比以往更大，[1] 因此商家推出了如 H 和 KK 等尺寸的罩杯。女孩子胸部发育的年龄越来越早，我们用盐水袋和硅胶去填充它，移植干细胞以改变它们的形状。大部分人不再用它们来哺育婴儿，就算我们这么做，我们的奶水里也含有祖先从未尝过、更不该供人摄食的工业添加物。在乳房中形成的肿瘤远比其他任何器官都多，乳腺癌成为举世妇女最常见的恶性肿瘤，自二十世纪四十年代以来，其发生率几乎成倍增长，[2] 而且还在继续上升。乳房过的是它们从没经历过的生活。

　　幸好科学家已经在探究乳房的秘密，而随着这些秘密出现的，是一种看待人类健康的新方式，让我们明白人类在大自然中复杂无比的地位。要了解这样的转变，我们就必须回到过去，回到最初。首先必须问，为什么是乳房？为什么是我们？我们和黑猩猩有 98% 共同的基因，但在那无法计量的 2% 之中，就有主司乳房的基因。黑猩猩，不幸的家伙，它们没有乳房。事实上我们人类是唯一自青春期起就拥有这柔软球体的灵长类，其它的雌性灵长类在哺乳期会小小地肿胀起来，但在断奶之后，它们就会缩小。乳房是人类的特色，乳腺是界定我们分类的基础。卡罗勒斯·林奈（Carolus Linnaeus）* 明白这一

---

* 瑞典著名的植物学家，提出"二名法"为物种命名、分类。——译注

点，因此他把我们命名为哺乳类。

乳房界定了我们。

在成为母亲之前，我对自己的乳房并不怎么在意。我的乳房在正常的时间发育，我还蛮喜欢它们。它们小得不会阻碍我运动或让我背痛，却又大到让我知觉到它们的存在，而且也算对称，让在纽约市成长的我如果在极其稀罕的场合穿上泳装，看来也有模有样。我和诺拉·埃夫龙（Nora Ephron）不同，她为《君子》（Esquire）杂志写过一篇文章，谈到在鱼雷胸罩风行的二十世纪五十年代，在加州的她对自己的小胸脯有多执着："我会坐在浴缸里，往下看着自己的乳房，心想在某个时刻，它们一定会像其他人的乳房一样长出来。可是它们没有。"[3]

可怜的诺拉，她的忧虑揭露了自更新世*以来就一直在发展演进的事实：乳房真的很重要。想想看：因为我们哺乳，因此幼儿不必采集、洗净、嚼食和消化在大自然中找到的食物。爬虫之类的其他动物必须活在特定高脂肪的食物来源附近，而哺乳类动物只要有妈妈在就好，妈妈会帮它们做好一切。在气候变迁和食物稀少之时，哺乳类动物有更大的弹性。自中

---

* 地质年代名称。第四纪的第一个世，距今大约 260 万年至 1 万年，也称洪积世。人类在这一时期出现。——编注

生代*乳腺（由汗腺）进化出来之后，哺乳类动物比恐龙更有优势，世界就变得不一样了。

　　乳房在可以想见和出其不意的两个方面，都协助我们人类的进化。由于它们贮藏丰富的乳汁，因此容许我们的幼儿出生时更小，脑袋却能够长得更大。婴儿体型小，意味着我们的臀部可以缩小，让我们得以用双足直立行走。哺乳同样也促使了姿势、亲密、沟通和社交的发展，而我们的乳头也协助了人类下颚的发展，让我们做好说话的准备，同时让我们有发展出嘴唇的理由。因此乳房除了让我们一帆风顺地主宰世界之外，也开启了亲吻的艺术。任务虽然艰巨，但乳房可以办得到。

　　数百万年的进化和环境压力创造出一个美妙的器官，或者我们以为如此。

　　我怀头胎的时候，我的乳房外形看起来美妙了九个月。孩子出生之后，我的乳房终于首次发挥了实际的功能。但就进化机制精雕细琢的一件作品而言，我的乳房却功能不全，成了背叛、挫折、缺乏自信，以及残酷折磨的来源。我听到一堆让人烦恼的航空术语：我没有采用正确的"栓锁"，造成"吸力松脱"，因此我的乳头付出了代价。儿子出生一周之后，我头一次得了乳腺炎，这是因乳腺淤塞而造成的感染，可以说是中古

---

　*　也称恐龙时代。中生代也是板块、气候、生物进化改变极大的时代。在中生代末期，已见现代生物的雏形。——编注

时代的疾病。在这一年中，我又承受了三次同样的病情。

虽然我后来爱上哺乳，却并没有一派天真地支持它。乳房大概是人体上唯一一种需要学习才会使用的器官，而这过程并非人人都适合。我当然是因为对母乳怀有纯净有益的憧憬而受到吸引。卫教资料告诉我们，婴儿配方奶若不是来自牛奶，就是来自大豆蛋白，而母乳则完全适合人类的婴儿，它含有包括抗菌等功能的数百种物质——其中许多是不能合成，或者在配方奶中不含的。母乳永远有合适的温度，有均衡的脂质、蛋白质和糖类。它有疗效、营养丰富，对婴儿来说十分美味。它是完美的食物，我这新手妈妈对此深信不疑。

正当我快乐地为二宝哺乳，享受所谓"母婴关系"的亲密之时，却突然读到一篇报道，彻底改变了我对乳房的看法。我读到科学家在陆地和海洋哺乳类动物的组织以及人类母乳中，发现了工业化学物质。这让我身为人母的喜悦受到打击。报道中说，虽然乳房的角色倍受赞扬，但它们也是环境中各种入侵物质的汇聚之处。我的乳房让我联结的不只是我的子女，而且也让我（因此也让我的子女）联结到我周遭的生态系统。母乳喂养成了把我们社会的工业废料转移到下一代的高效率方法。

我把乳头从女儿口中拉了出来，然后搜寻答案。母乳喂养孩子让我给了他们什么样的毒素？这对他们和我的健康意味着什么？母乳喂养还安全吗？这些化学物质如何干扰我们的身体？我们还能让自己的乳汁恢复洁净吗？

我的记者本性开始促使我着手写文章。为了给《纽约时

报》写一篇相关文章[4]，我把自己的乳汁送到德国去测试阻燃
剂的含量，这是一类化合物的通称，会累积在实验室动物的脂
肪中，造成健康问题。我的测验结果比我预期的高，是欧洲妇
女体内的十至百倍。我会接触到这些物质，是因为电子产品、
家具和食物的关系。我同时也测试自己的乳汁有没有其他的化
学物质，包括高氯酸盐这种航空燃料的成分，这当然不该是小
宝宝的晚餐。我的测验结果一项一项出炉，全都是正值，含量
大约是美国人的"平均值"。原来人类在二十一世纪初期受到
这样严重的污染，实在让人心惊。

"没关系，至少你含有阻燃剂的乳房不会自动燃烧！"我
丈夫开起了玩笑，想以最乐观的态度来面对其实令我们束手无
策的情况。但我很震惊，胸部的化学大杂烩和新闻记者的脑袋
之间发生了相互作用，想要找出进化的万灵丹怎么会碰上这样
倒霉的命运。除此之外，我还困惑于现代生活如何以其他的方
式改变着我们的乳房，以及我们的健康。

答案并不总是那么直截了当。

乳房总是让大脑不能清楚思考，这点并不令人意外。每双
眼睛看到的乳房都有点不同，其实林奈大可不必把我们命名为
哺乳类，[5] 他可以用我们耳骨的结构或者四个心腔的心脏来做
分类，但却偏偏挑出独特的乳房来作为标准，似乎在科学的动
机之外，也有政治的动机。林奈总共有七个孩子，他最憎恶的
一种做法就是请奶妈来为孩子哺乳，欧洲中上阶层的婴儿都托

给奶妈哺乳养育，这使得许多婴儿因营养不良和生病而死亡。1752年，就在林奈把"哺乳类"（Mammalia）一词引进他的第十版《自然系统》（*Systema Naturae*）前几年，他写了一篇《唯利是图的奶妈》的论文。科学史学家朗达·史宾格（Londa Schiebinger）认为，虽然林奈关心婴儿的健康问题，但他也为启蒙时期两性日趋平等而感到不安。[6] 在林奈看来，女人的位置应该就是在家里，发挥大自然赋予的天职。为了证明这一点，我们被称作哺乳类。

不过话说回来，也许林奈就是喜欢乳房。他绝非把身体这个部位挪作意识形态工具的唯一男性。乳房一直都是进化生物学家的最爱，他们提出多姿多彩的起源故事，可能根植于事实，也可能不是。科学家花了数十年的时间看（了又看）着乳房，绞尽脑汁想要知道人类为什么这么幸运。多年来，许多人都把乳房当成美好的装饰品——就像孔雀的尾巴，有吸引异性之用。幽默作家戴夫·巴里（Dave Barry）写道："乳房主要的生物功能就是要让男性愚蠢。"[7] 一语道尽半世纪来关于这个主题的研究。整整一个世纪的学者都说，乳房之所以进化出来，是因为男人喜爱它们，而且喜欢与有幸拥有它们的女性原始人交配之故。

然而，到二十世纪的最后四分之一，随着女性在人类学和生物学系的地位攀升，她们对这种神秘事物怎么会来到女性胸前有了其他想法，而且迄今依然。那些闯入深奥学术殿堂的女性认为，其实造成乳房进化的，是身为母亲的女人。或许我们的女性祖先就是需要这一点多出来的胸部脂肪，以便孕育和喂养她们的宝宝，毕竟这些宝宝是地球有史以来最胖墩墩的小灵长动物。

有关乳房进化的争论极其重要，因为乳房如何出现的故事反映出我们怎么看它们，怎么用它们，以及我们对它们有怎样的期望。那些占上风的说法关心的一直都是视觉外观，却没提到它里面究竟含有什么。它们怎样运作？它们和身体的其他部分有怎样的关系，以及它们怎样受到更大的生态环境影响？

我原本没想到自己也要思索这些问题，但在写那篇文章之时，却开启了崭新的环境健康世界。我现在才明白，原来我们的身体并不是庙堂，反倒更像树木。我们身体的薄膜是可以渗透的，它们会把周遭世界的好坏事物都传送给我们。二十世纪的医学告诉我们，细菌会让我们生病，但现在我却逐渐明白，人类的健康远比这个模型复杂得多，它同时也受我们所住地点，所喝水里的微量成分所左右，受到我们所接触、呼吸和摄取的分子所控制。我们不只是环境变化的中介者，而且正是这个变化的目标。

而乳房是特别脆弱且明显的物体，它们天生就是绝佳的沟通交流者，这让人一则以喜，一则以忧。它们从成形的最初阶段开始，就对它们周遭的世界极其敏感，既在体内，也在体外对话。由于乳房会贮存脂肪，因此它们也贮存了喜爱脂肪的有毒化学物质，其中有些会在组织里存留多年。乳房同样也含有大量的受体，它们存在细胞壁上，就像饥饿的捕蝇草一样，等着捕捉经过的雌激素分子，这是大自然的第一种荷尔蒙。这是一种古老的习惯。在高等生物开始自行分泌雌激素之前，细胞得由其他地方取得这种荷尔蒙。[8] 我们二十一世纪的乳房依然在寻觅它，而且得到的远比需要的更多。植物会制造雌激素化合物，化学公司和药厂也在不经意之间制造了这些化学物质，而这些雌激素变体或仿雌激素会以既微妙又明显的方式，和我们的细胞交互作用，我们的乳房就像一对柔软的海绵那样，吸收了大量的污染物质。

为了了解我们的乳房为什么这么容易和声名狼藉的分子起作用，我得先了解细胞如何运作、如何回应环境中的变化。于是我在科罗拉多大学担任环境新闻学研究员，后来又担任访问学者，在那期间认真研读了细胞学、遗传学和内分泌学。这份持续不断的探寻，引领我来到尚在摸索的黑暗角落和已经有所了解的光明境地，接触到许多专家，包括表观遗传学和环境内分泌学等新兴的领域，以及进化生物学、细胞生物学和癌症生物学等已经有许多成果的科学研究天地。

我的发现让人不安，但意义深远，有时也充满趣味，让人兴奋。就拿有关芭比娃娃的讨论来说，腰臀胸部曲线玲珑、身材宛如沙漏的女性，通常分泌较高的雌激素量。听上去似乎不错吧？但这些女性更有可能出轨，罹患乳腺癌的风险也更高。然而有些义愤填膺的研究人员指出，其实身材没那么窈窕的女性一样可以过得很好，在遭遇困难和压力之时，反而可能是这些拥有所谓"男性荷尔蒙"较高的女人，能够猎得乳齿象回家，给竞争对手当头棒喝。[9]这个结论太性感了。（关于男性也有类似的论点：肌肉较大的男人会吸引较多的伴侣，但却有较弱的免疫系统。美是要付出代价的。）

我了解到，原本是进化护身符的母乳，如今却可能使我们衰弱，压抑我们的潜能。母乳中所含的毒素与低智商、弱免疫力、行为障碍、癌症等息息相关。我们所置身的现代世界不仅污染我们的乳汁，也重新塑造我们的子女，造成女孩更早发育。乳房常是性发育的第一个象征，如果女孩的乳房发育得更早，她们日后就会有更高的乳腺癌风险，原因留待后面说明。其实从婴儿期、青春期、孕期、哺乳到停经，现代环境在每个生命阶段的乳房上，都留下了记号。

随着文明进展，有些妇女雇用奶妈、有些妇女则遁入修道院或尼姑庵、有些妇女控制生育、有些则设法扭转乳房的外观，这些都让乳房远离了它们天然的角色。我的祖母在二十世纪七十年代初期做了乳房切除术之后，必须穿戴假乳，其外形和体积就像核子弹头一样。讽刺的是，这些装置乃是由芭比娃娃的创造者露丝·汉德勒（Ruth Handler）大力宣传，后来更由本身就是乳腺癌患者的她亲自设计。当今的义乳和假乳比以往自然得多，几乎人人都想要一副。魔术胸罩（Wonderbra）在美国的业绩每年都超过七千万美元。

现代世界在许多方面都对女性有好处，但对我们的乳房却未必总是如此。全球的乳腺癌病例增加，部分是由于诊断更准确和人口的逐渐老化，但这些因素并不足以解释此项趋势。最富有的工业化国家拥有举世最高的乳腺癌罹患率，只有约 10% 的乳腺癌病例有家族病史，大部分罹患此病的女性（以及越来越多的男性），都是家族里患病的第一人，因此一定有其他的因素在作祟，这些因素是和现代生活有关的事物，从我们日常使用的家具、我们生儿育女的选择，一直到我们服用的药丸和所吃的食物。

除了有家族病史之外，我也和许多妇女一样，有其他许多罹患乳腺癌的风险因子，包括太晚生育、怀孕次数少，以及由此而来的使雌激素有数十年时间不受干扰，在体内自由流动。我还不到 20 岁就已经服用避孕药。和大部分美国人一样，我体内的维生素 D 含量略低，这又是另一个肇因于现代生活的风险。把这一切加总起来，我可以算是极其平常的女人，而我的乳房也十分典型。在为写作本书做研究时，我有时会把自己的身体作为现代女性的样本，测试它是否含有公认或疑似会致癌的物质，我也让自己的乳房接受各种扫描、监测和探针取样。我的女儿安娜贝尔也勇于接受一些试验。

本书基本上是我们身体一个特别部位的环境史，讲述的是我们的乳房怎么由环境所磨练，渐至受环境所危害的故事，部分是生物学，部分是人类学，部分则是医药新闻学。本书面世之日，正是乳房自然史上两个重要里程碑的五十周年纪念，这两个主题在本书中也会再度出现：蕾切尔·卡森（Rachel Carson）出版《寂静的春天》（详叙了工业化学物质如何改变生物系统），以及德州休斯敦一名妇女做了举世第一例硅胶植入手术，但原本她想要的，只不过是耳廓整形。

　　为什么我们应该更了解乳房？为什么我们应该在意？有几个理由。第一，身为个人，也基于自身的文化，人们热爱乳房，而且亏欠它们太多；第二，我们想保卫乳房，要做到这点，就必须了解它们如何运作，为何会发生功能障碍；第三，乳房比我们所认知到的更重要。乳房是人们健康变化的先兆。如果不孕的人更多，乳汁污染更严重，少女更早就开始青春期，妇女更晚来到更年期，那我们还能发挥作为一个物种的潜能吗？如今的乳房是否是人类衰落的先声？如果答案是肯定的，那么能否让它们恢复以往的光辉，同时又不牺牲现代的自我？乳房承受着我们掌管这个星球时所犯错误的后果，我们应当读懂它们的警示。

　　如果身为人类便意味着拥有乳房，那么拯救它们就是拯救我们自己。

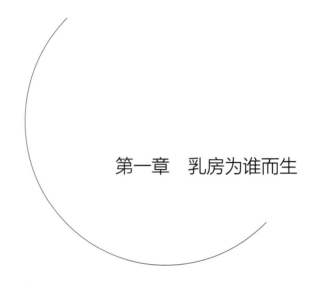

第一章　乳房为谁而生

I

41 寸的胸部和不屈不挠的毅力，能让你得到比一杯咖啡更多的东西——多得多。[1]

——杰恩·曼斯菲尔德

（乳房）是我们出生时并没有的身体部位……全新的器官，成双成对，难以掩藏或根除，附在我们身上，让世人观看……这是两个一双的使者，宣告我们缺乏控制力，宣告大自然并未咨询我们，就已经为我们做了计划。[2]

——弗朗辛·普罗斯，《乳房大师》

要是像杰恩·曼斯菲尔德和梅·韦斯特这些刚出道的女星对人情世故有所了解，那么她们最有心得的就是她们天赋异禀的力量。梅·韦斯特在她 1959 年的回忆录《非关道德》（*Goodness Had Nothing to Do with It*）中写道，她青春期之初，经常把可可油涂在双峰上，然后再用冷水喷在上面。"这样的处理可以让它们娇嫩坚挺，并且培养肌肉张力，固定它们在该有的位置。"[3]像梅·韦斯特这样以荒唐手法丰胸的大有人在，在互联网上，形形色色的丰胸乳霜、药丸、丰乳器、丰胸运动应有尽有，甚至还有 YouTube 影片教你怎么使用 Photoshop 的液化滤镜工具，使你的胸部焕然一新。

至少在我们的文化里，大胸脯是众人瞩目的焦点，这是人家告诉我的，因为我只有传统的美国女性尺寸 B 罩杯 *，根本不起眼。我认识的大胸脯女人告诉我，顶着丰乳就像脖子上吊着霓虹灯走来走去一样，不论男女老少，大家都瞪着眼睛行注目礼。他们的眼睛流连不去，有些男人还看得气喘吁吁。难怪有的人类学家称乳房为"信号"，他们说，乳房必然是要告知我们，它们的主人是多么漂亮、成熟、健康、适合生育。不然要乳房做什么？

所有的哺乳类动物都有乳腺，但没有其他任何一种哺乳类动物有像我们一样的"乳房"，那让人心旷神怡的两个球体在青春期开始冒出来，不论我们处于什么样的生殖状态都维持这样的状态。[4]我们的乳房不只是乳腺，而且还包括肉墩墩的一堆脂肪，以及称作"基质"（stroma）的结缔组织。要让乳腺发挥哺喂婴儿的功能，只需要填满半个蛋壳就够了，并不需要丰胸大乳。坐落在壮观柔软基质中的乳房，就像用双足行走、会说话，以及无毛的皮肤一样，是人类的特色，但它又和双足行走及无毛皮肤不同，只出现在一种性别身上（至少大半时候是如此）。达尔文指出，这样的特点往往是进化出来作为对潜在配偶的性信号。

---

* 欧美两地的业界来源都声称，过去十年来，乳房的平均尺寸已经升到 C 罩杯，我的乳房也略有增大，不过我想这两者主要都是因为现代人体重增加之故。

　　但究竟是什么信号？这能否解释为什么独独人类中了这"咪咪大彩"？又是怎么造成的？许多科学家认为可以找出答案，因此穷毕生之力回答这些问题。有件事倒是很明显：寻找这些答案的过程相当有趣，要设计实验证明男人喜欢乳房并不需要花什么工夫，难的是要证明这在进化上的确有其意义。

　　我期望艾伦和巴纳比·狄克逊（Alan and Barnaby Dixson）的创新实验能提供答案，这对父子档由政府拨款资助观察乳房。他们俩都住在新西兰的惠灵顿，两人曾联合发表研究报告，探讨男性对乳房的大小、形状和乳晕色泽的偏好，也有报告探讨世界各地如萨摩亚、巴布亚新几内亚、喀麦隆和中国对女性体形及性魅力的感受。父亲艾伦是知名的灵长类动物学者，曾在圣地亚哥动物园担任科学处主任，儿子巴纳比则是刚毕业的文化人类学博士，对电脑绘图得心应手，也很热衷于实地考察。

　　一个风大的秋日，我在惠灵顿先见到了巴纳比，26岁的他十分诚恳，一头红色卷发垂在编织毛衣的领口上。他带着漫不经心的神情，锁着眉头四处走动，而且把停车卡之类的东西到处乱放。担任性信号专家可不容易："有时大家会以为我把政府的钱拿来看乳房。但他们误解了我们的工作。"巴纳比说。他的身材高瘦颀长，讲起话来带着清脆的英国腔。他指出，在萨摩亚这些如今虔诚信仰基督教的地方，要请男人描述他们喜欢哪一种乳房，可是很敏感的事。他说有些受访的男人勃然大怒，认为他"变态"。他会避免问喝了酒的人。而在学术界，由于乳腺癌研究也在争取经费，因此补助很难申请。他说："或许我该学医才对，但我神经脆弱，受不了血腥。"

巴纳比最新的数字实验采用 EyeLink 1000 眼动仪和一组专业软件。这个造价六万美元的设备放在维多利亚大学心理系一个不起眼的小房间里，房门上挂着"知觉／注意力实验室"的招牌。眼动仪看起来很像验光室里的仪器，你把下巴放在托架上，额头贴着头靠，眼睛穿过镜片往外看，不过你看到的不是字母表，而是在电脑显示屏上闪烁的裸女图像。要是验光也像这样，那么大概大部分男人每隔一阵子就会去验一下视力。

我造访实验室当天，生态学研究生罗恩自告奋勇来当实验品。他穿着牛仔裤和松松垮垮的运动衫，很有耐心地把头放在眼动仪上，等巴纳比对焦。接着巴纳比说明实验的过程：罗恩会观看六个影像，全都是同一个漂亮的模特儿，不过经过数字"变形"，造成不同的外观。每一个影像可以看五秒，然后罗恩就要根据魅力高低，用键盘给这六张图排序。这些图像在乳房的大小和腰臀比例上各有差别。乳房大小和所谓的腰臀比例（WHR，基本上是将身材曲线化为数字）这两个度量是"魅力研究"的通用语，而信不信由你，"魅力研究"竟是人类学、社会生物学和神经心理学的专业次领域。其理论是：男女两性如何打量对方，可以告诉我们有关人类如何进化，以及我们是谁的信息。

眼动仪不会撒谎，它显示罗恩在评分时眼睛究竟在看哪里。正如巴纳比先前向我做的说明，这个机器会测量罗恩瞳孔的动作，精密度达到百分之一度，并且能记录他凝视女体每一部分的时间长短。"眼动仪最精彩的部分是，它能让你测量行为反应，你可以实际测量到他在进行魅力判断时的眼睛动作。"巴纳比说。

罗恩开始注视并且评分。整个实验花了几分钟，实验结束时，他的脸孔有点泛红。

他逗留了一下，等着看自己的结果。巴纳比调出一些图形和计算，然后出现一连串的绿圈覆盖在模特儿身上：它们表示罗恩的眼睛每一次有停留的地方。有一些圆圈出现在她的脸上，一些在她的臀部，一大堆则驻留在她的胸部。巴纳比一边检视资料，一边解释："他先看她的胸部，然后是脸部，接着是胸部，然后是私处，小腹、脸、胸部、脸、胸部。每一次眼睛停留在乳房的时间越来越长。"罗恩的眼睛每一次"驻留"在乳房上的时间都比其他部位长。他选择最有魅力的图像是最苗条的大胸脯图像。

换言之，罗恩的行为就像大部分的男人一样，完全符合杰恩·曼斯菲尔德的说法，早听她的，维多利亚大学就可省下一大笔银子。

巴纳比的眼动仪结果固然是在意料之中，但对科学家来说，资料就是关键。巴纳比正准备要在《人类本性》（*Human Nature*）期刊上发表他的这份研究[5]，他认为这项研究足以佐证许多人所接受的假说：乳房之所以进化出来，是要对可能的配偶发出信号。这就是为什么男人的眼睛看到图像不到两百毫秒，就会将焦点放在女人的乳房上。单位可是毫秒。巴纳比说："主要的理论是说，古代男女两性在选择配偶时，年轻和繁殖力是重要的特性。因此，选择可以显示配偶价值、青春、健康和生育能力的信号，是有道理的。"他认为男人觉得乳房有用。由于男人喜欢这些能够提供情报的、新奇的、微微悬垂晃动的球体（就跟其他新特性一样，它们最先是意外发育出来的），于是就据此选择配偶。大胸脯的女人配偶最多，或者和最优秀的男性交配，因此这项特性就代代相传，人人仰望。在巴纳比所描绘的世界中，这就是乳房的由来。

我疑惑罗恩在那几秒色眯眯的凝视中，是否下意识地感觉到隐藏在乳房背后的健康和青春资讯。

"你平常就爱大胸脯吗？"我问他。

"好问题，"罗恩是个研究犀牛的南非学生，"是，但没有那么严重，没有到迷恋的程度，不像我认识的一些开口闭口都是胸部的男人。但我当然完全不排斥胸部。"

想到眼动仪实验和现实世界之间的关联，我忍不住觉得气恼。男人看着女人的臀部和乳房五秒钟，然后决定该不该和她交配？那是我们在进化过程中古老过去的情况吗？那是现在的情况吗？就算是，难道它真的解释了为什么我们会长出乳房吗？

"你们跟女人约会的时候，最好看到的不只是她的乳房。"我对巴纳比和罗恩说。

罗恩脸红地笑着说："当然！谢谢！"

"这是很重要的一点，"巴纳比插嘴说，"你不会只看她的乳房。"

"有些人会。"罗恩说。

巴纳比觉得必须挽救我们的对话："这是个人工实验，它测定的是可称为初级过滤（first-pass filter）的机制，这个机制只会挑出立即明显的事物。接下来，等你们认识了，开始谈话，就会纳入很多其他的事物，比如个性啦、宗教背景啦、社会经济地位啦。"

"幽默感呢？"我问道。

"是，"罗恩说，"当然，当然。"

实验之后，我们在巴纳比和女友莫妮卡的住处共进午餐，是惠灵顿一间依山傍水的小屋。莫妮卡是研究鸟类行为的加拿大研究生，她用新西兰的烤番薯（称为 kumara）煮了一道美味的汤待客。厨房上挂着一个牌子，上书"请勿喂熊"。

原来我并不是唯一因巴纳比的研究而觉得忸怩不安的人。

"只要巴纳比上课时谈到腰臀比例[6]，下课后所有的女生都会赶快回家量自己的比例。"莫妮卡说。（巴纳比和其他许多人的研究都认为，男人偏爱玛丽莲·梦露型，0.7 的腰臀比例，即腰是臀部周长的 70%。有些科学家提出假说，认为这个有魔力的数字表示最理想的健康和荷尔蒙状况，不过腰臀比之说在学界还有极大的争议。）

巴纳比显得有点尴尬："喔，那真不幸。"

"我就量了我的。"莫妮卡说。

"结果怎么样？"我问道。

"我的是 0.75。"

巴纳比对自己的研究结果似乎也不能免疫。比如他留了一把胡子，因为在他的跨文化人类学研究里，他发现脸部的毛发象征男性气概和权威。（他在大学任教的父亲也留了浓密的白色八字胡，他和妻子阿曼达及一头重 36 公斤、名唤赫胥黎 [7] 的斗牛犬住在邻城。）

巴纳比家的墙上挂了几幅父亲艾伦的画作原件，包括一幅山魈（mandrill）和一幅大猩猩的画。艾伦所著教科书的插画大半都是他自己手绘，而由巴纳比负责电脑图表，他最新的一本书是《性选择和人类择偶制的起源》[8]（*Sexual Selection and the Origins of Human Mating Systems*）。这对父子除了共同发表过八份研究报告之外，对动物也有共同的热爱，两人都彬彬有礼，略显羞怯。

"巴纳比就像是艾伦的翻版。"莫妮卡笑着说。狄克逊家的这个儿子生在英国，随着父亲的工作调动，在苏格兰和西非长大。艾伦曾在非洲中西部国家加蓬负责灵长类中心，并研究精子竞争，巴纳比全家在那里养了一头波特懒猴当宠物，取名珀西。和其他动物同住，使得这家人对动物的行为，不论是性行为或其他方面，都视为理所当然。巴纳比的哥哥也是科学家，他的专长是一种不会飞的大蟋蟀。

艾伦和巴纳比都认为，研究灵长类的交配行为和择偶可以给我们这个物种的生殖器官带来很多启发，比如：和其他现有的灵长类比起来，男人的睾丸较小，艾伦曾撰文指出，这可能显示我们从前的祖先是多偶制。[9]（关于这个议题，学者众说纷纭，互不相让。进化学研究是刀光剑影的血腥领域。）

狄克逊父子认为，人类的乳房增大，就像黑猩猩的大睾丸或是红毛猩猩的胡子一样，是在竞争和天择下出现的"求偶工具"。大睾丸可以制造更多精子，确保这只动物而非竞争对手的基因能进入多偶雌性动物的卵子。睾丸最大的雄性动物能产生较多的子嗣，而其子嗣也就拥有大睾丸。另一方面，狄克逊父子觉得，胡子和大乳房是具有诱惑力的"装饰品"，宣扬遗传的特质，能够吸引最佳配偶的动物就能有较佳的子孙，因此这样的特性就会代代相传，这是达尔文性选择学说的精义。

巴纳比说："乳房能对异性透露什么样的信息，已经有许多学说。最基本的是，它们能告诉男性，这里有个性成熟的女人。此外还有许多种说法，我觉得一种有趣的说法是以坦桑尼亚的狩猎采集族群哈扎人为主的研究，认为男人对性感的乳房可能有根深蒂固的偏好。"[10] 他解释说，随着女性年龄增长以及怀孕次数增多（因此她在寻觅新配偶时，吸引力降低），其乳房的形状也会改变。"我想用比较好的措词，不过坦白说，年龄和重力自有其影响。乳房的形状会随年龄增长而不再坚挺，逐渐松垂，这可能让男性知觉到对方的年纪、繁殖力，以及可能会有的生育结果。"巴纳比避重就轻地说。也就是说，男士们，去追求生物学上比较值得追求的对象吧。

这可真是个弱肉强食的世界。

乳房还有其他的细微差别。大乳房松垮的程度比小乳房厉害，因此男人喜欢大乳房，这样才能"提供更多有关女性年龄的信息"。许多研究支持巴纳比的假说，有些甚至还有实地的实验。几年前在法国的布列塔尼，一名姿色平平、乳房较小的20岁女演员接到一份不寻常的工作：坐在酒吧里，让埋伏在旁的研究人员记录有多少男人和她搭讪，之后她再将衬垫塞进胸罩里，把乳房尺寸撑大到 B 罩杯，再到邻近的酒吧去坐。接下来的实验步骤可以想见：再把乳房尺寸撑大到 C 罩杯。她在每一个酒吧里都穿着同样的服装，牛仔裤和紧身 T 恤，而且按指示注视舞池里跳舞的人，而不看站在舞池边的男人。这个实验在三周之内重复了 12 个晚上。[11]

她穿着 A 罩杯胸罩时，被邀舞 13 次；穿着 B 罩杯胸罩时，受邀 19 次。穿着 C 罩杯胸罩呢？受邀 44 次。

在类似的实验当中，同样在布列塔尼，这位"弹性胸部"小姐在炎夏时节的白天，从路上搭便车。她穿着 A 罩杯胸罩时，有 15 个开车经过的男人停下来；穿着 B 罩杯胸罩时，有 20 个男人停车；穿着 C 罩杯胸罩时，则有 24 个男人停下来。如果驾驶员是女性，则不论她穿着哪种尺寸的罩杯，停下来的人数都差不多。[12] 另一项研究则显示，大胸部的女服务生得到的小费比较高。[13]

佐治亚格威内特学院的进化神经学者斯蒂夫·普拉泰克（Steven Platek）给大学男生看乳房的相片，同时用核磁共振仪器扫描他们的大脑。一如所料，他发现乳房的图像会引发受测者大脑的回馈机制。普拉泰克告诉我："大部分的图像都十分吸引受测男性的注意力，让他的心理和认知过程分心，使他无法进行其他功能。"《城市俚语辞典》（*Urban Dictionary*）把这样的状态称为"booblivious"（因为太受乳房吸引，别人叫他都浑然不觉）。

好吧，所以男人因乳房而分心，这种现象在西方文化里十分常见，但若要以男人在酒馆里的行为作为乳房进化学说的基础，恐怕颇有问题。一方面，我对于以乳房来判断适婚与否的说法还是不以为然，这个理论干脆称为"垂奶假说"好了。就个人经验而言，我可以说，怀孕后我的胸部的确变得较大较丰满，但它们真的称不上"下垂"，怎么看都不能算。我早就过了人类学家所谓"生殖巅峰值"的年纪，难道男人真的需要乳房才能知道女人上了年纪吗？难道除了尴尬地偷瞄之外，没有别的更明显的指标吗？任何去过公共浴池，或是在春天到过大学校园的人都可以告诉你，乳房的尺寸和形状形形色色包罗万象，尺寸上至少有三到五倍的差异，而它们都属于大致上同一年龄层的女性。我可不可以请问：人体还有哪个部分像这样变化多端？如果乳房是如此重要的信息传递工具，那它们是不是应该要更整齐划一才对？

让情况更加复杂的是，男人对乳房的口味也各有不同。巴纳比承认，男人对乳房的偏好并不如他所想象的那般一致，他以为所有的男人应该都喜欢某个尺寸的乳房才对，也就是大乳房才好。结果并非如此。他较早期由眼动仪收集来的资料显示，喜欢中型乳房的男人数量和喜欢大胸脯的男人一样多，还有一些男人最喜欢小乳房，他把这个资料发表在《性行为档案》（*Archives of Sexual Behavior*）上，受测者全都是新西兰白种异性恋男性。[14] 其他研究则显示：中非地区的阿赞德族和乌干达的干达族人喜欢下垂的长乳房，而巴布亚新几内亚的马努斯和肯尼亚北部的马塞族人喜欢较圆的乳房。[15] 有一项研究发现西方男人在经济不景气时喜欢丰胸细腰、曲线玲珑的女性，或许是因为这暗示着生活舒适，有充足的卡路里。[16] 巴纳比自己做的实验则发现，不管那张图像的魅力排名是高是低，男人就是喜欢盯着乳房看，不论其大小尺寸。

巴纳比说，要是乳房真的是女人身体强健与否的象征，那么乳晕亦然。从未生过小孩的青春少女乳晕颜色较浅，因此在另一项研究中，巴纳比原本以为男人会偏爱乳晕色素颜色较淡的女人，结果却大出他意料之外，许多男人喜欢怀过孕女人色泽较深的乳晕。[17] 同样的，有关乳晕大小偏好的资料也是形形色色。虽然大部分男人喜欢乳房，但在许多地方，乳房也只是平淡无奇的人体部位，并不是每一种文化都有性感辣妹当服务生的猫头鹰餐厅（Hooters）。在日本，后颈性感无限，非洲西部和南美则讲究诱人美臀。我儿子小时候总爱唱饶舌歌手 Sir Mix-A-Lot 唱的《史瑞克》电影配乐歌词"我爱大屁股而且我不能说谎"，让我七窍生烟。

巴纳比明知这些矛盾之处，也因此略感不安，但他虽然承认这些资料尚无定论，却依旧认为它们经得起考验。"男性在视觉上对乳房的注意力，和男人受乳房吸引的证据，会让你认为择偶和乳房形态学在进化上一定息息相关。"

巴纳比只不过是一长串探讨男性的注视和女性乳房进化发展之间关系的科学家之一，其实这样的研究自1967年莫里斯出版那本影响深远的名著《裸猿》(The Naked Ape)以来，至少已经进行半世纪之久。（英国动物学家莫里斯亦因设计电影《人类创世》(Quest for Fire)中演员的动作与声音而闻名。）在《裸猿》中，莫里斯努力向社会大众解释人类为什么有其独有的行为，他把史前生活描绘得宛如二十世纪中期的郊区荒原一般。莫里斯描写"人类猎人"怎么在更新世出现，他们花了一整天的时间追捕野兽，回到家来，在家煮饭的女人恐怕得要展露一对能够使他提神醒脑的门环才行。要不是它们，他恐怕没有多少留在这里养家的兴趣。（不用去管狩猎采集的女人才是家中大部分食物的供应者这个理论，这项研究是后来才提出的，莫里斯还没有调整他的乳房起源假说。）

由于要维持上面这种伟大猎人养家的情境，猎人太太非得时时保持性感不可，因此她需要有别于其他不用两腿走路的灵长类动物的前中侧性器官才行。四足灵长类以肿胀的臀部或阴唇来表现他们有交配的意愿或是发情，因此莫里斯问道："如果观看我们物种女性的前半身，我们能不能看到可能模仿展现双臀和红色阴唇的构造？答案就如女性的乳房一样突出。女性隆起的半圆形乳房想必是肉墩墩臀部的翻版，而嘴巴四周涂得线条分明的红唇必定是红色阴唇的复制品。"[18]

恐怕我再也不能像以往那样看待唇膏了。

如今，《裸猿》读起来就像是让人难为情的男权宣言，它发表的时间正是女性解放运动如火如荼之际，就像林奈之所以把我们称为哺乳类，似乎是为了推动政治议题（敦促启蒙时代的女性发扬母性），说不定莫里斯也有政治的企图。不过话说回来，也许林奈和莫里斯以及许许多多像他们这样的男人真的就是喜爱乳房罢了。

很明显的，许多人类学家都喜爱乳房。尽管找不到化石证据，但不论是教科书的插图或是博物馆的立体模型，他们总是用乳房来描绘最新发现进化的"失落环节"。不论是始祖猿人"雅蒂"（Ardi）*或是南方古猿"露西"，都是乳房和更多的乳房。就连传说中的"大脚怪"，也常常画上一对迷人的双峰。我们都认识像莫里斯那样的男人，爱乳房的男人的确不少，但也有些男人喜欢的是腿，就像我先生。不论如何，性吸引力的说法难以摆脱激烈的辩论以及赤裸裸的文化偏见控诉，迄今依然。

如果和抱持女性主义的人类学者说，乳房之所以存在全是为了男人，恐怕你的脑袋免不了挨上一记南方古猿的橡皮骨盆。威尔士作家伊莱恩·摩根（Elaine Morgan）就写了一本精

---

* 是"始祖地猿"（Ardipithecus ramidus）的英文缩写。

彩的书，反驳莫里斯和他那一派学者的说法，该书就是《女人的起源》(*The Descent of Woman*)。[19]她在书中彻底推翻了男性的需要推动人类祖先生理适应的观念，包括乳房在内。"我认为这些说法根本难以置信，"她写道，"莫里斯一边思索女人乳房的形状，一边马上推论出它们之所以进化出来，是因为这女人的配偶成了伟大猎人之故，然后莫里斯又以别出心裁的论点来捍卫这荒谬可笑的主张。这个像泰山一样的人物让男人心醉神迷。"

罗格斯大学人类学家弗朗西斯·马西亚-利斯（Francis Mascia-Lees）告诉我，她觉得过去五十年来有关乳房和吸引力问题的学术研究根本就是浪费时间。"说起这些老家伙，同样的论点还是继续出现，这些论点无论怎样都不会消失。但其实就求偶和生育来说，乳房的大小根本无关紧要，虽然许多广告商和整形医生宁可我们相信乳房会影响求偶这种看法。"她说。

她指出"乳房的起源是性讯号"之说的许多破绽。要是坚挺的大乳房能告诉男人，这个女人有繁殖力，而且已经准备婚配，那为什么女人在怀孕或哺乳时乳房最大最坚挺？为什么人类的乳房有这么多尺寸和形状？为什么这么多小乳房的女人在哺乳和生养儿女方面，也有傲人的成就？

虽然不愿承认，但我免不了疑心马西亚-利斯本人是否乳房很小，因而影响到她唱反调的世界观。因此我干脆就问了她这个问题，没想到恰巧相反，她的胸围是36DD。1982年她上研究所时，全班是十五个男生和一个女生，美国人对乳房的迷恋让她十分气恼。"大胸脯意味着你会被男人当成性象征，我很难让他们以知识分子待我。"当时在进化学界，伟大猎人之说盛行，不论是更大的脑袋、语言、社会行为、双足行走、使用工具等，各式各样的进化发展都归功于男性伟大猎人，这让她气愤不已，也启发她思考。因此她发动了甜蜜的复仇，和其他人一起主张，这些发展同样有可能是因为女人之故，是由于哺乳和人类婴儿独特的需求而推动这些进化过程。她要学院里的绅士们想想，乳房之所以进化出来是出于她的需要，而不是她那挥舞着棍棒的山顶洞人男配偶之需。

马西亚-利斯主张乳房之所以进化，是由于天择而非性择。乳房可以提高女人和其子女在达尔文所谓"生存竞争"中的适应性，这话听来就算没有"更合理"，也已经算是十分合理。男人的利益，即使普遍存在，也是其次。马西亚-利斯主张，乳房使女性储存的脂肪量增加，即便只增加了几个百分点。[20] 在我们人类早期进化时难以捉摸的恶劣环境中（比如开阔的平原和起伏剧烈的温度），这些多余的脂肪就足以应付怀孕和哺乳之需。人类没有毛皮可以保暖，因而人类比其他灵长类更需要储存脂肪。此外，怀孕的人还必须动用更多脂肪，以应付胖墩墩宝宝的需要，因为婴儿的大脑袋需要特定的长链脂肪酸。因此女性的身体有特殊的设计，如果体脂肪没有超过某个门槛，她们甚至不会排卵。平均说来，生育期的女性体内储存的脂肪量是男人的两倍。

但是为什么她们把脂肪储存在乳房而非别处——比如手

肘？马西亚 - 利斯也有很好的解释。制造雌激素需要脂肪和胆固醇。乳腺充满了对雌激素十分敏感的细胞。我们人类比其他灵长类有更多的雌激素，是因为我们比他们肥胖。下面就是因果关系：我们在青春期及之后必须胖一点才能生育宝宝；我们的脂肪制造雌激素，而雌激素会让我们的乳房生长，因为那里的组织对雌激素非常适应。

按马西亚 - 利斯的说法，乳房只不过是"脂肪存积的副产品"。她承认她这个理论并不如莫里斯那群人的容易测试，也不如他们的引人入胜。但这就是重点，她说："我想要证明我的立论有扎实的基础，不只是我们投射进进化史的文化假说。"

或许因为我从没有让男人盯住不放的胸部，因此我比较愿意听听其他的乳房起源论，何况这些说法为数众多。比较复杂的问题是，这和大拇指的进化不同，因为乳房没有化石纪录，没有办法知道这天赋的异禀究竟是在人类进化史上的什么时候出现的。是在人类直立行走之前还是之后？是在我们失去皮毛之前吗？有关乳房的所有说法，包括马西亚 - 利斯和狄克逊父子的假说在内，都只能归类在科学瞎猜 [21]（scientifc wild-ass guesses）。

既然乳房是我们集体和个别幻想的汇聚之地，那就可以理解即便是科学家也难对它们的魅力免疫。人们思量这肉墩墩器官的神秘起源，很容易把乳房当做自己所渴望事物的喻体——不论是臀部，或者是政治领导权。曾有一名沙漠动物学家认为乳房就像骆驼的驼峰，可以让我们在干热的气候中，籍由贮存水和脂肪生存。[22] 在女性主义者看来，关于乳房起源的种种主张乃是自我决定（self-determination）的寓言。

关于乳房的源起，还有许多让人匪夷所思又趣味横生的说法。十四世纪初，法国国王腓力四世的外科医生蒙德维尔（Henri de Mondeville）写道："女人的乳房为什么长在胸前，而其他动物的则长在别处，原因有三。第一，胸部是崇高、显眼且贞洁的所在，因此可以适当展现乳房；第二，乳房得到心脏的温暖，也回报以温暖，可以让心脏这个器官强化自己；第三个原因则只适用于大乳房，它们覆盖了胸部，因此能够为胃部保暖、提供保护，并且强化胃部。"[23]

1840 年，一名医师揣测，富含脂肪的乳房能够为乳汁保暖，而且，"让底层女性能够承受她们在喝醉酒时所挨最严重的老拳"。[24] 他大概是阴森暴力的哥特式小说看得太多了。

最近则有一名以色列学者主张，双足着地的直立女性需要脂肪含量多的乳房来保持平衡，否则她多脂的臀部就会害她往后倒。[25] 我的嫂嫂说，她就是这样。

威尔士的评论家伊莱恩·摩根以敏锐的人体观察来支持自己的乳房理论。她指出，我们的老祖先褪去毛皮之时，婴儿就在面对新挑战。其他的灵长类宝宝从小就会抓着他们母亲的毛皮，让母亲不用抱着他们，可以随心所欲地在树梢荡来荡去，挖蚂蚁为食，甚至连喂奶都没关系。但人类可没这等好运气，我们得抱着我们的小淘气，而最好的地方就是我们手臂的曲肘之处，即使如此，我们的乳头依旧得压低一点，才能让宝宝吸吮。这时悬垂的乳房就能发挥用处。等到人类婴孩的手不需要抓住母亲的乳房，他们就可以做手势，因此进化出重要的表达形式，使我们人类发展成如今这个模样。

这整个过程就靠着位置并不固定的弹性乳头完成。一如摩根指出的，巧夺天工的人类乳房，"确保乳头不会像猴子一样紧卡在肋骨之间。乳头周围的乳房肌肤变得松软有弹性，因此更容易调动，在较松软的皮肤下留有空间，可让腺体组织和脂肪占据。成年男性觉得这种唯人类独有的轮廓颇有性吸引力，但这种改变最先的源头和第一个受惠者乃是婴儿"。[26]

我可以证明如果没有可以移动的乳头，要哺乳就很困难。英国杜伦大学的人类学家吉莉安·宾利（Gillian Bentley）在为她的孩子哺乳时，又有了另一个灵感：我们头颅的形状促使圆形乳房的生成。因为人类和其他灵长类在外形上最大的区别，是我们没有口鼻部这样的东西。这可能有数个理由。一个是我们的下颚和牙齿的结构不同，比较适合吃煮熟的肉类之类多样化的饮食，这意味着我们不需要巨大的下颚来撕开生肉。另一个原因是人类有硕大的大脑，出生时也有一个大头，相当于与我们身材相当的哺乳类的五倍大。但宾利说，为了让婴儿出生时穿过我们窄小异常、适合双足站立的臀部，因此新生儿的脸必须是平的。平脸和平胸无法配合，想想看亲吻一面镜子的感觉，如果宝宝的脸要平贴母亲的平胸，他就没办法用鼻子呼吸。（这会儿你可能聪明起来，像我一样提问，为什么进化不让鼻子生到别的地方，比如靠近耳朵那里去？为什么所有哺乳类的鼻子都长在眼睛和嘴巴之间？答案和我们源自鱼类的原始结构有关，这是我们不能胡搞瞎搞的模板，难怪我们的基因只好在乳房上瞎凑。）多亏了圆形的乳房，我们才能有大头大脑袋，才能聪明一些。

于是我开始读有关头部和颈部的资料，学到一个人类独有的特色，称作"颅底屈曲"（basicranial flexion），这就是我们头部和颈部交会之处能够弯曲的原因，也是我们和其他任何动物都截然不同的地方。不要忘记，人类的宝宝无法抬起头来，我们可能是唯一一种无法这样做的哺乳类。[27] 我们有大得异常的头，也有脖子，好让我们长出喉腔，让我们能够说话。新生的人类婴儿必须抱起来哺乳（因为我们没有让他抓附的毛皮），也必须撑着他的头，否则他那纤细的喉管，也就是脖子，就会断裂。这些都是拥有悬垂乳头能够贴附到婴儿小嘴上的好理由。虽然这只是一个理论，但却深得我心：拜悬垂乳房之赐，我们才能说话。

其他的灵长类在哺乳期间也有肉墩墩的乳房，但它们没有永久性的脂肪垫，因此它们就不像人类的乳房这般大而圆润。这些以女性为中心的乳房理论之所以打动人，是因为它们尝试了解乳房这个器官究竟是怎么运作的，而乳房为男性而生的理论则没有这样的探究。

这正是让丹·塞伦（Dan Sellen）感到困惑之处，这位专长在营养学与生态学的多伦多大学人类学者告诉我："大部分的人类学者都不研究乳房，他们根本不知道它有什么作用。倒是有一大批学者研究择偶的问题。当然，乳房会吸引男性，但这并不表示它们主要的功能是吸引配偶。"另外他还说："所有的哺乳类都有乳腺，但唯有我们的和性选择相关，这种说法实在让人匪夷所思。这就像是在人类的乳房上添加了其他所有乳房都没有的新功能一样。"

可能有人会说，为什么我们有乳房并不重要，我们有乳房，爱乳房，它们很实用，这就够了。娜塔莉·安吉尔（Natalie Angier）在《绝妙好女子：私密的身体地理学》（*Woman: An Intimate Geography*）一书中写道："它们美丽，它们抢眼，它们让人难以抗拒。但它们无关紧要，而且象征的意义比我们所想象的要少得多。"[28]

但它们有其重要之处，因为一如我们所见，起源的故事有其政治、性别和社会的意涵。对于乳房的起源——以及其"目的"的观点，甚至会影响其健康和功能。并非只有女性主义者厌恶性选择之说，塞伦亦然，因为一如他所说的，过度强调乳房的性意味，难免会转移大家对婴儿健康的注意，而且造成年轻女性身体形象的问题。如今要女人喂母乳已经够困难的了，"如果我们还一再强调乳房只有性的功能，就会破坏哺喂母乳是标准、正常、应该要支持的观念。其实人类有与其他哺乳类略微不同的乳房结构，是因为我们要运送必要的养分"。

身为婴儿营养专家的塞伦承认他有自己的偏见，但他指出，主宰狄克逊父子和莫里斯派学者的偏见更强，而且它们实际上是根植于人性："人类有办法将任何事物视为性感的，不论是哪一种特性，我们都可以赋予它性感的意义。"

"比如缠足？"我问道。

"正是，"他说，"在会遮掩女性身体的文化中，我们可以解释为什么男人会受这些特性的吸引。至于乳房，男人只是把一套象征文化硬塞到其实是因更直接的原因而进化出来的器官上。我们对此事必须抱持更科学的观点。"

我在惠灵顿时，一直记挂着这些学术上的争端。在城里的最后一夜，我与狄克逊父子一起喝咖啡。艾伦穿着一件粉红色衬衫、吊带裤，还有棕色的外套，牛骨制的毛利鱼钩从绕在他颈上的钓线上垂挂下来，他一方面是优雅的英国绅士，一方面是古里古怪的英国人。那浓密的八字胡和乱蓬蓬的白发让我不禁联想起他花了这么多年研究的灵长类。

我问艾伦是否认为可能是天择推动了乳房的进化而非性择。"我觉得这两者息息相关，"他谨慎地回答，"部署脂肪是天择，因为你需要它。但接下来是该把它放在哪里的问题。如果你是睡鼠，就把它放在尾巴；如果你是狒狒，就把它放在臀部。"咖啡发挥了作用，他开始展现迷人的教授风范："要是你是人类，就把它放在胸膛，不过这可能也是性选择，因为年轻女性就会因此有健康的样貌，男人很可能喜欢有这些特色的女性。我们谈的是一个动态的过程，而不是毫无用处的孔雀尾巴。我们谈的是可以展现女性健康美好的特质。我认为乳房不只和怀孕及哺乳相关，我相信它能展现女人做好生育的准备。"

"对，"坐在浓缩咖啡前的巴纳比皱着眉说，"这些事情可能息息相关，这是很好的观点。"

哦，我们似乎达到了快乐的中庸之道，我可以安心回家了。但是为了某个原因，我依然觉得不能满足。我越想越觉得乳房的天择和性择不可能是一体的两面，老实说，我还真觉得乳房在现代历史中受到错误对待。

我还在不断思索，飞机却已嗡嗡飞上太平洋上空，许久以前男男女女乘着摇摇晃晃的独木舟，在这片水域追寻他们移居和生存的梦想。接着，在人类于这个星球上的整个历史中，他们坠入爱河，落入欲海，能生儿育女的每个人都繁衍了子孙。

如果不是男人选择乳房，而是乳房选择男人，又是什么情况？可能在很久很久以前，我们的男祖先喜欢各种各样的女老祖先，有些没有乳房，有些有小乳房，有些乳房毛茸茸的，什么都有可能。一如我们所知，男人有时并不太挑剔。接着，为了先前我们描述的理由——脂肪贮存、头盖骨的形状、言语的发展，长脖子、大胸脯的女人和她们的婴儿逐渐胜过了其他人，毕竟这是天择的方式。

于是，能说会唱，拥有尺寸最大、营养最好脑袋的人都是由大乳房女性所生，所以我们长大之后欣赏、享受乳房也就不足为奇，最后终于把它们的图像放在了大学的眼动仪里。

说不定我们人类一路走来，都是乳房在当家作主也未可知。

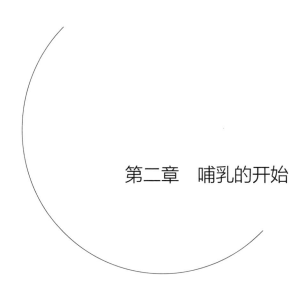

第二章　哺乳的开始

II

……由这样简单的开始，已经进化出无数最美最好的
形体，而且还在继续进化。[1]

——达尔文《物种起源》

既然我们了解了乳房原来是为哺育婴儿而设计的，那么
现在可以放轻松一点。解决乳房为谁而生这个问题之后，我
们应该可以简单探讨一下哺乳这个有趣的进化成果究竟是怎么
来的。

尽管人类乳房有独特的悬垂特性，不过其基本的腺体结构
却是其他所有哺乳动物所共有，只是我们的包装更吸人眼球。
其他的哺乳类动物各有其古怪的特色，比如海牛的乳头位在胸
鳍基部，指猴（aye-aye，一种小型的灵长类）的乳头位于母猴
的下腹，狮尾狒（gelada monkey）的两个乳头则挤在一起，小
狒狒可以一口就把两个都含在嘴里。针鼹（spiny anteater）和
鸭嘴兽是罕见的卵生哺乳类，虽然没有乳头，但他们会经由特
殊的腺体"排出"乳汁，给腹袋（育儿袋）里的幼兽。马达加
斯加有一种像刺猬一样的哺乳类，堪称乳头最多的冠军，共有
24 个乳头。北美负鼠（Virginia opossum）则有奇数的 13 个乳
头。唯一会分泌乳汁的雄性动物据说是棕榈果蝠（Dayak fruit

bat），不过这点还有争议，因为没人知道这种分泌物有没有营养价值。[2]

不过各种哺乳类之间还是相似多于相异。进化生物学家指出，控制泌乳的约六千个基因，是我们所有基因中保留程度最高的，也就是说相较于其他基因（例如控制我们的头发或脚趾，或管理我们消化樱桃巧克力冰淇淋能力的那些基因），它们已经很久没有产生变动。原始的泌乳基因会受到保留，是因为它们发挥了莫大的功能。如果说泌乳的能力是我们基因中最具价值的遗传资产，那么脂肪球就是它最珍贵的珠宝。[3]分泌乳汁基本上是一种递送脂肪的系统，数百万年来，除了成分有一些调整之外，一直没有多少变化。每种哺乳类的乳汁都有脂肪、碳水化合物与蛋白质之间专属的比例，比如人乳所含的蛋白质就只有短尾矮袋鼠（quokka，一种小型的有袋动物）乳汁中蛋白质的六分之一，脂肪则是海豹乳汁的五十分之一。[4]

所有的乳腺，包括我们的在内，都有四个世代相传的功能：第一个，也是最明显的一个是，它们为每一种新生的小哺乳动物提供高度适应的特别食物；第二，它们也为这些小生物提供免疫力；第三，比较微妙的是，它们制造荷尔蒙，发挥天然避孕的功能，确保母兽每一胎之间有适当的间隔；最后，它们也提供"学习之窗"，让年幼的哺乳动物能专心学习各种技巧，而不是拼命寻找食物求生。（请注意：吸引异性并没有列在这些最初的工作范围之中。）

如果这样的做法能发挥效用，就没有必要更改它。数百万年——或甚至数百个百万年来，它发挥了绝佳的效果，甚至可以说，哺乳动物分泌乳汁的能力关系着我们的成功。这是改变世界的一大创新。

会分泌乳汁的动物最早出现在三叠纪之末，约在两亿两千万年前。[5] 在那之前，动物是从蛋里蹦出来，一出世就得开始觅食。洪荒世界残酷无情，恐龙主宰了地球。约一亿三千五百万年前白垩纪开始之时，恐龙和巨大的海怪依旧在世上横行，在大地上惊惶奔跑的少数哺乳类动物都是像地鼠一样的小动物。但约六千万年前，新生代开始之时，地球的温度和湿度却有了惊天动地的变化，或许因为陨石撞上地球，或许因为火山爆发，或许因为气候突然转变，不论是什么，约有40%的生物都在极短的时间内灭绝。恐龙呢？完了。鲨鱼和大型海洋爬虫类呢？大半也完了。

新世界的主人比以往可爱一点，也有了毛皮，他们有稳固的社会联结关系，敏锐的嗅觉，也有许多依偎拥抱的时间。哺乳类掌控了新生代。[6]

哺乳动物戏剧化的出现，让达尔文派学者挠破了脑袋，百思不得其解。反对进化论者最喜欢挑出分泌乳汁和眼睛的发育来质疑达尔文派，因为这两者不可能是意外突变带来的生存优势，而是逐渐进化出来的。只有部分功能的眼睛或部分功能的乳头有什么用呢？对此，达尔文本人大胆揣测，乳腺是由鱼类和其他海洋动物育卵腹袋的汗腺慢慢进化而来，他们的汗水让卵得到一点额外的养分，因此这个系统就此发展。[7]

　　结果达尔文歪打正着，至少奥拉夫·奥夫特达尔（Olav Oftedal）博士是这么说的，这位世上数一数二的哺乳进化专家以迂回的方式走上他的专业。他的父亲是挪威的外交官，从小就让他在欧美的森林里追蛇玩耍长大。不过到二十世纪六十年代末期，胸怀大志的他想要对社会有所贡献，想改造世界、改进婴儿的营养，因此开始在发展中国家的援助计划中工作。只是后来他对官僚作业步调缓慢越来越不耐烦，因此回学校研究母婴营养，不过这回他的焦点是放在动物王国。

　　"达尔文竟能发现这一点，而且还是在有遗传学之前，实在奇妙！"奥夫特达尔以低沉的语音说道。他的办公室座落在切萨皮克湾附近的史密森环境研究中心，位于马里兰州艾齐沃特市。在三十多年的学术生涯中，奥夫特达尔研究许多动物的哺乳习惯，包括海豹、熊、蝙蝠和猴子。比如他就发现：南极附近的威德尔海豹宝宝在出生后的六周之内，体重必须成长四倍，因此海豹的乳汁约有五成是脂肪，堪称已知脂肪含量最高的乳汁，只要寒风一吹，就会变成奶油。哺乳期的母海豹面对莫大的压力，有些品种的母海豹在哺乳数天之后，得暂停数天或甚至数周，到远处去补充它体内的脂肪，这时嗷嗷待哺的小海豹只能等它回来。

　　奥夫特达尔亲自品尝过这种不同凡响的海豹乳汁，他的感想是"有鱼腥味"。你可能会觉得这样的样本取之不易，没有错，他用橡皮制的袋子盖在母海豹的头上，然后用手动器具为她挤奶——全都在零下 28 摄氏度的气温下进行。

奥夫特达尔认为哺乳是母亲与后代争取营养的典型竞争。以威德尔海豹为例，母海豹因为宝宝快速成长的需求而几乎耗尽元气。由这种莫大消耗的观点来看，若非绝对有用，就不会进化出哺乳的功能。再说母婴双方的硬件装备，包括牙齿和大脑，也需要大幅的创新，因此这样的改变绝非轻易可行。

首先，我们得想出如何制造装备——也就是乳腺本身。奇特的是，牙齿为我们提供了蓝图。更早以前就发展出来的牙齿已经发展出一种简易生物折纸的技术，显示两层组织可以相叠，制造蛋白质，造成器官。要是我们没有牙齿，恐怕永远不会有乳房[8]

——这样的发现大概会让所有的牙医都雀跃不已。然而要由臼齿进展到制乳机，还有很长的路要走。

一方面，我们还得不断改良软件。新陈代谢乃是由大脑和全身目标细胞不断来回传送的激素（荷尔蒙）所调节，乳腺也包括在内。随着哺乳类的进化发展，调节身体变化的复杂荷尔蒙对话也不断进化。乳腺在它们的细胞上进化出受器，以"聆听"并收集雌激素、黄体酮、泌乳素、催乳激素，以及其他诸多荷尔蒙。这些荷尔蒙告诉乳腺该在何时成熟，何时退化。它们透露子宫里何时有胎儿，何时该安排腺体的成长和大量分泌，何时该停止生产乳汁，甚至也会透露胎儿的性别，以便调整乳汁的成分。[9]

"我们不明了乳腺有多么奇特。"奥夫特达尔说，"鲨和蜥蜴有成千上万如胎盘的结构，但却没有一个像乳腺那样。要皮肤腺分泌大量营养丰富的液体，的确非常奇特。"

　　达尔文那时代还不能测知化石年代，因此他不知道泌乳究竟可以追溯到何时。的确非常久远，甚至比哺乳类还更久远。这点听来很奇怪，因为泌乳正是哺乳类的特色。奥夫特达尔对这点的想法如下：很久很久以前，早在有哺乳类之前，有一种像哺乳类的爬虫，称作合弓类。这种动物在 31000 万年前和其他爬虫类及原始恐龙分道扬镳。他们并没有长出带鳞片的皮肤，而是粗厚具有腺体的皮肤，含有毛囊。它们长出特别的牙齿和独特的下巴，未来将进化为哺乳类的颚、鼻，还有耳骨。早期的合弓类动物看起来就像巨大的陆生蜥蜴，经历数千万年之后，自合弓动物进化来的兽孔目爬行动物在 25000 万年前二叠纪—三叠纪的大灭绝中，和其他七成的生物一起几乎绝种。所幸还有一些存活，进化成如哺乳类一般的小型动物，称作犬齿兽，但他们很快就被三叠纪后期和侏罗纪的恐龙取代。就在这段时期中，真正的哺乳开始了。

　　原始的哺乳类有像袋鼠一样的腹袋，先是用来运送他们的蛋，后来则运送孵化出来的小动物。奥夫特达尔说，这些蛋是由皮质的壳组成，上面有可以透气的孔，宛如羊皮纸一样。由于它们有气孔，因此湿度很容易逸散，而且容易受到有害的微生物感染。但是母兽可以解决这些瑕疵，因为母兽在腹袋中的皮肤腺会分泌液体，和细菌作战。最初的液体有点像天然的来苏（Lysol）消毒剂，自然而然地，养分也在这其中找到出路。最后，孵化的幸福幼兽就有了营养丰富源源不绝的速食：汉堡配来苏。值得再次提醒的是，乳腺很有可能首先是为了免疫而发展出来的（请参阅第九章）。[10]

在气候恶劣、环境险峻的白垩纪之后，只有少数四处游荡的小型哺乳类存活下来，总共约18个科属。他们调整了骨架和呼吸道，以便跑得更快，接着也变成夜间活动。他们还花更多的时间和精力照顾幼儿，并且调节体内的温度，这是爬虫类办不到的。哺乳促成了这些变化，比如：要不是因为特制的高脂肪乳汁和双亲无微不至拥抱照顾促成快速的新陈代谢，幼小的仔兽根本不可能调节体温。

奥夫特达尔解释说："在外在环境恶劣之时，变成温血、活动力强、吃奶的小型生物比较容易存活。哺乳的结果是，你可以拖延成年的时间，拖延你得自己去杀死其他动物或觅食的时间。"哺乳动物进化得更好，因为他们不必被迫待在有利幼兽觅食的环境中。比如反刍类动物进化的结果是，成兽可以食用宝宝完全无法处理的食物。奥夫特达尔举的另一个例子是鲸，鲸类一年中总有一段时期在食物丰富的极区觅食，获取脂肪，然后移栖到虽然温暖但食物稀少的热带生育并哺喂小鲸。"他们这么做，是因为他们可以哺乳！"奥夫特达尔因为我们谈到海洋哺乳动物而兴奋起来。相较之下，鳄鱼就只能整天待在河边，好让鳄鱼宝宝捕鱼为食。哺乳的另一个好处是，哺乳类的宝宝头部在出生时可以先长得比较小（因为他们不需要牙齿），再慢慢长大，配合专门发展出的牙齿和更大的脑。幼儿出生时小头小身体，对母亲的机动性有很大的益处。

在此，关键的概念是哺乳类对各种栖地和位置的应变能力。到古新世（6500 万年前至 5600 万年前之间）末期，哺乳类已经有上百个属，数千个种，从剑齿虎到无角犀到会飞的蝙蝠到灵长类。已知最大的哺乳动物是一种类似犀牛的巨犀，3400 万年前生活在欧亚大陆，体重达 18 吨。而另一方面，凹脸蝠则只有四厘米高。就如奥夫特达尔说的，"你可以有形形色色各种各样的生物，如猎豹、水牛、老鼠、海牛、海豹，全都是因为哺乳才有可能！"

好处还多着呢。由于幼儿必须整天待在母亲身边，因此"有了文化传承"。子女会向母亲学习。因为亲子必须以某种形式沟通和"相爱"，因此哺乳类的大脑进化出六层的新皮层（并且对荷尔蒙也进化出新的敏感度），对感觉、声音和气味都更加敏锐，最后也进化出意识思考、推理，还有语言。

哺乳以它莫大的新陈代谢效能，让爬虫类和哺乳类的大脑容量有了极大的差异——高达十倍。[11] 吸吮的需要造成了颚和舌头肌肉的发展，而这些发展也为某种高等灵长类——也就是人类的语言进化做了准备。哺乳使得复杂的沟通得以实现。

"因此进化出高度社会性的行为！"

奥夫特达尔满怀宗教信徒的热忱如是说。但让人惊讶的是，许多教科书根本没有提到合弓动物和原始哺乳动物的进化，大家都忽视了哺乳的重要，虽然这或许是哺乳类主宰地球的过程中最重要的一个事件。奥夫特达尔笑着说："这是因为这个领域乃是由男人主宰，他们并不重视乳房，只把它们当做性的对象。"

唉，又来了。

但他说得对。进化生物学家花了这么多的时间在乳房异于寻常而迷人的外观上，却忘了它们埋藏着深刻而基本的内容物。研究乳房的人并没有注意到这些神秘的内容物在进化的过程中，和身体的其他部分及外在环境产生密切的关联。要不是哺乳类的腺体不断和周遭环境磨合，他们不可能在这个不断改变的星球上适应得这么好。需要来苏吗？这里有注射器。需要比你祖先大五倍的头吗？好啊！诚然，这种适应大半是天择的结果，而且还有许多有乳腺的动物并没有成功。但由于这些得来不易的进化，使乳腺本身也能配合母亲及后代的需求，每天做出小幅度的调整。我们对乳房惊人的进化过程充斥着盲点，这或许能解释为什么我们对这些器官如何运作有许多知识上的空白。幸好有些科学家已经开始深入探讨。

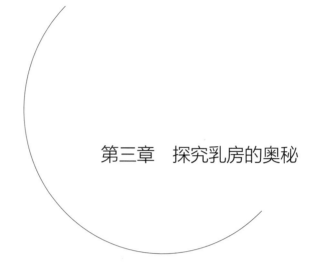

第三章　探究乳房的奥秘

III

我曾听一位优秀的解剖学家说："乳房太复杂，我什么都搞不清楚。"[1]

——阿斯特利·库珀爵士，《论乳房解剖》

古时候，爱琴海上的罗德岛有座庙宇曾展示一个高脚杯，据说是以特洛伊城绝世美女海伦的乳房为模子所造。她的美或许使得千船齐发，但使士兵精神一振的却是她的双峰。在中世纪，传说法王亨利二世以情妇迪亚娜·德·普瓦捷"苹果似的"乳房制成他的葡萄酒杯。法国传奇王后玛丽·安托瓦内特的乳房据说启发了碟形香槟杯的设计（老天爷，幸好不是狭长形的笛形香槟杯），以及法国赛夫勒瓷窑制的几款知名牛奶瓷碗。*

有的人天生就有造形美观的咪咪蓝图。这全都和韧带、脂肪与腺体的美妙比例相关。人类的乳房组织可分为三大类：

---

* 法国王室显然对身体器官颇有偏好。据称拿破仑的阳具就从遗体上割下来，流传后世。[2]1920 年代，它被装在蓝色的天鹅绒盒子里，在纽约法国艺术博物馆展示。有人形容它看来"就像保存不善的羊皮鞋带，或枯萎皱缩的鳗鱼"。这东西在 1981 年拍卖，不过没有卖出，因此有英国八卦报取笑说："约瑟芬，今晚不行！"

脂肪、基质（主要是结缔组织），以及由腺管上皮细胞组成、称为细胞间质的腺体组织。在乳房 X 光摄影中，影像中浅色的部分代表"腺体"，暗色的部分则是脂肪。在人类身上，这种腺体是由无数的导管组成，它们蜿蜒在脂肪和基质之间，就像夜空中的烟火涡卷。

想要知道车子是怎么做成的，就要上装配厂，而想要知道乳房是怎么发展出来的，就该去拜访加州大学旧金山分校解剖学系的细胞生物学家泽娜·韦布（Zena Werb）。

她会告诉你的第一件事，就是我们对乳房所知不多。

当然，有些事实我们知道，比如乳房的基本尺寸。一般的乳房重量大约 500 克，但在怀孕后期，这个数字可能会加倍。它平均的体积是三分之二杯，或者 561 毫升。（不过号称拥有举世最大义乳的女人，尺寸达 38KKK，相当于 2.6 加仑的液体，约有 9.5 公斤重。据说她后来因葡萄球菌感染，不得不摘除植入的义乳。[3] 有报导形容说："眼看它起高楼，眼看它楼塌了。"[4]）在一整个月经周期中，因为水分滞留和细胞生长，乳房的体积变化可达 13.6%。[5] 有些研究发现左乳通常会比右乳大。不论如何，一侧的乳房平均大约比另一侧大 39.7 毫升，或五分之一杯。

数十年来，测量乳房体积的标准方法是把双乳都制作石膏模，然后填入"某种已知密度"的沙子。胸罩厂商喜欢用数学公式，他们考虑了半径、直径、罩杯形状和圆周形状，公式如下：

$$V = \frac{D^3 \times 0.5236}{2} \qquad V = \frac{r^3 \times 4.1888}{2} \qquad V = \frac{4\pi r^3}{2 \times 3}$$

这些算式取自一本美国工程期刊，出版于苏联发射斯普特尼克人造卫星之后。作者洋洋自得地宣称："胸罩设计至少是美国领先苏联的工程活动。"[6]

韦布对尺寸测量并无兴趣。她的研究是要解开乳房如何发育之谜。我拜访她在旧金山加大医学中心的小办公室时，看到处处都是乳房。韦布身穿黑色外套，上面别着同心圆的金色胸针。她戴着金属环耳环，架着圆眼镜。墨西哥女画家弗里达·卡罗（Frida Kahlo）哺乳的自画像挂在墙上，那副骇人的圣母哺乳神情也唯有卡罗可以画得出来。另一面墙上则靠着一副夜光骷髅。生与死，乳房赋与两者。

乳房和我们其他的器官都不一样，是在我们出生之后才开始生长。其他复杂的器官如大脑、阴茎、睾丸，我们出生之时就已经设定好基本结构，但乳房却是在青春期才无中生有。而且就算在那个时候，也还没有全部完成。其腺体是受到怀孕期荷尔蒙的影响，才长出制造乳汁的结构。一旦婴儿断奶之后，开关就弹了起来，乳腺就会关闭并萎缩。乳房必须随着每一次怀孕而一再地建构和拆解，就像凯撒的军队在横跨高卢的战争时，不断地建造城市般的营地，再将它拆除。而即使一个女人从未怀孕，她的乳房每个月也会稍微打包和拆包，以防万一。

研究乳房的发育并不容易，因为就如韦布指出的，很难找到青春期的乳房组织样本让你切开解剖。如果有 12 岁的少女车祸死亡，你不可能去向她的父母说，你要她的乳房。"这是个难以启齿的问题。"

因此韦布大半时候都和其他研究乳房的同事一样，花很多时间在老鼠和田鼠身上。她已经发现腺体组织是怎么由一个分子接一个分子成长来的，这种结果的过程称作 mammapoiesis，听起来诗情画意，让我想到乳房好像在念诗一样，而且不知为什么也感觉很恰当。韦布确实用影片拍到这样的过程，这是全新类型的乳房情色影片。

她把分子由腺体变成乳房的影片[7]放给我看。先是明亮的绿点，组成像海岸线一样的线条。这些点成了海岸线前端的小圆圈，慢慢向外涌出，它们是青春期向前打开通道的小乳管，看起来天真无邪。但接着她把海岸线称为"入侵阵线"，让我觉得好像在看诺曼底登陆重演，的确也可以说是如此。导管细胞大量增殖，变成环绕的组织。这和癌症发生时的情况一模一样，只不过在这里，这样的过程是应当发生的。在童年晚期，某个神秘的信号使乳管开始它们的旅程，形成密集的脉状分枝。周围的组织——大半是基质，包含了称为"细胞外基质"的物质——允许侵入的导管细胞可以跨越。

韦布的研究说明了乳房中不同的细胞如何不断沟通；细胞外基质必须让乳腺穿过它生长，可能是因为腺体细胞命令它如此。如果是癌症，肿瘤也会发出类似的信号。要是我们对发育时分子的停和走信号能有多一点了解，就可以得到更多治疗癌症的线索。基本上，似乎癌细胞以为自己在制作另一个乳房。

韦布的图像对我来说，太高科技也太抽象，因此我得从显微镜前后退，才能看到更大的视野。幸好我手上有一本阿斯特利·库珀爵士于 1840 年出版的《论乳房解剖》。他写这本书的时代，比较容易骗取死人的器官，也因此，有关乳房解剖最杰出的某些研究是在 170 年前写就。（这里要插个题外话。在英国，国王允许外科医生每年最多可以免费使用一百个死囚的器官和尸体，但这个数量很快就不够了，而且这也不包括太多乳房。于是医学院就向殡葬业求助。拿走人的遗体在技术上并不算违法，因为尸体本身不算是财产，尸体身上的衣服才算。因此盗尸行业十分猖獗，甚至组织了工会，还为了要争取尸体的好价钱而发动罢工。一直到苏格兰一家黑店谋杀喝醉的房客贩卖尸体，闹出大事之后，国会才在 1832 年通过解剖法案，规定操刀解剖的人必须要有执照，并且只能用捐献的遗体，或者是在监狱和救济院中无人认领的尸体。）[8]

库珀生于 1768 年，是个才华横溢的英国医生。1820 年，他为英王乔治四世除去了头部感染的囊肿而声名大噪（也因此获得爵位），担任国王以及后来维多利亚女王的医务总监。库珀六十多岁时开始研究乳房学（senology），这个字源自 seno，也就是意大利文和西班牙文"胸部"的意思（请勿与研究中国的汉学〔Sinology〕混为一谈）。库珀神通广大，不知道怎么弄来了各种年纪和形态的女性（也有不少男性）尸体的乳房，这听来有点让人毛骨悚然（好吧，的确是恐怖），但库珀却觉得这些肢解下来的乳房非常美丽。他成了它们最忠实且最有名气的记录人，他的大名也成了一组胸部韧带（乳房悬韧带）的名称。

医生对乳房着迷倒不足为奇。一方面，它们是已知的肿瘤来源，但最不可思议的是，这些器官能把血化为乳汁，就连耶稣都只能用面包和鱼彰显奇迹，乳房又是怎么让这种炼金术发挥作用的？

库珀知道乳房在不同的哺乳类身上有略微不同的作用。母牛有一条主要渠道直通乳头，就像伊利运河（Erie Canal，连接纽约州哈德逊河与伊利湖），而人类的乳腺则像尼罗河三角洲，有许多条小河汇聚到乳头处涌出，就像老式浇花壶的壶嘴。为了研究复杂的导管系统，库珀用蜡染或水银注射到两百余个（割下来的）乳房内，这项科学探索被现代一名苏格兰解剖学家称为"经验的广度前无古人，后无来者"。[9] 接着库珀又画出详细的乳腺导管图，1840 年发表在他的权威著作之中。这些图 [10]（以及其他许多没那么科学的乳房图像）可以在网络上看到，十分精彩。导管看起来如橡皮一般，细长而卷曲——就像碗里的海藻沙拉。为了启发读者，库珀也收录了画有母羊和母驴乳房的图。

库珀在"准备动作"这一段写的文字，读起来好像古老农场的食谱："乳房务必要在沸水中汆烫片刻，让皮和脂肪剥离，而乳腺，就像其他含有蛋白质的构造一样，则变得极硬……煮沸后使之干燥，乳腺可以保存多年。"

库珀对乳房是为谁或为什么而生并没有误解："在所有的哺乳纲动物中，（大自然）提供了乳腺，借着乳汁的分泌，源源不断地供应幼兽呱呱坠地之后所需要的营养。乳房，或称Mammae，就是为了这个目的而生。"不过这个观点并没有阻止他经常提到乳房优美可爱的外观。

库珀一丝不苟地解剖之后，对乳房的了解比之前之后的任何人都多。在他诸多的敏锐观察之中，他发现血变为乳汁的奇迹发生在乳腺深处的乳泡细胞，这些葡萄一般的微小结构形成乳腺小叶。乳腺小叶又结合成各个导管网络，称为乳叶，如果说乳腺小叶犹如葡萄，那么乳叶就是藤蔓。这些东西组成了乳房基本的制乳设备。每个女人的乳叶的数量都不同，平均是两打。每个乳叶都伸展到乳头的洞孔，有时不同的乳叶也会共用同一个洞孔。乳腺在童年和青春期发育之时，由乳头开始生长，再倒退向后，朝胸壁发育。在怀孕期间，乳腺小叶以及乳泡细胞终于发展成形。

库珀并不知道制造乳房的干细胞，但他发现了其他许多奇迹，比如乳头除了分泌乳汁之外，还可以分泌其他物质，包括保护油。他看到乳晕上有一些小小的突起，能够吻合婴儿的嘴唇。他认出乳腺和静脉与神经紧密缠绕，使乳房对婴儿的索求更有反应，更能刺激泌乳（也因此乳房在性行为时特别敏感，但库珀生在作风保守的维多利亚时期，对此并未多加着墨）。他检查了母乳的成分，甚至以之制成奶油乳酪。他告诉医学界的读者怎么区分良性和恶性肿瘤，以及该在何时怎样进行手术。

库珀指出，有时候男人也会长出乳房，甚至还会分泌像乳汁一样的液体，[11] 他诊治的一名 22 岁士兵就有这样的情况。不论男女，如果不是因为怀孕而分泌乳汁，就称为乳漏（不怎么好听）。他正确地指出男性的乳房通常是由脂肪而非腺体组成，但他也看到在男性的乳头后方有少量的腺体组织，有时还包括乳腺管。我们现在了解这是受到荷尔蒙影响的结果，例如脑垂体异常或是从周遭环境接触吸收。新生儿有时也会分泌乳汁，称作魔乳（witch's milk），这是因母体荷尔蒙的影响之故。

为什么有些男人会长出乳房？生物学上经年累月更常见的一个问题是——为什么男人有乳头？库珀知道男女两性在胚胎早期拥有同样的硬件，但他并没有对这两者怎么会变得不同作出推测。下面是发展生物学较新的理论：在胚胎孕育之后，它拥有发育为男女两性的能力，称之为双重潜能状态。在头六周，某些尚未形成器官的结构已经设置完成，包括两条平行的乳棱，这两道乳棱乃是源自古老的基因，见诸于所有的哺乳类，贯穿躯干上下。如果胎儿继承了女性的 XX 基因，发育过程按照预期的方式进行，那么雌激素就会把原始的管道发展为女性生殖管。如果胎儿继承的是男性的 XY 基因，睾酮就会阻止这个发展。但由于后来的雌激素可以使男性的乳房生长，泌乳素则可以促使乳汁制造，因此要父亲在哺乳期间和母亲分工，理论上是可能的，他们只要服一粒泌乳药丸就好，只是这样做得要祝他们好运了。

一胎多胞的动物，乳棱就会在两侧各自发育出多个乳头。灵长类、大象、马、牛，以及其他一些哺乳类则只有一对乳房，通常位于接近后腿之处。一百个人当中，有一个可能会出现退化的一个或两个多余乳头。库珀对这些病例知之甚详，因此他在书中才会以一向谨慎的态度写道："乳房通常的数量是两个。"[12]

当然，库珀知道乳房的反复无常。它们由原本空无一物，到儿童时期逐渐发育，接着在青春期、怀孕期和哺乳期快速发展。它们变化的脚步随着更年期和停经而放慢。以他的名字为名的乳房悬韧带会随着时间而松垂，而组织的体积也会随着乳腺小叶的萎缩而缩小（请参见第 13 章）。因此，的确，乳房有松垂的因素，但会在何时发生以及如何发生，则因人而异。乳头也会由年轻时的体积小而色淡，发展为成年后的体积大而色深。从我们出生开始，我们的乳房就一直在变化。

库珀对乳房做了彻头彻尾巨细靡遗的研究，因此接下来一个多世纪，再也没人花时间去做更深的探索。直到最近，对乳腺运作机制的了解才出现最大幅度的进步。至于乳房的解剖——以及因时间无情演进而对这种解剖造成的效果，终将经历让人瞠目的修正主义。

拜新科技之赐，要让人把外来异物注射到你的乳腺之内，不必死亡也能做到。

第四章　填充和加工

IV

……不过在第四夜，奥蒙德偶然间赞赏了达瑞尔小姐手帕交的胸部有着美妙线条，达瑞尔小姐却低声说道："那是拜紧身胸衣托高之赐。"[1]

——玛丽亚·埃奇沃斯，《奥蒙德》

乳房或许是为了哺育婴儿而生，但我们坦白承认吧，对现今大部分女性来说，乳房履行这项天职的时间相当短暂，很多人甚至从未这样做过。除此之外的其余时间，它们只是设法保持美观，有时甚至到了孤注一掷的地步。其他灵长类的"乳房"唯有在哺乳期存在，但对人类而言，哺乳根本不是重点。许多人面对着进化的另一个祭坛——美，就算破坏哺乳的功能也在所不惜。古往今来，女人对乳房做过多少的加工：不是把它们压扁，就是支撑它们、用纱蒙住它们、装饰它们、裸露它们，有时甚至在一天之内包办了全部的动作。如今，只要有足够的现金或信用卡，我们就可以改变它一辈子的面貌。

根据美国整形外科学会的统计，2009 年共有 28.9 万名妇女动刀隆乳，使之成为全美人气最高的整形手术，领先隆鼻、眼皮拉皮术和抽脂手术。这个数字还不包括做乳房缩小手术的 11.3 万名女性，和 1.7 万名男性，8.7 万例提乳手术（breast

lift surgery），和两万例植入物取出手术。[2] 我们由 A 罩杯发展到
B 罩杯到 DD 罩杯的历史，是一则龌龊却又迷人的故事，涉及
营销、集体歇斯底里，还有环境疾病。为了了解我们的终结之
处，以及这一切的起点，于是我来到乳房手术的原点：休斯敦。

迈克尔·希拉维诺（Michael Ciaravino）医师的诊所每年
以全套德州疗法侍候八百多对乳房：大部分用硅胶，也有一些
是用盐水。希拉维诺可说是正统隆乳手术的传人，因为他的老
师受教于义乳植入物发明人。45 岁的他活力充沛，经手的隆
乳手术远超过德州的任何医师。[3] 他的诊所就位于特朗普大楼
和修车厂交汇处。一个沁凉的冬夜，我走进这白色大理石打造
的圣殿，正想着丰胸是消费主义和医学的结合，却见玻璃门里
一排摆设得品味十足的化妆品、希拉维诺运动衫。一张宣传曼
陀（Mentor）公司凝聚型硅胶（MemoryGel，即俗称的"果冻硅
胶"）"最顶级增大效果"的巨幅海报迎面而来。除了柔和的灯
光，一尘不染的白色，以及棕褐色的家具之外，还有许多女人
穿着昂贵内衣的大照片，让人精神为之一振。

被员工和病人昵称为"希医师"的希拉维诺，答应把我当
成普通病患，来体验这段隆乳之旅。一切都如此真实，如此美
观诱人，让人放下忧虑，因此我差点就装上一对全新的"泰坦
尼克号"。首先来迎接我的是凯蒂，她是货真价实的金发肉弹。
而就像这里许多身材凹凸有致、秀发如丝如缎的助理一样，她
不是做过泳衣模特，就是曾担任专业的啦啦队女郎。我们大摇
大摆走到视野很好的办公室，俯瞰着树木葱郁的休斯敦西区，

离拱廊购物中心不远。这房间用几个曲线玲珑的花瓶强调房内现代主义的布置，暗示未来女人的身材会更加曲线玲珑。

"欢迎来到诊所，"凯蒂说道。她告诉我希医生已经执业十四年，"已经把这门技术发展到最完美的地步。"她拿了一本术前术后的照片簿给我看，其中（大半）原本轮廓极美的乳房变成了瘦骨嶙峋的肋腔上挂着的两个水球。我得承认，这些无头的躯干在手术后的照片上看起来的确性感得多，因为现在我们全都受到制约，一看到假的大乳房就联想到性。这点稍后再谈。

凯蒂陪我走到隔壁的 3D 影像处理室，在这里，我以新闻报道之名宽衣解带。等我舒适地套上方格纹织的白袍后，她就拿义乳填充物的样本给我看。它们大概是一个大甜甜圈的大小，硅胶和盐水的填充物都装在透明圆形的硅胶袋子里。硅胶填充物摸上去舒适柔软，只是好像骨肉分离，就像用保鲜膜包住的面团似的。盐水填充物摸上去则像一袋水，而那的确就是水。戴着它们的妇女偶尔会发出晃荡作响的水声，皮肤上也可以看到水的涡纹。不过它们相对没那么昂贵，万一植入物破裂，也相对安全。在这种情况下，乳房就像爆裂的轮胎一样会漏气。若硅胶植入物破裂，应该会留在原地，因为它有小熊软糖那样的黏滞特性。比起早先像糖浆一样的硅胶，算是有了长足的进步。

希拉维诺医师走进来自我介绍，他有一张晒成褐色的宽脸，及肩的棕发，身穿白色实验袍，戴着粗项链。据办公室提供的资料说，他的消遣包括驾驶保时捷，还有弹电吉他。看得出他很陶醉于此。我把自己表现成休斯敦家庭主妇的模样，告诉他我已经生了两个孩子，母乳喂养已有数年。在体验过 B 罩杯的感觉之后，我很好奇如果隆乳成 C 罩杯，会是什么滋味。他感同身受地点点头。"我们来看看。"他说。

袍子掀了起来，希拉维诺拿出小卷尺。由锁骨到乳头、由乳头到胸下，以及由乳头到乳头，口中还向凯蒂报出数字。他退后一步，用双手把我的乳房压住，接着像挤压总汇三明治一样挤压。我觉得自己像在等待守着天堂之门的圣彼得一言定生死似的，暗暗期望这位举世数一数二的缺陷乳房专家会裁定我的双峰如此美好且正常，因而不得不懊恼万分地告诉我，他无法再加以改进。

"唔，首先，"他开了金口，"我得说你这对乳房是丰胸手术的理想目标。"接着他再度评估了一番。"你所缺的一点点是上面这里的丰满，"他说，他指的是我乳头上方的倾斜处。"你其实有不少乳房组织，我们只要稍微加强一点就够了。硅胶最适合你。如果我们真的要让你增加一点上面的圆满，加强它的外观，那么我们要用的填充物应该在 250-270 毫升之内。这会让你增大到 C 罩杯的尺寸。"（付费请希拉维诺担任顾问的曼陀公司，其硅胶填充物从 100-800 毫升不等。大部分德州妇女填入的，比他建议我的要大得多。"大胸脯是德州的传统。"他说。有些妇女为了做比较，用米装在三明治塑料袋里测试大小：275 立方厘米相当于一又五分之一杯米，800 立方厘米则几乎相当于三又二分之一杯米。）

接着希拉维诺展示他新添购的、价值四万美元的 Vectra 3D 模拟影像系统，可以模拟填充物在我的乳房上看起来是什么模样。他巧妙地回避出去，而依旧半裸的我则一动也不动，站在这台宛如小型柱形仙人掌的仪器前，这台白色塑料身躯的仪器伸着白色的塑料手臂，拍摄了我的 3D 影像。凯蒂轻按鼠标控制电脑，然后告诉我可以在小布帘后穿上衣服。很快，我躯干的影像就在她的显示屏上冒了出来，我们俩一起观看，她则键入一些神奇的代码。显示屏上出现两个图像，一个是真正 B 罩杯乳房的我，另一个是我丰胸后越来越大的图像。

"哦，我的老天，"我对着显示屏说。这影像可真让人兴奋，只可惜不是往好的方面。我的大乳房悬垂摆动，而且向外分开。我的乳头像斜眼一样歪七扭八。

希医师又从房里冒出来，看着显示屏。

"哦，可真庞大。"他说。

"可是怎么有点歪歪斜斜的样子。"我说。

"是啊，看起来不太美观。我会把它缩到一半的大小，"他告诉操作控制钮的凯蒂，"再小，再小。"

我的虚拟乳房在我眼前缩小了。"有时这部机器会扭曲影像，你的乳头不会真的是那样子。"凯蒂放大侧面影像，现在看来好多了，原本我的乳头上方是令人遗憾的飞机场（以前我从没注意过），现在它们有了倒扣碗的曲线。

"你一定会很好看的。"希医师说。

　　再没有比美国的消费文化更能说服我们的了，让我们觉得自己拥有的东西还不够好。以前我们不是这样的，美国人一向是皮粗肉厚、自力更生，但当然，另一方面，我们也一直是重新打造自我的发明家。好莱坞或许讴歌前者的英雄，但其形象却使得后者更坚实。就乳房而言，这两种性格的拉锯到上世纪中叶达到了新的紧张局面。在这期间，受到珍·哈露和杰恩·曼斯菲尔德*的诱惑，以及美国在二战之后科技发达的影响，美国妇女抛开能用就好的心态，热切追求伟大的胸怀。

　　设计上乘的胸罩或许有用，但先决条件是你得在里面放些东西。舒洁面纸固然很常见，但袜子也很不错。用铁丝、薄金属片、纸模、橡皮、软木塞、麋鹿毛或棉花等制作的胸罩衬垫，成就了数以百万计的生意。[4]西尔斯百货公司在1951年的商品目录上，提供过22种不同的版本。当时，动手术让乳房变大不但很危险，也很罕见。缩胸手术的次数远比丰胸手术来得多。在西方史上，大胸脯常被当做负担，视为残障。不妨想想可怜的伊丽莎白·特维斯（Elisabeth Trevers）**。1669年的一天早上，这名年轻女郎醒来，据她的外科医师说："想要翻身……却发现没有办法……于是她想坐起身来，但是她乳房的重量却把她压在床上；此后她一辈子都只能躺在床上。"[5]

---

* 两位都在好莱坞电影中饰演金发碧眼的性感尤物。——编注
** 乳房整形术的一个著名案例。——编注

丰胸手术是后来才发展出来的。虽然在人体内植入异物十分危险，但总有外科医师和女性愿意舍身一试。第一例丰胸手术经认定是海德堡的外科医师车尔尼（Vincenz Czerny）所做。[6]他在1895年把一名41岁歌手背后的脂肪移植到她的胸前。这点子是不错，因为植入的填充物来自她自己的身体，相对不会造成免疫系统的排斥，但隆胸的结果却结成一块一块的疙瘩，而且因为脂肪会液化，因此只有暂时的效果。这是失败的第一例。

从那次手术开始，隆乳的故事就像是万劫不复的恐怖小说。

二十世纪初，填充物的材质包括玻璃球、象牙、木片、花生油、蜂蜜、羊奶，以及牛软骨。[7]这些自愿为科学献身的女性（幸好很少）后来怎么样了？石蜡的故事可资借鉴。十九世纪中起，石蜡就已经用在颜面残缺上。因为很不幸，当时有许多机会一试，战争和梅毒（会让鼻子烂塌）使医界能够提升整形手术的技术，因此石蜡也免不了注入到人体的胸部。但到了1920年，其缺点已经人尽皆知。第一是它在阳光下会融化，而且也会结块，造成名为石蜡瘤的肿瘤，到头来只能切除，留下疤痕。此外，其他的问题还包括流脓、变硬、皮肤颜色发蓝，还有风湿热，至少有一名妇女的乳房因感染而必须切除。一名史学家说，石蜡的坏处涵盖了美感上的失败和生命体的死亡。[8]

当然，为求美，铤而走险的女人在所不惜。上千年来中国女性替自己和女儿缠足，为的是拥有（畸形的）小脚。西方妇女则为了穿上紧身胸衣，差点让自己窒息而死，有些紧身褡甚至刺穿了她们的体内器官。女人用铅和砷勾画自己的脸孔，用热蜡除去体毛——且慢，我们现在还是这样做。[9]

在这样悲惨的环境之下，发生了塑料革命，新的填充物也加入竞争：特氟龙（一种不粘锅塑料）、尼龙，还有树脂玻璃。有些外科医师因塑料制的厨房海绵形状而有了灵感。1957 年，约翰·霍普金斯大学的外科医师把称作艾氟隆的乙烯和聚乙烯海绵[10]（也用"发泡材质"和甲醛制造）植入 32 名妇女身上，当时有一本杂志报道说："这种材质的一个缺点是，当它在乳房里面干掉之后，就会变成一个硬块。"[11]

而同时，一群化学家则在密歇根州米德兰市的实验室辛勤工作，他们正在研究一种称为硅树脂材质的种种用途。二十世纪三十年代，康宁玻璃公司[12]一直在用这种有弹性的复合材料做各种尝试，原料来自制作玻璃所剩的硅。他们按各种比例添加有机化学物质，最后得出一种几近神奇的材质：强韧、惰性、耐热，却又柔软有弹性。这是玻璃和塑料的混合体，拥有两者的最佳属性。康宁公司认为这玩意儿应该很适合加入该公司时髦的玻璃砖（结果错了，但二十年后，这个失败的配方却成了弹性橡皮泥玩具，卷土重来）。二战刚爆发时，美国海军官员也研发出类似的硅配方，发现它很适合为飞机的点火装置隔热（这使得飞往欧洲的长途飞行得以实现），也适合机器润滑之用。而为了确保更多的有机化合物原料供应，康宁在 1943 年和陶氏化学公司合作，在美国中西部建立了因大战而结缘的道康宁公司。

战争结束之后，道康宁公司亟于为战争产品开发新的民间市场，也汲汲于为含硅的蜡和漆、粘合剂、硅橡胶（太空人阿姆斯特朗1969年就穿着硅橡胶制的鞋子，迈出了一大步）、填隙料，以及其他应用品申请专利。医药界对硅树脂的强度、弹性，还有不容易起化学反应的特性大感兴趣，渐渐地，这种材质就用来制作导管、支架、敷管和血袋。

在美国所占领的日本，硅树脂又有另一种比较没那么正统的用途。这种用来冷却变压器的材料，在横滨的码头一桶接一桶地不翼而飞，结果出现在日本妓女的乳房里。她们注射这种材料以吸引入伍当兵的农家子弟。[13] 东亚流行的这种技巧成了日本外销美国最炙手可热的东西，但正如石蜡一样，这种工业用的填塞材料会在人体内四处移动，形成硬块，造成严重的感染。

而在休斯敦，圣约瑟夫医院的整形外科医师托马斯·克罗宁（Thomas Cronin）拿着一袋新硅胶袋装的温血，当时是1959年，硅胶血袋取代玻璃瓶，是非常好的改变。天哪，他想，这感觉可真不错，感觉起来就像乳房一样。[14]

隆胸手术的纪元由此展开。

乍看之下，休斯敦这个遍地油井、油管和银行的工业城市，实在不像乳房自然史发生惊天动地大变化的所在地。然而二十世纪五十年代的休斯敦，除了是美国石油和天然气的重镇之外，也拜这两者汇聚财富之赐，逐渐成为主要的医学轴心。
1941年成立的安德森癌症中心（MD Anderson Cancer Center）属
于德州大学系统，旗下包括数家非营利医院和学校，正要发展为
举世最大的医学中心。在克罗宁所服务的贝勒医学院，心脏病专
家德贝基（Michael DeBakey）才刚用涤纶布片率先完成拓阔手术
（patch-graft angioplasty），这个举世闻名的技术至今还在使用。塑
料和胆大妄为正在掀起医学革命。

　　除此之外，这里还有一个夸张有趣的背景因素：这个城
市以石油为中心的商业和科技，以及它特有的牛仔创业精神，
使得休斯敦成为未来隆乳手术重镇的完美地点。克罗宁雄心
勃勃，而且他考虑要以乳房为操刀对象也已有一段时间。他
知道注射硅胶丰胸的做法，认为这不可行，但当他看到新血
袋时，却想到要是能把这种填充物质放在一个袋子里，那么
就能解决众多相关问题。他和手下的总医师杰罗说服了道康
宁公司，和该公司合作设计出用硅树脂橡皮袋填装硅胶。他
们在袋子后面又添上几块涤纶，希望它能黏在胸壁上，以免
袋子掉到胳肢窝。[15] 他们究竟是怎么测试的，说法各有不
同，有人说他们在六只狗身上做试验，[16] 不过当时也是克罗
宁手下住院医师的比格斯医师告诉我，他们只在一只狗身上
做过试验，那是只从流浪动物收容所弄来的混种母狗，名唤
艾丝美拉达。术后它存活了下来，医生都说手术成功。（不过
艾丝美拉达对自己的新身材并不满意，它后来把填充物咬了
出来。）

接下来，他们需要一个志愿接受试验的人类。

1962 年，蒂米・琼・林赛（Timmie Jean Lindsey）年方 29，生活很困苦。她 15 岁那年，母亲因癌症去世，她也辍学离家，嫁给了一名加油站工人，12 年内生了 6 个孩子，不过因为丈夫懒惰又酗酒，所以她要他滚出家门。接着她爱上一名钢铁工人，他说服她去刺青。她的右乳有一朵红玫瑰，上书"弗雷德"，左乳的玫瑰则写着"蒂米"，两朵玫瑰之间还有另一朵绽放。但弗雷德喜欢拈花惹草，两人相处不来。有一次蒂米去做体检，医生看到她的胸部，不由得叫出声来，她觉得羞愧而沮丧，因此来到休斯敦的杰斐逊・戴维斯公共医院，想做磨皮手术。她在那里遇见克罗宁手下的杰罗总医师，他是对她的乳房有所规划的另一个男人。

我在休斯敦东边一个小城找到了蒂米。克罗宁和杰罗两人都已经去世，因此只剩她是这划时代植入手术 50 周年的最佳见证人。在休斯敦，没有什么事物纪念这个事件，或是纪念因乳房植入手术而投注到医学和法律社群的无数金钱。不过话说回来，休斯敦也不是会回顾过去的地方。

"一切就是那样开始的。"林赛说。在我带着偏见的眼光下，79 岁的她虽然当过外科手术的白老鼠，却是惊人的健康。她活力充沛又亲切和蔼，一头红发，在附近一家养老院上晚班，可想而知，那家养老院一定有比她年轻的长者。她招呼我走进她已经住了五十年的房子，不过这房子就像她的胸部一样，也经过了一些改建，包括在原始的一条龙式空间做过几次小规模的扩建。棕褐色的房子配上红色的百叶窗，离十号州际公路不远，紧邻着一家船只和发动机修理店，对街则是两个装了化学物质的大储存槽。我们坐在铺着钩花织巾的沙发上，整个房间都挂满她子女和孙辈的照片。一面墙上挂着各式草帽收藏，在另一个房间，则可看到粉红色的雨伞倒挂在餐桌上，当做吊灯。蒂米如今守了寡，与女儿帕梅拉同住。

"当时我并不知道医学界已经在研发乳房填充物，他们正在找年轻女性来当第一批填充的对象。"她用鼻音很重的德州腔对我说，"于是他们来找我谈，问我愿不愿意参加装入填充物的研究。我并没有那么重视自己的胸部，对我自己的乳房也还算满意。生了六个孩子，我想它们是有点下垂。我说：'其实我真正想要的是把我的耳朵拉正。'我哥哥这辈子一直讥笑我的耳朵。他们说：'好，我们也会拉正你的耳朵。'"

因此在这台今天绝对无法通过医院评审委员会的手术中，蒂米做了她不想做的整形手术，以交换她想做的整形手术。她的乳房由 A 或 B 罩杯升级为 C 罩杯。她说："我得告诉你，他们说这能提升我的信心，但我本来就已经有足够的信心。"不过有了新乳房和新耳朵之后，的确有更多男人注意她。但另一方面，这也有缺点。手术前，她在一家服装工厂工作，她的身材是完美的 12 号，因此可以充当厂内的模特儿。可是她的新乳房却无法挤进那时流行的衬衫式连身裙。五或十年之后，她的填充物变硬了，这让她的胸部有时会发生阵痛，她因此不能跳有氧舞蹈，也不能做某些运动。和人拥抱时，她总觉得不自在。她也患有风湿，并且置换了两个膝关节和一个拇指关节，但她不知道这些免疫系统的问题是因为她体内的硅胶，还是因为不断辛苦工作引起的。

她动手术之时，医师问她有没有认识其他适合做这项研究的人选，因此她找来了她的妯娌和她妯娌的妯娌。过了这些年后，就像其他许多女性一样，她们也有自认为是因填充物引起的硬化、疼痛、破裂和疾病的症候。最后她的亲戚加入了集体诉讼，控告道康宁和其他制造硅胶填充物的厂商，可是蒂米虽然也有病症，却从未公开抱怨这些填充物。她甚至在道康宁公司出资的情况下，前往国会作证，说她是健康而满意的顾客。她有个女儿也做了隆乳手术，还有一个孙女也是。

天然的乳房有保存期限，仿造的亦然，而且时间短得多。硅胶填充物，即使在今天，也只能撑十至二十年，但奇妙的是，蒂米的胸前依旧装着原始的版本，她是活生生的博物馆。她知道它们已经破裂，因为她已经做过筛检，但她不想把它们移除。"我不想经历那一些。"她说。（移除填充物的手术称作内置物取出术，可能因为要切开紧密的疤痕组织、钙化组织，还有称作硅瘤的硬节结，而比原先的隆乳手术复杂得多。[17]）而且，她说："我有一次朝下摔倒，结果是乳房救了我。"

如果能够，她会不会重来一次？她不确定。

"我得看看我有哪些选择。"

目前，她要决定是否回复比格斯要为她做检查的要求，她知道医学界对她的乳房的兴趣。"我想我该打电话给他。"她说。

"你会不会把遗体捐作科学研究之用？"我问道。

她笑了，"不会，不过如果他们要就拿去。"

蒂米在 1962 年动的那场丰胸手术掀起了两波文化海啸：一波是争相鼓吹隆乳的声浪，接下来是二十世纪九十年代另一波争相反对隆乳的声浪。克罗宁的得力助手杰罗在 1963 年第三届国际整形外科会议上提出报告，他含着雪茄，一手拿着咖啡杯，另一手则拿着道康宁的硅胶义乳，说出了许多听众的想法："许多胸部发展有限的妇女对于这个缺陷都十分敏感，显然觉得自己女人味不足，因此相对缺乏吸引力。虽然大部分这样的妇女都可以用胸罩衬垫满足自己，或至少，可以借此忍受自己的先天不足，但若能从乳房内部做出扩大的效果，可能会让她们更快乐。"[18]

这很快就成了整形外科这一行的坚定立场，认定这样的妇女可以算是病态，要不是因为"乳房过小"，就是因为她们自认为不如人的严重心理情结，这是将当时颇流行的弗洛伊德观念信手拈来。而只要有病，就有药医。一名外科医师的自传里全是垂头丧气、消沉沮丧的"手术前"和容光焕发、神采飞扬的"手术后"妇女照片。[19]要传达的信息很明显：大乳房可以让你由输家变成赢家。甚至到 1982 年，美国整形外科医学会还告诉美国食品和药物管理局（Food and Drag Administration，简称 FDA）说："许多医学资讯和想法都认为，这些畸形（乳房小）正是一种疾病，让大部分病人产生一种残缺感，欠缺自信，扭曲身体的形象，彻底丧失幸福，因此欠缺女性化的自觉。*要改善病人的生活品质，隆乳就十分必要。"[20]

三十年来，克罗宁、杰罗和他们的同行忙着满足（以及创造）增大乳房的需求。其中因乳腺癌而做了乳房切除术的病人占了总数的 20%，对她们而言，填充物取代了被残酷切除的乳房。不过对其他人而言，填充物承诺了青春、信心，以及其他人的注意力。这些填充物可以分为三种尺寸：小、中、大，最大的称作"夸张"[21]（the Burlesque）。（值得一提的是，这种340 立方厘米的植入物现在只是休斯敦常用的一般尺寸。但在美国中西部和东部，隆乳的尺码较小，也相对不那么风行。）据说杰罗喜欢大乳房，[22] 想必他会看着手术台上刚植入新填充物、不省人事的妇女，然后觉得她的胸部可以隆得再大一点，于是又重填一次。**这些男人靠着填充物的权利金赚了许多钱，还有许多外科医师也致富。一名休斯敦医生夸口说，他一天可以做高达 17 台隆乳手术。他为自己盖了一个乳房形的游泳池，并且在乳头的位置装了按摩浴缸。[23] 如果任我挑选，那么我会把全

---

* 就连最近的医学期刊，尤其是整形外科的期刊，依旧把小乳房当成一种"不正常"或者畸形的情况。其实小乳房极为正常，这样的妇女哺喂母乳并无问题，因为乳腺在怀孕期间会大量生长。

** 根据老牌休斯敦内衣店"上层抽屉"（Top Drawer）经验丰富的试衣专家所说，常有女性在试内衣时嚎啕大哭，因为她们的填充物太大。"她们告诉医生想要 C 罩杯，"售货员琳达·帕姆莉说，"医生只知道 cc（立方厘米），不懂C。"

美填充物博物馆设在这里。

到 1985 年，每年做隆乳手术的妇女达十万人，也就是每年有 1.3 万加仑的硅胶加入全美国的乳房容量。[24] 到 1992 年，已经有 200 万名妇女隆过乳，创造了 4.5 亿美元的产业。

演艺圈的女性占了隆乳手术绝大的比例，尤以一开始为然。先前要求注射硅胶的也是演艺圈的女性为主，这是化妆师的执业范围，而且一直进行到二十世纪七十年代。注射硅胶比做隆乳手术便宜又简便，这种源自日本的非法勾当传到美国之后，因旧金山的卡罗尔·多达[25] 而大受欢迎。多达被称为全美第一位无上装舞娘。1964 年，她在秃鹰夜总会（Condor Club）跳脱衣舞期间，共接受 44 次硅酮注射，一夕成名，获得"旧金山新双峰"的封号。如果说多达改变了乳房的风景，也绝不夸张。到 1965 年，她在拉斯维加斯表演，为她胸前的伟大资产投保 150 万美元。1968 年，汤姆·沃尔夫在《泵房帮》（*The Pump House Gang*）中使多达的双峰永垂不朽："卡罗尔·多达的乳房高悬在那里，就像昴宿一高挂天际一般，两个让人难以置信的乳房形突出物，并非只是一般柔韧的女性组织和脂肪团块，而是活生生的雕塑，美丽膨大而灿烂的牵牛花。"[26]

在旧金山那些帮人斡旋的权力掮客面前，搭配一台上下移动的白色液压钢琴现场演奏，多达边跳六十年代流行的各种扭扭舞和摇摆舞，边甩着她知名的牵牛花。这才真叫娱乐。（在此插嘴说明一下那台钢琴的轶事：1983 年这台钢琴再度上了头条新闻，因为一名保镖压着一名脱衣舞娘在钢琴上办了数小时的事后，意外启动了液压系统，结果被当场压死。被困的舞女等了数小时才被守门人救出来。）

拜多达的轰动成功，膨胀的双峰成了任何想要出人头地的脱衣舞娘必备的道具，而客人也预期会看到庞然巨乳。舞娘马上发现她们的小费增加了。[27] 而随着本地隆乳的流行，休斯敦成为了举世第一的脱衣舞夜总会之都，[28] 其中又以瑞克歌舞夜总会[29]（Rick's Cabaret）为龙头老大。据《德州月刊》报道，这家夜总会舞娘双峰的平均尺码是 38D。这家夜总会 1983 年创立，提供给《花花公子》杂志的模特儿比其他任何夜总会都多。它曾经有一度是美国运通金额最高的刷卡商家。后来它在全美各地广设分店，成了第一家派发股票公开上市的无上装俱乐部。于是大乳房全国流行。我去搜寻多达，满以为她早就因为硅中毒而香消玉殒了。但再一次地，这种先入为主的偏见又让我大吃一惊。多达非但长寿，而且活得精彩。如今已经七十多岁的她，在旧金山的时尚地带开了一家内衣店，而且偶尔还会和她的乐队"幸运穷光蛋"一起出场。

虽然多达和她的后继者对美国的 GDP 颇有贡献，但联邦政府官员并不认可注射硅胶的做法。1965 年，FDA 把硅胶归类为药物，但发现其品质很差，因此禁止道康宁把工业级的硅胶出售给医药或美容业者，并且规定"医药级"的硅胶只限八名医生做有限的研究之用。[30] 虽然如此，地下交易却非常兴旺。调查显示，到 1975 年，光是在拉斯维加斯一地，就已经有 1.2 万名妇女接受硅胶注射，经常听到感染、坏疽、坏死和切除的报道。到 1971 年，至少有四名妇女因为注入的硅胶流到肺或脑部，造成硅栓塞而死亡。媒体也报导了"提华纳硅胶腐烂"事件（Tijuana silicone rot）。[*]

虽然 FDA 已经规定不得为病人注射硅胶，却没有规范硅胶填充物，它们被视为"医疗器材"而非药物，而在 1976 年之前，FDA 并无权限可以规范医疗器材。即使到 1976 年，游说团体还是保住了填充物可享受"老祖父条款"的待遇，亦即新的管理规定不溯及既往，只要厂商在安全出问题时通知 FDA，填充物就不必经过审核程序。这就和同年有 6.2 万种化学物不必遵守新通过的毒性物质管理法一样，让人匪夷所思（请见第五章）。在这两项案例中，科技——将以意想不到的方式改变女性身体——的吸引力和力量，胜过了对消费者的保护。

打从一开始，克罗宁和杰罗就知道他们碰上了一些问题，因为硅胶袋其实并不能防止乳房硬化，而硅胶也比他们原先所期望的更难控制。第一代的填充物有一道脊状的接缝，可以从乳房的两侧摸到。不少病人——根据 1979 年的统计是 41%——觉得乳房丧失了感觉。[31] 比例极大的病人——十年内约 25% 至 70%[32]——为包膜挛缩（capsular contracture）所苦，也就是人体在硅胶周围形成纤维疤痕组织，绷紧收缩，使乳房变硬，造

---

[*] 提华纳是接近美国边境的墨西哥小城，许多美国妇女越过边境到这里注射硅胶，日后却发现乳房腐烂疼痛。到 1974 年至少已经有四百个病例，全是当地年轻外科医师以用作地板蜡的工业级硅胶为妇女隆乳所致。

成的现象叫"门把效应"。如果说硅胶注射看起来像一袋石头，那么硅胶填充物就像一袋皱巴巴的石头。一名公开批评隆乳填充物的休斯敦神经科医师告诉我，他曾看过一名遭到枪击的歌舞女郎，结果因为她的乳房填充物太硬而将子弹弹出去，救了她一命。"它们就像门铃一样。"[33] 他说的是她的乳房。

医师揣测包膜挛缩是因污染和感染所致。解剖的结果，在填充物旁找到了纸、木头、棉花、滑石碎片——基本上都是手术室里的物品。[34] 手术起先是用相当粗糙的用具——比如剪刀之类的执行，因此流了许多血，在填充物周围造成了血肿——一块块的瘀青。[35] 最后，外科医师终于开发出较干净、"零接触"的技巧，副作用较少。

制作填充物的厂商也想要改善这个问题。道康宁公司制作了更薄而且没有接缝的袋子，解决了摸起来有脊状物的问题，但袋子太薄，结果硅胶还是漏了出来，而且袋子更容易破裂。公司的推销员奉命在把渗漏的填充物交给外科医师之前，先用肥皂和水把它洗净。[36]

"我们碰上硅胶的大灾难，因为填充物用的并非是完全不渗漏的屏障，"如今已经退休的休斯敦整形医师比格斯告诉我，"那是很糟的产品。"

自 1982 年起，厂商引进了新的聚氨基甲酸乙酯（简称 PU）泡沫覆盖的填充物，称作咪咪（Meme），希望能让乳房不再防弹。植入这种填充物的病人的确较少出现包膜挛缩的情况，到 1991 年，这已经成为使用最广泛的隆乳器材。但其成功的原因是由于泡沫在乳房内分解，造成更长时间的发炎反应加之微囊化（microencapsulations），导致"多个方向的收缩力量就互相抵消"。[37]

实际上，填充物做得越来越好，结果却越来越糟。虽然早期曾有零星几次测试，但一直要到 1991 年 FDA 才发布报告说，这种泡沫会释出 2，4- 二氨基甲苯，这是一种致癌物。不到几天，百时美施贵宝公司（Bristol–Myers Squibb）就把咪咪回收下市，但那时至少已经有 11 万名妇女接受了这种填充物。让人吃惊的是，用在女人乳房中的 PU 泡沫和用来制造地毯垫和化油器的材料是一模一样的东西，泡沫厂商听说了他们产品的意外去处，显然十分震惊。[38] 而许多外科医师想到这些填充物还恋恋不舍，[39] 泡沫覆盖的填充物也便继续在欧洲和南美洲使用。[40]

（为免各位读者以为欧洲的月亮比较圆，不妨介绍一则 2011 年法国隆乳填充物的丑闻。法国聚植入修复体公司〔Poly Implant Prothèse〕72 岁的创办人玛斯因诈骗和伤害罪遭到起诉。九年来，该公司偷偷以廉价的工业硅胶制作隆乳填充物贩卖，这些硅胶包含从未经过医学研究或获得医药许可的燃料添加物及其他化学物质。这批掺入次级品的填充物已经装在欧洲和南美 25 万名妇女身上，将以快于预期的速度破裂，造成发炎。）

然而等到泡沫的真相在美国揭露之时，另一波更大的浪头迎面而来，硅胶填充物破裂的病人发生了许多不同的突发症状，从疲劳到关节痛到狼疮。不但媒体争相报道，在美国国会听证室和 FDA 的信函收发室也常出现这样的故事。法庭在陪审团的同意之下，裁定对个别的病人赔偿数百万美元的案件屡见不鲜，当时的 FDA 局长凯斯勒曾说："我们对汽车轮胎寿命所知的，还比对乳房填充物寿命所知的多。"[41]

1992 年，FDA 对硅胶填充物发布了暂停使用的禁令，只有因乳腺癌动手术、并同意参加临床研究的妇女例外。（盐水填充物则依旧可用。）到 1995 年，已经有 50 万名妇女控告填充物的制造商和她们的手术医师。面对 2 万件诉讼、41 万迫在眉睫的赔偿案，道康宁宣告破产，[42]公司最后和 17 万名妇女达成 32 亿美元的和解，这是当时史上最大的集体诉讼和解案。

当时刚大学毕业的我，大约在暂时禁令颁布时开始调查填充物的争议。我曾研究过农场工作人员遭受杀虫剂污染的情况，也研究过印度中央邦首府博帕尔发生的毒气外泄，以及切尔诺贝利核电厂灾变。接着埃克森石油公司的瓦尔迪兹号油轮在阿拉斯加触礁漏油，当地海鸟全都染上油污，奄奄一息。因此，当我看到新闻报道说，塑料填充物在妇女体内破裂，接着她们就罹患不明的免疫系统疾病之时，顺理成章地想到这也许又是企业的不法行为，是对大自然的罪行。

但是如今，经过了二十年的研究之后，科学并不能支持大部分这样的说法。到目前为止，研究发现，植入硅胶填充物的妇女——即使这些填充物是比较早期的版本，并没有比一般妇女罹患更多的免疫系统疾病。有些研究显示，她们比一般妇女有略高的免疫相关症状，比如疲劳和关节炎，但也有些研究显示并非如此。2011 年，FDA 报告说，植入填充物的病人罹患退化性大细胞淋巴瘤几率略高，这是一种非常罕见的癌症，恶性细胞长在填充物周围疤痕组织的细胞里，但这和乳腺癌不同。[43] 由统计数字来看，植入硅胶填充物的病人罹患乳腺癌的几率并没有高多少，但她们的确有较高的肺癌和脑瘤罹患率。这可能是因为硅胶移动所造成，但更可能是因为相关的生活形态，比如抽烟所致。

当然，关于填充物的许多故事依旧让人难过，医师和制造商把大家知之甚少的物质植入女性的体内，借以牟利。填充物一开始就粗制滥造，后来也未经适当的测试，病人对这种手术真正的危险一无所知，对这种装置的高失败率亦不明了。最后，对于免疫系统问题的恐惧又使大家的注意力从这些问题转移开去。就如法律学家茱莉·斯潘鲍尔（Julie Spanbauer）在1997年所说的：“社会大众一直未能明白的信息是，大多数植入乳房填充物的妇女，主要是在大约1992年之前植入填充物的妇女，虽然并未同意，但实质上却都已经成为，而且很不幸地，未来还要继续成为这些安全性研究的实验者。”[44] 但有关填充物这件事最疯狂的，是没有人看来是清白的，每一个人都在剥削利用别人。即便是植入填充物的病人本身也很会投机取巧：如果医学研究是正确的话，那么搭上集体诉讼便车获利的妇女，比真正有状况的妇女要多出许多。

1992年之后，美国的隆乳妇女人数在 FDA 有条件的禁令期间暂时剧减，由每年15万人降为3万人，[45] 但是到2007年，FDA 批准下一代硅胶填充物[46]（同样是采用克罗宁和杰罗用袋子包住硅胶的概念）之时，这个数字又增加了将近十倍。尽管发生经济衰退，每年全球乳房填充物的市场依旧高达 8.2 亿美元，[47] 每年成长 8%，约有 500 万至 1000 万妇女胸前有填充物。[48]

经过 14 年的硅胶填充物停滞期，隆乳相关产业的业务又卷土重来。

离开休斯敦之前，我应邀去参观希拉维诺操刀。我很好奇他的病人是什么样的人，也以为将亲眼见证自然乳房货真价实的转变。我预先看了植入填充物的照片和 YouTube 影片做准备，其中一组照片展现了怎么切开乳头、放进管子、填充盐水袋的过程，让"喂奶"一词有了新的面貌，彻底翻转了"滋养"的意义，是哺乳的颠倒。

幸好我不用实地看到这些刀光血影的画面。希拉维诺喜欢透过乳房下方与皮肤交界的皱褶中整齐的小切口来动刀，他手下的员工也亲切和蔼，还有一位经验丰富的麻醉师。若你真要隆乳，这里似乎是个不错的地方。希拉维诺以他所谓的"不流血"手术闻名，他用笔一般大小的烙器，由肋腔切开胸肌，一边切开一边封上。他不想有血，因为在填充物周遭如果能干燥地封口，就减少了发生微囊化的机会，而且也因为铁是细菌主要的营养来源（血液中含铁元素）。

凯蒂已经向我保证，填充物是"有史以来研究最透彻的医学器材"，而且如今它们"百分之百安全"。但这是真的吗？真相其实是，进行中的研究持续不断地提出基本的健康问题，而FDA 和填充物厂商也都承认如此。FDA 在 2006 年批准新的硅胶填充物之时，提出的条件是厂商必须进行十年的后续研究。曼陀公司在硅凝胶义乳共 52 页的产品说明书上，概述了这项研究的前三年结果。除了植入填充物的病人有让人咋舌的、高达36% 至 50% 的并发症发生率之外，说明书上还说："和植入填充物之前相比，病人发生疲劳、衰竭、关节肿胀、关节痛、双手麻木、经常性肌肉痉挛，以及综合疲劳疼痛和类似纤维肌痛的症状的情况大幅增加……这些增加和年龄增长并不相关。"[49]

曼陀公司的研究发现，病人三年内的再次手术比例在 15%和 29% 之间，这根据她们是做隆乳或乳房重建手术而定。有些人再次手术是因为整形失败，"门把效应"并非唯一的视觉问题。如果在网上搜索"乳房整形失败"，可以看到形形色色的例子，植入物相互聚拢，使双乳中间的皮肤互相连接，变成"连胸"（Uniboob，又称吐司奶〔breadloafing〕）；或者"两倍泡泡"（Double Bubble）跟"向下探底"（bottoming out），指的是填充物下坠到乳房皱褶之下，看起来就像双层乳房，也会造成严重的不对称；"高飞球"（Highballing），也就是填充物位置太高，造成各种程度的皱纹和凹陷。如今花钱以填充物隆乳的女性依旧可能要花钱做一连串的手术，以及昂贵且必须常做的核磁共振（以检查是否有察觉不到的破裂），另外，要检测出早期的乳腺癌也较为困难（填充物会影响乳房 X 光摄影的结果）。

更让人伤脑筋的是，有些妇女一再抱怨乳头敏感度不足和喂乳困难的问题，这是因手术时神经受损之故。虽然希拉维诺说在他的病人中极少有这样的情况，但美国国家科学院医学研究所 2000 年的大规模文献报告却说，不论是用硅胶或是盐水填充物隆乳的妇女，发生泌乳衰竭（lactation insufficiency，奶水不足）的比例都有 28% 至 64%。[50]FDA 的《乳房填充物消费者手册》（*Breast Implant Consumer Handbook*）更进一步指出："少数的硅胶是否会由外袋渗透至母乳之内，还不得而知。如果发生这样的情况，对吃奶的婴儿会有什么样的影响，也不得而知。"[51]

或许乳房里有填充物的女性很少会对哺乳有兴趣，但我们可以推想（而且希望）许多这样的女性对性的感受有兴趣。这里可以说明一些很少提到的副作用：在这个把乳房视为性感的世界中，我们破坏了乳房最自然的重要功能（泌乳和绝佳的神经知觉），好让它们更加性感，甚至到反而扼杀了这号称性器官的性感觉的地步。整形外科医师很清楚这一点——1976 年，就有两名医师在专业期刊上说："幸好做乳房整形手术的病人只担心如何挽救畸形的状态，塑造她们理想的体态，而疏忽了维持和改进乳房的官能。"[52]

恐怕他们是对的。在听到有关填充物的种种问题时，我最惊讶的是依然有这么多妇女想要它们，尤其在德州。就连手术后发生乳房挛缩、破裂和门把效应，以及乳头麻木的女性，大部分依旧表示对填充物很满意。至少在短期内，许多接受了填充物的病人都表示自尊获得提升，在性方面也有自信，尽管她们并没有真正的感官知觉。有人说大脑是最大的性器官，这的确有点道理。曼陀公司迄今的研究显示，在456名三年内刚做完隆乳手术的新病人之中，98%都表示她们并不后悔，如果回到当初，也会再做同样的手术。[53]其他的研究则显示，即使已经做过手术的老病人，在旧的填充物起皱坏掉之后，也会再重做隆乳手术。

大胸脯真的有那么多的趣味吗？或者，难道我们就像娜奥米·沃尔夫（Naomi Wolf）之类的评论家所说的[54]，我们已经走进美的误区，大脑被轻浮的事物所占据，到了无可救药的地步？女性应该对自己有良好的感受，这是她们的权利；但她们应该先对自己有恶劣的观感，这显示现代隆乳手术是想象力的一大失败。

我们该怎么说服自己的女儿不要加入某些女人的阵营，认为通往幸福之路十分有限？只可惜这样的挑战非但未能解决，反倒愈演愈烈。身材纤细却拥有DD巨乳的女性，在自然情况下并不那么常见。（根据南澳大利亚大学的研究，在自然情况下，像芭比娃娃那样的身材比例，每十万名女性才有一人，而她男伴肯尼的身材，每五十名男性就有一人。[55]）假的大乳房已经彻底渗透了主流演艺圈和媒体，它们创造了新的标准，男生据此评断女生，而女生也以此评断她们自己。

拜两种以硅为基础的科技——乳房和电脑芯片之赐，大多数的年轻人都是通过互联网学习身体和性；他们看过的工厂制乳房远远多过真正的乳房。不论如何，在这些人之中，天然乳房不断地丧失着吸引力。

希医师外科诊所的病人都明白这点。我遇到的第一名病人是个29岁的女子，名叫葛萝莉亚[56]，体重45公斤，大学毕业不久，有个两岁的孩子。希医师来做术前检查时，她脱下病人服，露出美丽的乳房：坚挺浑圆，可能是B罩杯。她的双乳之间有个精致的蝴蝶刺青，背上则刺着一名艺伎在盛开的樱花之间。她要植入275立方厘米的填充物，升级为"大C"（full C）罩杯。我问她为什么决定隆乳。"我只想回到我儿子出生之前的尺寸。"

希拉维诺后来说明，葛萝莉亚是做手术的理想人选，他一语道破所有外科医师共同的想法："你希望拥有身材娇小的病人。理想的病人是，她已经有了几个孩子，而且本身就有好看的乳房。要是乳房一开头就漂亮，那么它们在术后也会不错。它不可能十全十美，这全是相对而言的进步。"

在葛萝莉亚去见麻醉师时，希医师走到一号手术室，把盐水填充物植入一名41岁的菲律宾护士胸前。我看着他卷起硅胶壳，就像卷心酥一样，把它推进切口。等他用手指头把它在她胸内摊平之后，再将一些管子接上它的瓣膜。他边做边说："使用硅胶就得把它推进去，可能会造成一点磨损。你会在这里亲眼看到它充起来，它会膨胀起来，就像我们为气球充气一样。"有个机器正通过管子把340立方厘米的盐水液充入她的乳房，充好之后，希拉维诺就把溢出的黄色乳房组织和脂肪塞回切口，然后和护士轮流把切口缝合起来。病人呻吟并且动弹了一下，站她旁边的麻醉师立即调整了她的剂量。

接下来，我们又去为考特尼做术前检查。一如平常，希拉维诺总有半打病人在外科病房，像装配线一样一字排开，极有效率。考特尼和她丈夫坐在一起，她丈夫穿着运动衫，戴着棒球帽。两人都二十来岁，来自邻近的一个小城。曾担任啦啦队员的考特尼现在开了一家日光浴沙龙，她留着一头及肩黑发，精心拔过眉毛。育有两个幼儿的她渴望有更好的体态。她带着德州口音解释自己来求诊的原因："我的乳房是非常小的 B 或 A，可能是 A。高中时，我可能是小 C。我姐姐胸部不大，但她女儿出生之后，她的乳房就保持大尺寸，可是我每次生完小孩都变得更小。我的嫂嫂来看他，"她指的是希医师，"我有些朋友和顾客也都隆乳。我只是想要大 C 罩杯，不必为别人，只为我自己。我想是为了让我对自己更满意。"

等我再看到考特尼的时候，她已经躺在诊疗台上不省人事，没有覆盖的乳房用蓝笔画了起来，墨水沿着她的肉体轮廓画出虚线，就像地形图上的河流一样。她的躯干呈橘色的日晒色泽，看上去她的乳房的确小。她会被注入 350 立方厘米的曼陀果冻硅胶，比老式的"夸张"还要大。希医师解释说，考特尼的情况比较困难，他说："这里的问题是，她根本就没有明显的皱褶，我们得为她创造出来，这就有比较高的风险，填充物很可能会向下移，因此在我缝合时，要把它钉在定位上。"他继续在她身上作业，在她的胸肌下方切割和烧灼。他用类似鞋拔的工具把空间拉开，这东西叫做"比格斯牵引器"，是以和克罗宁一起受训的那位休斯敦外科医师为名。希拉维诺做手势要我过去，看考特尼的心脏在她的肋骨之间跳动，伤口闻起来好像肉体正在燃烧一样。

我看了会儿，走出去和下一位病人寒暄，她是保险销售经理，名叫凯蒂，现年 30 岁，棕色头发，已经生了两个孩子，来自德州奥兰治。她说自己这一生从未打过麻醉剂，十分紧张。她希望从 A 罩杯升级到小 C，因为"我们很保守"，凯蒂解释说，"并不是说，我这一生都一直在念：'老天爷，我想要丰胸，我想要假乳房。'我只是想要在不用胸罩衬垫的情况下，让衣服穿起来更合身。"她说自己没有隆乳，"在朋友圈里就像少数民族一样"。她笑着拍拍自己的病人服："这是同侪压力。"

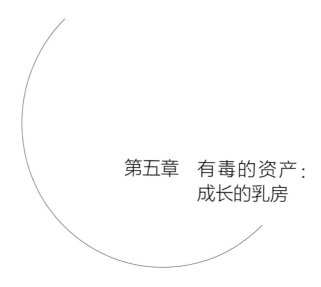

第五章　有毒的资产：
　　　　成长的乳房

我告诉人们我来自不同的星球，因为我刚抵达时的地球实在不像二十一世纪的地球。那时候没有塑料，二氧化碳也比较少。海里有更多的鱼类。我来自前塑料世纪。[1]

——西尔维亚·厄尔，《国家地理杂志》驻站探险家

就在蒂米以她所需要的耳朵手术交换隆乳手术的同一年，蕾切尔·卡森发表了一本有关杀虫剂破坏力量的新书。这两个事件表面上似不相干，实际上却息息相关，因为两者都预示了将会永远改变乳房的合成化合物新纪元。1958 年，这位自然作家和生物学者接到了麻省达克思伯里一名园丁奥尔加·哈金丝的来信，信中描述当地政府喷洒燃料油和 DDT（二氯二苯三氯乙烷，一种杀虫剂）消灭蚊子，结果却有数十只鸣禽死在她自家的后院。[2] 哈金丝写道，这些鸟从天上掉下来，还有一些在她的鸟浴池中死状凄惨，它们的爪子向外张，嘴喙也张开。

卡森当时已经是知名的大自然代言人，她是美国渔业署所聘的第一位女性生物学者，曾写过几本讴歌海洋的书，包括广受读者欢迎的畅销书《海洋传》（*The Sea around Us*），该书在 1952 年获得美国国家图书奖。

因奥尔加的信而写就的《寂静的春天》，下笔慎重却又雄

辩滔滔，反对一视同仁地使用合成杀虫剂，卡森称这种化学物为"死亡的灵丹"[3]。她描述了罕为人知的科学家作品，显示DDT及其他类似的化学品在目标昆虫之外又造成了多少破坏，影响所及，鸟类、鱼和其他脊椎动物无一幸免。书里有一些错误，比如大自然中罕有致癌物（其实自然界有许多致癌物，包括太阳、柴火的烟，以及许多病毒和真菌）。她可能有点夸张，勾勒出未来没有生物的世界，还引用了英国诗人济慈的诗句（"湖中的水草已经枯萎，鸟儿也不再歌唱"）。[4]但历史却证明她的看法是正确的：在环境中广泛使用神经毒素，会造成始料未及的影响。她向全美国引介了一个观念，那就是人类的行为和大自然息息相关，人类有义务保护这个世界。二十世纪七十年代影响深远的美国环保法规立法，追本溯源，就在于她所促成的环保共识。

卡森让"生态"一词成为家喻户晓的词汇，此外，她也把人体放在那个生态里。她谈到自二战以来，合成有机化合物大行其道，癌症罹患率也随之增加。她指出我们如今持续和工业化学物质共处，这是我们的祖先从未有过的情况，她写道："在世界史上首次，每个人都会与危险的化学物质接触，从我们受精孕育开始，至死方休。"[5]或者就像"谁合唱团"（The Who）在1966年所唱的："我衔着塑料汤匙出生。"[6]

卡森不知道许多化合物都能改变人体的荷尔蒙系统，但她却详细描述出化学物质累积在鸟和哺乳类的性器官中，以及相对应的精子数量下降。她为公鸡丧失颈部的肉垂而担心，也为空洒杀虫剂的飞机驾驶员精子数量低而忧虑。

一直要到三十年之后，才会有"内分泌干扰素"[7]（干扰内分泌的化学物质，也就是所谓的环境荷尔蒙）这个名词。当时有一群忧心忡忡的野生动物生物学家开会，讨论他们对各种问题的研究，从具有两性特征的鱼类到不肯育雏的鸟类等等。在这些科学家看来，已经有越来越多的证据显示，污染地区的合成化学物质正在以前所未有的方式改变这些动物的细胞、身体和行为，尤以五大湖区为甚。

在那之前，大部分的人都以为合成雌激素只会出现在我们要它们出现的地方，也就是药物里。但荷尔蒙是出了名的狡猾，它们在我们体内以极其微小的量发挥作用，一个分子的荷尔蒙嵌进细胞上的一个受体，就像钥匙插进锁孔里一样，启动一连串的生化反应。荷尔蒙支配着包罗万象的事物，从细胞分裂、新陈代谢、毛发和乳房生长到空间作业认知表现。女性月经周期的荷尔蒙变化影响了她们的嗅觉、对异性面孔和身体的感觉，甚至会影响她们的思考。有些研究显示，在月经周期之中，当雌激素达到高峰时，女性在语言和精细运动技能方面都变得更好。[8]

然而，如果有来自体外的假货出现在受体上，身体会出现什么样的反应就难以预料。有些外来的雌激素——称作"仿雌激素"，会占据受体，让天然的雌激素无法发挥作用，有些则会通过安全测试，启动雌激素的反应。有些会干扰身体的反馈回路，使大脑释出比正常更多或更少的荷尔蒙。

如今已知有些假的荷尔蒙是自然产生的，比如植物中的雌激素物质。为什么植物要制造假荷尔蒙？答案和它们制造酸、毒、刺一样。植物很聪明，至少在进化上是成功的。一个明明白白的例子就是大麻，它想出了该如何制造四氢大麻酚（tetrahydrocannabinol，简称 THC），这个化合物恰恰好和人类大脑中的"快乐受体"完全相符，确保它能散布到全世界。这又引起了另一个问题：究竟是人类栽种大麻，还是大麻培养人类种植自己？[9]大麻也会释出化合物，抑制吸食者的睪酮。已知长期吸大麻的男性有时会长出小乳房，而且他们也有较高的乳腺癌风险。这是巧合，还是这种植物能够借着这些吃吃傻笑并轻哼民谣、相对不具侵略性的使用者而获益？

目前已知有数十种植物会产生高量的植物性雌激素，其作用就像口服避孕药一般，以便逐退天敌。羊若吃了某种三叶草就会不孕。人类早就学会利用这些植物的特性，比如食用某种药草和果实以避孕或引发流产。医学之父希波克拉底知道，食用野胡萝卜（Queen Anne's lace）种子，就如泡薄荷油一样，可以做避孕药或事后丸之用。公元前七世纪希腊人发现的大茴香（Giant fennel），也在避孕药业者大力搜罗之下，几近绝种。[10]

1998 年，帕特里夏·亨特（Patricia Hunt）在俄亥俄州凯斯西储大学的实验室工作时，并没有想到这一切。她是实验生物学者，对非整数倍体特别有兴趣，非整数倍体指的是染色体数目异常，造成流产或新生儿的缺陷（比如第 21 号染色体多了一条，造成唐氏综合症），这些很可能是在受孕和胎儿发展初期就出差错的情况。人类有 23 对染色体，但有时会出现或多或少的差错，尤其是在年龄较大女性的卵子中。亨特想要了解为什么。她希望借着对老鼠的研究能找到线索。

一如一般的科学研究，她是以突变和控制组（也就是正常）的老鼠做比较。一天，她注意到她的控制组老鼠出现问题，原本这些老鼠应该有健康的卵子，却有相当高的比例——高达 40% 产生异常卵子，而原本这种异常的比例应该仅有 1% 或 2%。一定有什么地方出了严重的差错。她告诉我："我们什么都查了，研究设备里的空气，有没有杀虫剂渗进来？我们花了好几周，终于发现老鼠的塑料笼有一点破旧的地方。"原来有一名临时工用错了洗洁剂清理鼠笼，结果破坏了笼壁，造成一种叫做双酚 A 的物质渗入了老鼠的食物和饮水里。

双酚 A 又称 BPA，是二十世纪三十年代开发出来的人工雌激素，原本的目的是要防止妇女流产，但并没有成功，不过这种化合物很快就有了其他的用途，比如制造聚碳酸酯塑料（PC）。双酚 A 的分子结构简单而优美，两个六边形结合在一起，各自由六个碳原子联结起来。[11] 如果这些分子整整齐齐地堆起来，形成长链的聚合物，这个材质就坚韧得不得了。你可以驾车辗压过 PC 塑料水瓶，它还不会破，而且它是精炼石油的副产品，价格便宜。只可惜双酚 A 多变化的环状结构和雌激素极其相似。如今光是在美国，每年就制造出让人心惊的 90

万公斤，[12] 赚取 60 亿美元以上的利润，出现在形形色色的产品中，从罐头食品的衬料到牙科的填充物，到 CD、手机、自行车安全帽，以及超市印出来光滑闪亮的纸收据，无所不包。它也出现在凯斯西储大学的实验室设备里。

"当时研究非整数倍体的学者，恐怕没有人真正相信环境的影响。至少我就不相信，"亨特说。她身材娇小，打扮整齐，一头蓬蓬的短发。"那股潮流在二十世纪七十年代已经风行过了。"那时因《寂静的春天》一书带动的风潮，让科学家明白，说疾病肇因于污染远比想象中难得多。"我们知道母亲的年龄是卵子异常最大最主要的原因，而想要了解其他的因素，都会像雾里看花一样模糊不清，也因此这才真正引起了我们的注意。"她说。

在笼子渗漏事件后五年，另一个更私人的原因再度吸引了她对内分泌效应问题的兴趣。亨特经诊断罹患乳腺癌。其实她在大学时代子宫颈抹片检查异常之后，就知道自己是所谓的"DES 女儿"[13]（她的母亲在怀孕期间服用己烯雌酚）。也就是说，在她生命的初期，就暴露在原本不该有的荷尔蒙之下。讽刺的是，在二十世纪三十年代取代双酚 A、防止流产的药物是更强的雌激素 DES（只是后来才知道它预防流产的效果也和双酚 A 一样差）。由于 DES 女儿在发育之初就暴露在合成荷尔蒙之下，因此常会罹患罕见的生殖系统癌症、子宫畸形，罹患乳腺癌的几率也比正常人高。虽然她们能够生育子女，但她们的女儿也同样较容易罹患乳腺癌。DES 儿子精子数量较正常男人为低，天生的生殖器缺陷亦较高。一直到 1971 年，也就是它上市三十年之后，孕妇才被禁止服用 DES，但估计已有 500 万人在怀孕期间接触了 DES，另外还有数百数千万人吃了遭 DES 污染的牛肉和鸡肉。因为有 DES，科学家才知道化学物质可以而且确实已经渗入胎盘。先前他们以为这是不可能的。

亨特形容这些事件就像遭闪电击中两次一样。如今有两种合成雌激素将决定她的命运。由此，她开始研究双酚 A 对她老鼠所造成的奇怪而不祥的效果。亨特和其他许多研究人员发现，在生命初期暴露在双酚 A 之下，会造成青春期提早、精子数量减少、交配行为改变、肥胖倾向、乳腺癌和前列腺癌几率增加，以及流产的几率提高。在啮齿类动物身上可以看到这些的问题，有些老鼠早在娘胎就已经接触到双酚 A。

"我的研究重点是长期的繁殖能力。"她向我解释道。她一尘不染的实验室坐落在华盛顿州立大学崭新的大楼里。她的办公室到处都陈列着"染色体艺术"的印刷品和瓷器，展示这种像肉虫一样细长的物质，这是一切生命的开始。走廊那一头是她丈夫的办公室，有一盏木制的灯和精子形状的拉绳。

亨特让我参观地下室的"动植物园"，这里是她养老鼠的地方，母鼠、母鼠后代，还有后代的后代。她不再用双酚 A 制的笼子，而是用双酚 A 来做她的实验。

亨特为老鼠注入双酚 A 之后，会看到母鼠、它的后代，以及后代的后代有异常的行为，或长出异常的细胞，她称之为"祖母效应"。一剂就能影响三个世代，就如有些研究人员看到

DES 在人类身上的效果。亨特的研究有其争议，因为有时候其他研究人员无法得出相同的结果。对此，亨特有个合理的解释：其效果完全取决于老鼠何时暴露在污染情况下。她说："发育中的胎儿对环境因素极其敏感，有一些关键的窗口期，有时只有一两天的时间，此时只要一点化学物质就会把错误的信息传达给细胞，而在其他时候，窗口期已经关闭，老鼠就能正常发育。"

随时机而定，她常看到母鼠卵巢内的卵子染色体排列不正确。通常这样的卵子根本不应该存活，但由于某种原因，身体的品控检查没有发挥作用，未能摧毁它们。"我们想要看到最早的瑕疵，而这就是了。这表示我们可以看到在制造卵子初期会造成错误的事物，而它们的确造成错误。"她拿放大的图片给我看，上面散布着肉虫般的红色染色体，这是双酚 A 所造成胚胎细胞支架上的错误——她称之为"有趣的小野兽"。她指着虫的图样说："这些染色体漫无头绪。我可不想要我的卵子看起来像那盘意大利面。"

我望着那些图，不禁觉得自己的卵巢打了结。但那些是老鼠的卵子，她的工作和我们是否有关？

"那（多世代的效应）对我有莫大的影响，"亨特说，"在人的身上是五十年的问题。我们认为这些效果取决于环境相关剂量。"她的意思是按体重来计，当今人类接触双酚 A 的比例就如她的老鼠一样。"我们怎么看人类身上的这个情况？"她问道，"流产的比例增加、精子数量低、睾丸出问题。我们的确已经看到这样的结果。还要等多久我们才会说：'老天爷，我们是不是让男女两性都出差错了？'"亨特感到很挫败——或许该说很急切，美国和许多国际机构并没有对双酚A采取强烈的立场。（不过在本书写作之时，美国已经有十州禁止婴儿产品使用双酚A，法国禁止水瓶采用这种材质，丹麦则禁止它用在三岁以下儿童的包装食品中。）她让我想起原本沉着稳重的气候学家，如今成了批判美国气候和能源政策不遗余力的批评者，他们懂得太多，无法保持沉默。

而同时，她实验室中没有任何一个人用塑料瓶喝水。

亨特的一些观察纪录对乳房有莫大的意义。第一，有些疾病就如癌症一样，始自子宫，甚至始于卵子。第二，破坏我们荷尔蒙的合成化学物质正在前所未见的地方冒出头来，比如它们出现在我们的超市收据上。自亨特在实验室的意外发现之后，数百名科学家也着手研究双酚A，疑惑它究竟做了什么会影响到乳房的生长和发育。

无数的研究已经证实，双酚A会启动乳房细胞上的雌激素受体，并且让培养皿的癌细胞复制增生。此外，双酚A会促使正常细胞表现得如癌细胞一样，在不该侵袭生长的时候，却一发不可收拾地生长。[14]双酚A和类似的化合物可以让乳房细胞上的基因开启或关闭，从而诱发癌症。如果用双酚A喂食老鼠胎儿或幼鼠，日后他们接触到其他致癌物时，就更容易罹患癌症。双酚A会改变老鼠乳腺生长及回应威胁的方式。[15]在其他的老鼠实验中，出生前接触到低剂量的双酚 A 会造成对乳腺的破坏。[16] 耶鲁大学的研究人员以 DES（非常强的雌激素）喂食怀孕的老鼠，并以双酚 A（弱的雌激素）喂食其他老鼠，其浓度大约和怀孕妇女体内的相当，结果这些老鼠后代的乳腺都产生了更多的 EZH2 这种蛋白质。高量的 EZH2 和人类乳腺癌风险提升相关。[17] 对乳腺而言，它们接收到的雌激素是强是弱关系不大。这项发现对于依旧奉行传统说法，认为毒性取决于剂量的毒物学者来说，不啻是当头棒喝。

　　癌症并非是唯一让人担心的问题。证据显示，如果在生命非常早期接触了化学物质，可能会改变制造乳汁的结构，同时让青春期乳房发育的时间有所变化。发达国家的人民乳房较早发育（请参见下一章），美国妇女在哺喂母乳时，也比非洲或南美洲的妇女困难。

　　虽然很难把实验室中的老鼠和人类联结在一起，但若我们过去的 DES 经验可作为借鉴，那么实验室的资料就能给我们一些警告。我们的乳腺和啮齿类的相似，而且我们也对同样的荷尔蒙很敏感，这些强力的化学信号是所有脊椎动物共有的古老通货。雌激素是其中最古老的类固醇，我们的细胞受体起源于五亿五千万年前，我们的身体继承了远古以来从周遭环境当中吸收雌激素的能力，即使在我们已经学会如何自行制造它之后亦然。我们是古老设计的现代主题。

　　为什么我们的雌激素受体分辨好坏的能力这么让人失望？为什么它们这么随随便便就和形形色色的化合物结合在一起？

原因有两个。一个是本书的主旨，因此值得再提一次：生物如我们，天生就会对我们周遭的世界起生物反应。科学家称之为"表型可塑性"，[18] 意思是如果有需要，不论我们的 DNA 如何，都可以略微调整我们的身体。不过雌激素受体的口味却十分广泛，比其他的类固醇受体更加来者不拒。它的锁可以接受任何只要有一个碳环结构的钥匙，以及其他别种钥匙，而倒霉的是，这个结构正和无数合成化合物的基础结构一模一样，包括许多塑料、溶剂，和杀虫剂。

不论是好是坏，我们的乳房都比其他器官有更多样且更敏感的荷尔蒙受体。如果要说有什么区别，那就是它们的受体甚至偏向过度敏感。它们必须感受环境以贮存脂肪，并且在最理想的时间生长发育，在不确定的世界中哺育婴儿。从前曾经提供方便的特征，如今却越来越不便。

这又引导我们来到第二个原因，也就是：我们的受体从来不需要和这些坏分子共舞。过去，仿雌激素大半都是植物雌激素，而且许多都效力微弱，甚至可能有利于人体。有些植物雌激素会以有益的方式阻挡我们的受体，比如有些研究显示，富含大豆的饮食能预防乳腺癌复发，并且延迟女孩的乳房发育，可能是借着保护她们的细胞不受体内更活跃的雌激素影响。我们和植物雌激素共同进化，而那也可能是为什么我们可以很快就把这些化合物代谢出去的原因。此外，我们也只有在某些季节会接触到它们，数量亦有限。而另一方面，双酚 A 却时时涌进我们的体内，尤其是到达我们的子宫。

双酚 A 在八十年前被证实会以雌激素的方式产生作用。或许你也会和我一样疑惑：既然已知双酚 A 会像雌激素一样运作，为什么还让它成为无所不在的 PC 塑料主要材质？这是一种已知很容易分解且逸入环境中的成分。

这个问题的答案乃是一段长久而可悲的故事：政府疏于监督、安全性研究对于荷尔蒙效果的测验不足（老实说，几乎根本没有测验），以及化学和制药产业庞大的力量——就像几大香烟生产商一样——有手段散播科学怀疑的种子，维护对他们有利的法规。

如果在安全雷达的扫描下，如 DES 和双酚 A 这类已知的雌激素化合物还能够飞行这么久的时间不受管辖，那么我们世界中其他数千种化学物质，尤其是不那么明显的荷尔蒙干扰素，又处于什么样的情况？它们有多安全？在美国，在现存的 8.2 万种化学物质之外，每年还有 700 种化学物质上市。而在现有的 8.2 万种之中，只有几百种曾经做过健康效果的测验。尽管美国政府的管制机构以及它们所根据的法条（其中包括毒性物质管理法）已经存在了 35 年，但总共只有五种化学物质遭到禁用。DES 依旧获准在美国制造，直到 1997 年为止。[19]和欧洲国家不同的是，美国公司在推出化学物质上市之前，不需要先做安全研究，而且实际上，它们也有十分强烈的诱因不想做这些研究。在美国，每一种化学物质在被证明有害之前，都被当做无害。[20]而证明的重担落在政府和大学的科学家身上，他们既没有权威也没有资源，无法和大企业等量齐观。

要证明一种化学物质会造成伤害，得花上数年的时间，而"专利产业秘密"的借口就能让厂商不必透露它们究竟使用哪些化学物质。这些配方或许是私底下的秘密，但它们在你我的血液中流动。目前用量最高的 650 种化学物中，每年有 18 亿公斤流入美国的水和空气之中，每天有 190 亿公斤在美国制造或进口，用在产品和材料上。[21]

美国政府偶尔会挑一些化学物质做实验室动物测验，而环保署最近也确定要针对头号可疑的内分泌干扰素进行新检测，不过官方的测验重点放在一些大家已知的终点部位：肝、肾、生殖器和脑。"他们把乳腺丢进了垃圾桶。"[22] 寂静的春天协会（Silent Spring Institute）毒物学家露丝安·鲁德（Ruthann Rude）说。这个非营利机构位于麻省，主张要有更严格的环境测验。

乳腺又再度遭到科学界的忽视和遗忘。这点尤其恼人，因为独立研究的科学家已经发现，对于如双酚 A、DDT，以及一种常见的除草剂"草脱净"（atrazine）而言，乳腺是最敏感的器官。草脱净在欧洲已经禁用，但在美国每年却可用到 3400 万公斤，是饮水最主要的污染物质。它在人体内会促进芳香化酶的活动，这种酶可把睪酮和其他荷尔蒙转变为雌激素。[23] 科学家已经在受到影响的青蛙和鱼身上看到受损的生殖器官。在生命早期就暴露在这种物质之下的老鼠，已经显示出乳腺发展有所改变的现象，也有更多的乳腺肿瘤发生。

《癌症》期刊在 2007 年报道[24]，有限的测试（大部分都是

由独立科学家所做）到目前为止已经发现，在动物研究中，有
216种化学物质会造成乳腺肿瘤。这些物质包括含氯溶剂、燃
烧产物、杀虫剂、染剂、辐射、消毒剂、药物，以及荷尔蒙。
有29种每年在美国产量逾45万公斤，73种出现在消费产品
或食物之中。约有上千种化学物质已经被证实会改变动物的内
分泌系统。[25] 这些化合物不只是雌激素，也包括抗雄激素和甲
状腺素相似物。鲁德的任务之一，就是把各个实验室和机构结
合在一起，制订出标准的测试方式，以便找出对发育中乳腺的
危害。

　　我们对作物进行了基因改造，使它们不受杀虫剂影响，但
我们还没想出该如何改造我们的乳房或肝或大脑。或许未来有
一天，我们不但有基因改造玉米，也会有基因改造乳房。而同
时，我们也几乎不可能在生活中的某种特定化学物质，和或许
要数十年后才出现的特定疾病或症状之间，画出一条联结线。
在我们注意到某种常见的药物或化学物质有问题时，往往是因
为其效果极不寻常（比如DES女儿发生罕见的阴道癌，石绵
工人罹患间皮癌），或者是因为效果非常明显（比如母亲在怀
孕期服用沙利度胺防止晨吐，生出的孩子四肢萎缩）。

　　然而DDT的效果却更加微妙，更多变化，只是卡森及其
他许多人所详述的各种病痛不适，使得内分泌干扰素的说法开
始被列入考虑。

　　DDT是一种氯化碳氢化合物，在二战期间广为使用，是

十分有效的杀虫剂，让士兵不致因斑疹伤寒和疟疾而死。战后，其制造商非常热切地要让它转为民用。正如西蒙斯准将热情称颂的："DDT 的各种可能性，足以让最迟钝的想象力发挥作用。在我看来，它是大战对未来最伟大的贡献。"[26] 政府派飞机喷洒在农田、郊区、操场和乡间小路上。它被积极推销给家庭主妇和农民。到 1950 年，它已经被广泛使用到连家蚊都对它都产生抗药性的地步。然而大家依旧继续使用。到二十世纪七十年代，已经有 5900 万公斤喷洒在全美国境内，[27] 如今还有许多成年人记得自己于二十世纪五十或六十年代，愉快地在 DDT 卡车或飞机所喷洒的 DDT 白雾中奔跑或骑车。

在死亡的昆虫之外，鸟类是 DDT 最明显的受害者。最出名的例子是，秃鹰、游隼和褐鹈鹕都因 DDT 而大批灭绝，因为 DDT 使它们的蛋壳变脆弱，也改变了它们筑巢的行为。不久，科学家就开始研究 DDT 对其他动物和人类的影响。他们测量它在人类血液、脐带血，以及母乳当中的量，发现高量的杀虫剂和糖尿病、流产、精子品质不良、哺乳期缩短[28]、早产、新生儿体重不足，以及儿童认知技巧降低等等都有关联。

DDT 及其主要的衍生产品 DDE 一旦进入体内，就很难消失。它们喜爱脂肪，是稳定的分子，存在于动物的组织之内（以及土壤和溪流之中），一待数十年。在禁用三十年之后，美国疾病控制与预防中心做的人类血液样品测试中，依旧可以检测到这些分子。

有几个研究比较了乳腺癌妇女体内的 DDT 量和一般妇女

体内的 DDT 量，但看不出任何显著的结果。不过到 2007 年，研究人员检视了二十世纪六十年代从一些妈妈身上采到的血液样本。年纪较轻的女性，也就是在女孩时期接触最多 DDT 的女性（由于 DDT 的半衰期很长，因此她们的血液中还能检测出 DDT 的量），日后发生乳腺癌的几率增加了五倍。[29]DDT 开始运用时已经年逾 14 岁的女孩，癌症几率则没有增加，但对于年纪幼小时碰到 DDT 大行其道的女孩，影响就糟得多。也就是说，暴露在 DDT 环境下的时机相当重要，这和经历炸弹爆炸的幸存者所受的辐射效应及老鼠身上的双酚 A 类似。这项研究足以说明为什么 1940 年后出生的妇女，其乳腺癌的比例较之前出生的妇女为高。[30] 因为她们自童年时期起就泡在更多的化学物质里。

　　DDT 只不过是一连串让人忧心的有机杀虫剂的头一个，接下来还有狄氏剂、艾氏剂、氯丹、七氯、六氯苯及其他产品。二次大战后，原本隆隆作响的石油和化学武器装备巧妙地重新化身为民用，石油生产的廉价副产品有了各种新用途。[31]苯成了双酚 A、阻燃剂、杀虫剂及其他数十种配方的主要成分。如今我们所用的合成杀虫剂比二十世纪五十年代多 30 倍，每人平均达近四公斤。[32]蕾切尔·卡森写《寂静的春天》时，曾说每四个美国人中，就有一个会患癌症，如今这个比例是每 2.5 人就有 1 个。[33] 人口老化是这种变化的主要原因，因此如果针对特定的癌症，检视其按年龄分布的比例，将有助于我们解读这个数据。如此一来，我们会发现如乳腺癌、前列腺癌和甲状腺癌这类跟内分泌相关的癌症数量显著上升。如今，我们知道许多化学物质都可能致癌，并造成更多微妙的影响。这个事实经历了三个世代才得出结论。

《寂静的春天》出版时，《化学世界新闻》的回应是此书乃"科幻小说，该以看电视剧《迷离时空》的方式来读"。[34] 但社会大众回应了卡森的大声疾呼，到二十世纪七十年代中期，美国国会通过了法律，开始规范化学产业。1972 年，DDT 禁用。

卡森写道："要是我们得和这些化学物质如此亲密地生活在一起——饮用、吞食它们，把它们纳入我们的骨髓——那么我们最好对它们的本质和力量有所了解。"[35]

如今化学物质在我们的食物系统和个人生活中无所不在，其程度比五十年前更甚，卡森若在世，必然会感到挫败，但也会因我们对它们如何影响身体的运作有更多的了解而着迷。

《寂静的春天》出版 18 个月之后，卡森在 56 岁去世。她罹患的是乳腺癌。

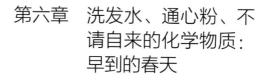

第六章　洗发水、通心粉、不
请自来的化学物质：
早到的春天

VI

　　她继续生长，最后不得不把一只手伸出窗户，一只脚顶着烟囱，对自己说："现在不论如何我都没办法了。接下来会发生什么事？"[1]

　　　　　　　　　　——路易斯·卡罗尔，《爱丽丝梦游仙境》

　　桑雅·伦德来访的那天下午，我一如往常地忙着为七岁和九岁的一双儿女做放学后的点心。我把商店里买来的塑料盒打开，舀出一些蘸酱，然后替胡萝卜削皮，磨一点乳酪屑。厨房是爱与罪恶感交织最浓密之处——这两种感觉也是为人父母的感受。厨房这个地方最适合开始规划化学物质—身体—负担的实验，而这实验的核心正是一个最重要的事实：当今女孩的乳房比以往任何时代都更早发育。

　　伦德在环保团体"环境工作小组"担任资深毒物分析师。身为两个幼儿的母亲，她把她对化学的知识发挥到我难以想象的境地。在孩子上课的体育馆内，她注意到学童绳索摆荡之后缓冲着地用的海绵块，问体操教练这海绵块是否经过防火化学物质处理。防火物质会剥落，累积在人体组织里。值得赞扬的是，教练的确有考量到这个问题，并且告诉她，他设法找到了未经防火材质处理的海绵块。她也以她一贯的友善态度，鼓励他继续这么做。

伦德一进我的厨房，就直奔冰箱而去。连冰箱门上的饮水机都招来她的注意，"你知道，这水管恐怕是塑料做的。"她说。检视过冰箱里所有塑料容器包装的食品——酸奶、果汁、乳酪、肉类之后，她指着操作台上的砧板，问我原来的包装上是否说这块砧板"抗菌"。我耸耸肩。她说："要是有，那就表示它上面布满了三氯生。"她又检视了我的洗手液，我以为她会觉得高兴，因为它是知名的环保品牌，而且瓶子上号称不含对羟基苯甲酸酯。"有意思！"她边读上面印的小字边说，"这里面含有二苯酮！那是防晒化学物质，会干扰动物的内分泌。为什么洗手乳里面要放这个？"她思索道："可能是防止其内容物在紫外线下分解。"

伦德来此是协助我准备家居排毒实验，在这个实验中，我要勇敢地避免接触化学物，以了解这样做能否降低我体内的毒物量。实验是由伦德和寂静的春天协会毒物学者露丝安·鲁德协助设计，将涵盖我和七岁的女儿安娜贝尔在排毒前后的阶段，比较我们体内的毒素和其他五个美国家庭的情况。这个研究由寂静的春天协会和乳腺癌基金会共同赞助，这两个单位都是希望能了解环境和乳腺癌之间关系的非营利组织。在第一个"毒物"阶段，安娜贝尔和我会过正常的生活，从我们的食物和偶尔喝的罐装饮料，以及超市里买回来的洗发精和乳液中，吸收隐藏的塑料分子。换句话说，有三天的时间，我们做标准的美国人。接着我们会把尿液收集在玻璃罐里，送往加拿大做测验。[2] 一周之后，我会开始排毒三天，吃素、尽可能避开三氯生和塑化剂，再重新验尿。这几天我不开车（避免汽车内部和装潢的化学物），只吃未曾接触塑料的食物。这对美国人是匪夷所思的情况，因此我不能想象让安娜贝尔经历彻底排毒的体验：这代表不能乘车、不能吃批萨，不能洗泡泡澡。我没有勇气让她尝试这样的生活，因此第二阶段由我自己一人来经历。

为什么要费事这么做？该怪政府。七年来，美国国家环境卫生科学研究院和国家癌症研究院携手合作，进行耗资 4000 万美元的研究，想要了解青春期提早的原因及其与乳腺癌的关系。听说了这个研究后，我就打电话给乳腺癌和环境研究中心，并且密切关注他们的研究结果，后来证明有三方面的主要因素：接触化学物质、生活方式（饮食和运动）、社会因素（经济地位、单亲与否等等）。资料来自于全美四个研究中心，共有 1500 名女孩自六岁起参与研究。这些资料显示，受测女孩体内的日常化学物质负荷量有些是历来最高的。这群少女也有史上最年轻就发育的乳房。我很好奇我们体内的化学物质含量比较起来有什么样的结果，也想知道这一切代表什么意义。

长久以来，自科学家开始探究人接触雌激素的时间起，就已经知道青春期开始发育的年纪跟乳腺癌相关。到了 1997 年，北卡罗来纳大学的学者鲁马西娅·赫尔曼－吉丁斯（Marcia Herman-Giddens）发表了一篇爆炸性的报告：她的研究显示，女孩乳房发育和阴毛生长都比预期的早一至两年，白种女孩的乳房平均在 9.8 岁时就开始发育，而黑种女孩则在 8.8 岁时发育（月经通常会在两三年后开始）。[3] 然而不到两年，专家又把性早熟的年龄再向下调整，白种女孩由八岁调整为七岁，而黑种女孩则由七岁调整为六岁。欢迎接受新的标准。

青春期的年龄很重要。乳房基金会 2007 年的报告说，如果女孩的青春期可以延迟一年，就能防止数千例乳腺癌。[4] 环境卫生科学研究院生殖内分泌组的学者苏珊·芬顿更进一步对我表示："我们认为青春期可能是乳腺癌风险的头号推手。"[5] 如果你在 12 岁就已经初潮，那么你的乳腺癌风险就比你在 16 岁才初潮要高出 50%。[6]

为什么？可能和荷尔蒙有关系。青春期提早意味着多几年的雌激素和黄体酮涌入乳房，造成细胞的变化。也可能是雌激素经身体新陈代谢成为某些有毒的副产品，创造出氧自由基，可能会破坏 DNA。但排卵的时间这么长，为什么多一两年竟会有这么大的影响？另一个理论是青春期——以及它带来的细胞不稳定性——会造成乳房对致癌物特别敏感，如果青春期提早来到，脆弱的窗口期就开放更久。美国政府赞助的这项新研究就试图回答一些基本问题：是什么造成青春期提早发生？我们能不能改变它？

我 11 岁时初潮，安娜贝尔也可能很早就会来月经，因为这个魔术数字部分是受到基因影响。七岁的她正是检查可疑环境因素最理想的年龄。我们测试的化学物质，跟乳腺癌和环境研究中心那项研究所测的一样：双酚 A、邻苯二甲酸酯、三氯生、对羟基苯甲酸酯、防火阻燃物质，全都是常见的仿性荷尔蒙物质，不然就是会干扰它们在身体内的正常流动。

我看着安娜贝尔，她还是个天真烂漫前青春期的小女孩，唱歌跳舞，细心地摆弄她的洋娃娃和绒毛玩具，为它们制作房间。她依旧画出身材不成比例的人形。简直难以想象她这年纪的女孩有些已经穿戴胸罩了。就资料来看，2011 年，6-8 岁的黑人女孩有三分之一已经开始"萌"乳（"budding" breasts，学术上正是用这个字）或长出阴毛，中南美裔的女孩有 15%，白种女孩有 10%，亚裔女孩有 4%。[7] 有些萌乳和肥胖相关。我们住在全美国居民最瘦的城市——科罗拉多州的博尔德市，而且安娜贝尔就读的多是白人专业人士子弟的小学也没有多少学生超重，但四、五年级的女孩依旧比我在这个年纪时成熟得早。如今全美国有一半的女孩在十岁生日之前就已经开始发育胸部，远比《脱线家族》*中的女孩来得早。

如果你为人父母，这点应该会让你紧张。青春期是我们人类所经历最奇特最深远的经验：乳房和毛发莫名其妙长了出来，声音变得低沉，个性也产生变化。我们被荷尔蒙劫持到另一个星球，虽然很有趣，但青少年也会做出许多愚蠢和具有破坏力的事，比如戕害身体、高速飙车、使用禁药，有时这些还一起发生。女孩的身体成了男人注意的尴尬目标。我们女人大概全

---

* 美国 1969 年至 1974 年播放的情景喜剧。——译注

都记得那种一方面想要炫耀我们新长出的乳房，一方面又不希望被任何恶心男人注意的那种微妙的紧张。

约在五、六年级之间的暑假，我的胸部开始发育。那时候父亲给我一本关于女孩力量的书，这是他的图书馆员女友推荐的。那本书的主旨是：如果男生或男人想要你做你不想做的事时，要如何对他们说不。我读起来满心的不自在，和父亲讨论也觉得难为情。我一心只想玩我的蓝色新电话，还想拨电话给闺蜜。

到次年夏天我 12 岁时，胸前已经长出了虽小但匀称的小丘，那时我已经高得可以穿母亲的一些衣物，这本身就是一个成长仪式。她有一件橘绿条纹的名牌 T 恤，质料又薄又软，一定是缩水了，她的衣服本不可能适合我。她的胸围是 36D，而我当时可能是 28AA。可是那件 T 恤合我的身了，因此就把它拿来穿。那是个宝贝，我知道在轻薄的棉质和条纹中，我的本钱发挥得淋漓尽致。

那年夏天，我和父亲与家里的一些朋友，包括两名少年，到美国西部去玩。我经常穿那件 T 恤。一天，我们雇了一名向导和几匹马，骑马到亚利桑那的沙漠中去看古迹。我们在崎岖的路上走了很长的一段路，有几次我的马落后了，看不见其他人。我们的向导是个纳瓦霍族的年轻牛仔，他会驱马回到我身边，伸手捏我的乳房，然后纵声大笑，还想再来一遍。我恨那匹慢吞吞的马，那件条纹 T 恤，还有把我留在后面不管的亲人朋友，但只能赶紧拍打那匹老马，直到赶上其他人。

几个月后，在截然不同的纽约市丛林中，我和两个朋友搭出租车，等我们付了车资，司机从驾驶座隔板伸手过来，趁着我们滑过座位下车之前吃我们豆腐，这回我破口大骂，用力把门关上。或许父亲给我的自信训练终于生效，现在我已经进入了乳房的美丽新世界。

多少女孩拥有这样甚或更糟的记忆？或许人人都有。

前青春期的女孩已经很难稳住阵脚，八岁的孩子则根本不能自我保护。小女孩在情感上没有处理青春期挑战的能力，就连少女都未必有。胸部发育的女孩是同伴讥讽和玩笑的目标，就统计数字来看，她们也有较高的机率成为性攻击对象。研究显示早熟的女孩有较高的风险会嗑药、忧郁和自杀。

近来，青春期提前的现象又跟 3G 和 4G 手机视频的科技发展交织在一起。北卡罗来纳大学医学院小儿科医师莎伦·库珀表示，其不幸的结果就是更多年幼的女孩遭到网络色情的利用。[8]

虽然性成熟的年龄提前让人忧心，但我们必须知道这并非前所未见的新情况。下面是一般进化的发展：如果你吃得多，就能更早生殖，产生更多子嗣。自 1850 年以来，女孩性成熟的年龄就缓慢而稳定地提前，大约每十年提前三个月。[9]这样的变化是可以想见而且有利的：现代人的营养较好，染病的几率也较低。但这是否意味着大自然设计我们只要身体一成熟，马上就要生孩子？未必如此。

　　如我们所见，人类是很特别的生物，而独特的一个原因就在于我们延长的童年。比起其他灵长类，我们要花更久的时间才能到达性成熟，意即在繁殖我们这个物种方面，我们有较长的时间一事无成。（相较之下，黑猩猩在 6–9 岁就已经当上母亲。）我们这么懒散是有原因的；也就是说，我们的身体和脑袋体积大，长得慢。我们的青春期越晚发生，我们就长得更高更壮，子女也就有更高的健康几率。（男生长得比女生高，一个原因就是他们青春期来得比较晚。随着青春期而来的性荷尔蒙，比如女生的雌激素，会使骨骼不再成长。有时医师觉得前青春期的女孩长得太高，会开雌激素给她们服用。在小儿科医学纪录上，这恐怕会是个很糟糕的主意。）

　　不过童年期漫长却会造成父母和社会的损失。孩子需要资源，在他们成年之前，大约共需要惊人的 1300 万卡路里。[10]对世界上的某些人，比如资源较少的人，这样的负担就更为沉重。这或许可以对青春期年龄为什么从 11–16 岁不等提出解释。虽然女孩发育的时间通常会和她们母亲青春期开始之时差不多，但还有许多空间。

　　这就是我们的环境发挥力量的另一个地方。乳房就像小天线一样，处理邻近地区的资讯，并且把它们带回家。在各种影响之外，环境也告诉乳房该何时出现。进化设计让我们的身体对各种各样的线索都产生回应，连我们母亲的营养状态——甚至更让人惊讶的——我们祖母辈的营养状态都包括在内。

　　虽然基因会影响青春期的时间，但环境却会决定基因何时及如何开启。如果女性在怀孕期间的营养很好，她宝宝的细胞就会设计较早的青春期；如果营养不良，则会发生相反的情况。不过之后的人生路上还有机会改变。当吃不饱的难民迁居至发达国家，突然间碰上"营养过剩"的情况，女孩的身体就会重新调整。[11] 比如印度女婴被收养到瑞典之后，往往青春期会异常早地到来。她们增重的速度也比瑞典的女孩快，因为她们在子宫内的设计是：要贮藏较多的卡路里成为脂肪。[12]

如今我们知道青春期的年龄原本就会浮动，但并不表示我们可以对这个问题掉以轻心。赫尔曼－吉丁斯的资料意味着在二十世纪七十和八十年代之间，青春期的年龄提前得比我们预期得快。总的来说，或许最近的波动并非那么"自然"。

毫无疑问的是，现代社会因营养过剩和医药进步（或许也该包括工业污染物），使得性成熟的年龄提前。不过讽刺的是，这个复杂的世界意味着我们需要更多时间来达成专家所谓的"社会心理的成熟"，也就是把事情想清楚。人的大脑需要二十年才能成熟，尤其是前额叶皮质区，这是主管自我观念以及控制冲动和追求报酬的部位。有人说如今要当一位年轻的母亲比以往困难得多——因为如今社会和家庭支离破碎的情形，远超以往。进化生物学家称此为"失谐"，"我们的身体回应一套决定因素，但我们的大脑却无法赶上。"

来自旧石器时代的传承还留给我们其他的错配失谐，比如肥胖和糖尿病。越来越明显的事实是，我们身体的设计并不是为了消化工业化的现代饮食。新陈代谢的疾病已经引起相当多的注意，而该受注意的青春期年龄提早却被忽视。新西兰奥克兰大学的生物学家彼得·格鲁克曼是进化医学的先驱，他说："在我们进化史上，这是首次，女性的生物青春期非但未能配合年纪发挥良好功能，反而严重超前。"[13]

　　究竟是我们现代环境中的哪个因素，使青春期以越来越快的速度朝幼儿期推进？乳腺癌和环境研究中心的研究提出了宽广的假设，"化学、物理、社会因素与基因相互作用"，[14]使乳房开始它们通货膨胀般的道路。这些因素中，有许多在我们人类生命史上新近出现。这个研究分为三个领域：动物研究、人类乳房细胞研究、现实生活中以人为主体的研究。这或许是我们了解青春期和乳房背后奥秘的最后希望。

　　虽然不论是研究者或是像我这样的人，都很想为吹气球般早熟的胸部找出单一的罪魁祸首，但这个希望恐怕很难达成。有件事似乎很清楚：许多因素都会造成复杂而多阶段的青春期事件。

　　肥胖早就是性早熟原因的头号候选人。医学界的每个人都知道在1974至2006年间，美国6–11岁女孩的肥胖比例增长了三倍，达到16%。[15]如今几乎有三分之一的女孩都被列入过重的范围。虽然青春期的确切时机尚不得而知，但脂肪所扮演的角色却已经获得证实。只要有脂肪，就会有芳香化酶这样的酶。芳香化酶会协助把类固醇的基本结构——胆固醇——转化为雌激素。脂肪之所以被称为"第三个卵巢"，就是因为它有制造雌激素的能力。[16] 大致的等式是，越多的脂肪就等于越多的雌激素。而且即使在男人身上也是如此，这会使男性长出乳房。脂肪也会增加瘦素的量，这种荷尔蒙会告诉我们何时感到饥饿，也会启动青春期的引擎。在非裔美国人的身上，瘦素的量较其他族群高。但脂肪并非唯一的因素，至少不会和其他因素相差太多，否则胖婴儿就会满身雌激素了，但实际上并没有。而且肥胖的女性常常有较少的性荷尔蒙循环，因为她们并没有规律排卵。

青春期就像管弦乐团一样，卵巢是小提琴，脂肪细胞是双簧管。我们有某种内部的指挥，告诉各部什么时候演奏。有些人称之为下丘脑性腺调节器，是它设定了我们青春期的速度。不论它是什么，都是由乐团团长，也就是大脑中的下丘脑来调节，而下丘脑又回应体内外各种以酶和荷尔蒙形式出现的暗示。

乳腺癌和环境研究中心的研究员花许多时间研究饮食和运动，他们定期调查 1500 个女孩，问她们吃什么、游戏、运动和走路上学的频率。到目前为止，她们饮食中的纤维和她们乳房发育的年龄似乎有一些关系。她们吃的纤维和蔬菜越多，进入青春期的时间就越晚。2010 年英国的另一项研究则发现，较早开始青春期的女生吃肉比其他女生多，吃肉量最多的女生最早熟。[17]

辛辛那提大学的小儿科医师弗兰克·比罗（Frank Biro），也是乳腺癌和环境研究中心这项研究的共同研究人。他说："在所有成员都有足够热量的社会中，和青春期时间有密切关系的营养因素是纤维。纤维较高，意味着较晚成熟。"[18] 他认为这可能和某些基因与脂肪互相作用的方式相关。

这很合理，但就如比罗自己承认的，光是饮食并不能解释青春期的时钟。我一直不能完全接受脂肪会引发青春期这种简单的说法。我进入青春期的时间比我所有的朋友都早一年，但我当时和之前都瘦得像猴子一样。医师和癌症学者也知道许多瘦女孩的青春期都来得比较早。

结果医学界发现，脂肪虽是能引发青春期的一个途径，但还有其他的途径可走。有些女孩以萌乳为青春期的第一个象征，但可能要几个月甚至数年，她们才会长出阴毛，或者开始来潮。也有些女孩先长阴毛，胸部却没有发育。阴毛受到肾上腺素的影响远胜于受雌激素之影响，[19] 所以，并不是说瘦就会减少得乳腺癌的风险。初潮来得早的瘦女孩日后得乳腺癌的几率，还比她们丰满的同侪来得高一点。最近在瑞典所做的一项调查发现，童年时期身体较胖的女孩，患癌的几率比童年时期的瘦女孩低 27%。[20] 我 14 岁时既高又瘦，而这两个因素都和高乳腺癌风险息息相关。

由于肥胖理论有漏洞，因此我好奇地走访丹麦的儿科内分泌学者莉丝·阿斯格力德（Lise Aksglaede）。她的办公室位于哥本哈根大学附属医院，俯瞰这个城市的西边和湖泊。在我们约定的那一天，她迟到了，刚由城市那头骑自行车过来，因此有点气喘吁吁。就像这城市近三分之一的工作人口一样，她每天都骑自行车上班。同样，和这城市里的大部分人一样，她身材适中，金发，精力充沛。我猜身材好、有活力与骑车有关。根据不同的快乐指数，尽管北海的天气很糟，丹麦的税率惊人，但丹麦人还是世界上最快乐的人民。阿斯格力德还在哺育一岁的儿子，为另一个统计数字添了一笔：丹麦人母乳喂养的比例是美国的两倍。[21]

她对美国的青春期资料是否真的这么特别感到疑惑，因此决定更仔细地检视一下自己的家乡。她和同僚采用 1991 年类似研究同样的做法，在 2006 年检视了近千名女孩，结果发现这些女孩（全都是中产阶级白人的女儿）萌乳的时间比十五年前整整早了一年。（初潮的年龄则只提前了约四个月。）但真正让人困惑的是，女孩体重的变化极小，无法用来解释两者的差别。阿斯格力德说，几乎所有受测的女孩都可以算得上瘦。

倘若脂肪不是主宰这些女孩青春期时钟的原因，那什么才是？

另外有三大主流解释：人造灯光、离婚，以及媒体中的性信息泛滥。灯光说以褪黑素为中心，褪黑素是由我们大脑中央松果腺分泌的一种荷尔蒙，要下丘脑安静下来（记得，下丘脑主宰我们的性腺调节器）。我们在黑暗中制造褪黑素，失明女性制造的更多，因而她们罹患乳腺癌的风险也较低。相较之下，晚班在灯光下工作的女性就有较高的乳腺癌风险。[22]

夜间的灯光——电脑电视显示屏、头顶上的灯光、无所不在的走廊小夜灯——显然并非我们进化时就有的物品。有些研究人员揣测，在女孩时期习惯夜间灯光，可能会压抑天然的褪黑素生成，加快性腺调节器的速度。研究发现，性早熟的女孩褪黑素量低得异常，而女运动员则有高量的褪黑素。[23]（提醒自己：把安娜贝尔房里的夜灯拿走。）不过灯光说的问题是，它并没有完全解释哥本哈根的女孩为什么仅仅在十五年间就有这么大的差别。照理说，就算丹麦税率惊人，在 1991 年也应该有很多电灯才对。

让我们看看离婚率，资料显示，没有和生父同住的女孩成熟得早。[24] 母大象在单亲时，也会有同样的反应。[25] 此说认为人口在受到压力时会亟于繁殖，即使他们并不能在最理想的环境下养育下一代亦然，从生存角度是有些道理。这种说法可以用来解释我青春期早到的原因。我两岁时，双亲就离了婚。但却不能解释当今所有女孩青春期都提早的事实，因为如今一般家庭的情况都已经比二十年前稳定了一点。[26]

这么一来，我们就只剩下媒体大量散播性信息、使女孩乳房提早发育的说法。这话听来有理，但如果女孩因为媒体影像的不断涌来而性早熟，那么她们的荷尔蒙量也应该提高，但奇怪的是并非如此。哥本哈根的女孩虽然胸部较早发育，但身体并没有比 1991 年的女孩制造出更多的雌激素。在阿斯格力德看来，这就显示雌激素（乳房发育所需）的来源一定在别处。

"我们能提出的最佳解释，是其源自外界，"阿斯格力德说，"讨论重点是环境因素。"说得明白些，就是仿荷尔蒙的化学物质。女孩每天都会接触到许多种，即使在欧洲也一样，而欧洲现在才开始要规范这些化学物质：我们在上一章看到的内分泌干扰素这些化学物质，包括掀起轩然大波的婴儿奶瓶成分双酚A，以及其他在塑料、杀虫剂和香烟之中的化合物等等。

乳腺癌和环境研究中心的比罗同意这个说法，不过有其限度，他说："体重较重的女孩较有可能先进入青春期，不过除此之外还有其他因素在运作，这也因此极其有趣。许多人都认为化学物质是主要的原因，我认为它们的确有其影响。"

并非所有的专家都相信此说，卡普洛维茨医师（Dr. Paul Kaplowitz）就是其中之一。在赫尔曼－吉丁斯于二十世纪九十年代进行突破性研究之后，修改性早熟临床年龄的就是卡普洛维茨医师，这位华盛顿国家儿童医疗中心的内分泌科糖尿病主任说："环境造成青春期提前的假说很有意思，但我的看法是，我们需要更多有关环境影响的资讯。我一向都会问来求诊的青春期提前病人，他们是否使用护发产品、精油、薰衣草、茶树精油等等，但很少有人会说是。邻苯二甲酸酯和双酚A听起来是很有道理，但如果外在的雌激素真的会影响女生，那么你也应该会看到男生长出乳房。我们是看到一些这样的例子，但并没有大幅增加。"

比罗则提出相反的论点，他指出有些研究显示，男生的确显现出接触了异常高量雌激素和抗雄激素的象征，比如阴茎变小，精子数量减少，以及生殖器和肛门之间的距离缩短，这些全都是女性化的标记。根据一些统计，原本罕见的婴儿疝气这种先天缺陷，如今在美国和部分欧洲国家有增加的趋势。[27] 在

1997–2001 年针对 1600 名婴儿所做的研究 [28] 中，丹麦婴儿的睾丸较芬兰婴儿小，科学家之所以知道这点，是因为他们非常专业地测量了婴儿的外生殖器椭圆体积，发现丹麦婴儿的数值在出生时落后于其他婴儿。在三个月后，其间的差异更加明显，芬兰婴儿的睾丸大小平均是丹麦婴儿的三倍。研究员回头测试了各国婴儿贮存的血液及其母亲的母乳样本。丹麦女性怀孕时依旧吸烟喝酒，但这似乎不能解释婴儿生殖器的差异。因此荷尔蒙作祟的另一个嫌疑犯又出现了：某些工业化学物质。办公室在哥本哈根大学阿斯格力德对面的研究员凯塔琳娜·梅因告诉我："这里化学物质的量比较高。你的化学物质负荷量越高……睾丸变小的风险就越高。"

许多纪录都证实青春期可能会受接触化学物质的影响。比如铅和二恶英（燃烧的副产品），会使动物和人类的青春期延后。杀虫剂 DDT 已经和女生青春期提前相关，也有一些研究显示多氯联苯（简称 PCB，用作工业润滑剂）会延后或提早青春期。

但我们很难明确指出外来的罪魁祸首。比如二十世纪八十和九十年代，波多黎各出现性早熟流行现象，许多年幼女童（不到五岁）乳房就已经发育，政府不得不成立世界上唯一一个"早期性发育登记处"来记录其人数，最后的结果是，在 1984 到 1993 年之间，每一千名女孩就有八个性早熟，是美国的八倍半。为什么波多黎各成为幼儿乳房发育的中心？其原因似乎和地理而非遗传因素有关，因为在美国本土生活的波多黎各人发育正常，而在波多黎各的其他族裔却同样有性早熟的现象。

记者奥维尔·谢尔在1982年访问波多黎各小儿科医师，看了这些儿童的拍立得相片，他的纪录如下：[29]

在第一张照片上，一名四岁半的女孩躺在诊疗台上，她一身美丽的咖啡肤色，生着如雌鹿般的褐色眼睛，和几乎已经发育完成的乳房。她一脸天真地对着镜头微笑，似乎不明白她身体所经历的巨大变化。

"她的卵巢生了囊肿。"罗德里格斯医师说。

一名12岁的男生靠着白墙站着，一脸茫然地望着镜头。他的脖子上戴着银色的十字架项链，链坠挂在两团乳房之间。

"我们得安排他做手术。"罗德里格斯医师就事论事说，"这对他造成的情绪压力大得难以想象。"

据说这些孩子吃了学校营养午餐的鸡肉，而这些鸡受到大量DES的污染，这也是上一章提到的，亨特的母亲为了避免流产而服食的药物。当时农民让家禽家畜食用DES，以便长肉。罗德里格斯医师的病人不再吃肉和奶类之后，症状得到了改善。但是在延迟了相当长的时间之后所做的调查，却发现在八百多个后来采取的食品样本中，仅含有一般平均量的成长荷尔蒙。调查人员也考虑到当地常见的药物废弃物和农业杀虫剂的污染，但同样没有明显的证据。的确有一项研究发现胸部提早发育的女孩血液中含有异常多的邻苯二甲酸酯，[30] 但同样也有可能的是，这些样本遭到实验室塑料意外的交叉污染。

邻苯二甲酸酯是用在乳液和洗发精内，作为香味稳定剂的一类分子，也是常见的塑料添加物。欧盟担心它们对健康的影响，即将在商业产品之中限制使用其中的三种。加州最近已经针对贩售给三岁以下幼儿的产品，禁止在其中添加数种邻苯二甲酸酯。医界已知它们是内分泌干扰素，最近也把它们和男婴的生殖器异常以及男童的女性化现象联结在一起。[31] 它们有可能加速女童甚至未出生女婴未来乳房组织的成长。想要查明这一点，一个方法是比较女孩尿液中所含邻苯二甲酸酯的量，然后看谁最早长出乳房。（可惜光问女生她们用什么样的玩具和个人保养品是不够的，法令并未要求各公司在标签上列出成分。要测试接触的程度，唯一可靠的方法就是检验这些女孩的体液。）

乳腺癌和环境研究中心的研究人员为女孩验血验尿，测量其中51种化学物质，包括邻苯二甲酸酯、双酚A、有机氯杀虫剂、重金属、多氯联苯之类的工业溶剂，以及大豆等天然的植物性雌激素。几乎所有的女孩体内都有这些物质，有时其浓度比成人身上找到的高得多。其分布在地理上也有所不同：加州的女孩身上有最高量的阻燃剂，很可能是因为该州严格的易燃标准所致；纽约市的女孩有较多的可替宁，这是尼古丁在体内的主要代谢物，曾作为主动吸烟和二手烟的烟草暴露的生物标记，她们身上也有较多的 2，5- 二氯苯酚，这是用在樟脑丸和空气清香剂中的成分；[32] 辛辛那提的女孩有较多的全氟辛酸，这是用来制造特氟龙的一种化学成分。

美国疾病控制与预防中心每两年就会公布一次女孩身体的化学负荷量，作为国民健康和营养检查的一部分。辛辛那提的乳腺癌和环境研究中心人员在调查当地女孩体内的化学物质之时，发现 40% 的女孩体内的全氟辛酸量超过疾病控制与预防中心上次测量的 95% 的数值。[33] 研究人员目前还在研究为什么含量如此之高，以及全氟辛酸是否和胸部提早发育有关，尤其在较瘦的女孩身上。

在这项研究中，非裔美国女孩的邻苯二甲酸酯（香味稳定剂）和对羟基苯甲酸酯（个人保养品的防腐剂）含量较其他女孩高得多，是白种和亚洲女孩的四倍。这能否用来解释非裔美籍的女孩早在八岁就开始青春期的人数是白种女孩四倍的原因？或者为什么二十多岁的非裔美籍女性罹患乳腺癌的几率较同龄白种女性高近 50%（不过到了四十岁以上，白种妇女乳腺癌罹患率又高于非裔妇女）？研究人员想要弄清这一点。

就如我在自己的家庭实验中所发现的，处处都有邻苯二甲酸酯。由于它们可以结合香味分子，因此经常出现在我们的洗发精、肥皂和保湿乳液里。它们也是用来软化聚氯乙烯（简称 PVC）的重要成分，因此会从浴帘、塑料玩具和合成革中逸出。（我们生活中的合成革数量之多，远甚于你所知。我不得不丢弃我女儿的一个玩具皮夹，因为它有极强烈的化学味。我儿子有一条皮带是用合成革做的，而且运动鞋里也常含有合成革。现在我到大卖场购物，都会特别注意商品是否用塑料合成皮制作，而且尽量避开。）邻苯二甲酸酯也可能存在三明治袋和保鲜膜里，只是很难确定，因为制作厂商不会说。

台湾有报纸报道，邻苯二甲酸酯出现在烘焙食品之类的商品中，显然这能使商品即使在上架多日之后依旧香气诱人。[34]这让官方陷于荒唐的境地，因他们必须警告消费者不要买闻起来新鲜的食品。

在我们实验的排毒前（或者说是毒性期）阶段，我沉浸在一些非常美国化的习惯中，安娜贝尔也和我有一些同样的习惯。接连三天，我们吃了几顿罐头餐。根据罐头食品联盟的统计，每五顿美国餐点中，就有一顿包括罐头。煎豆泥是我们的最爱。我在午餐和晚餐各喝一罐姜汁汽水，我喜欢享受专业美足（涂珍珠藕色的指甲油），简直就像短暂地坐在一团化学物质之中。我们俩都用馥蕾诗花香的产品洗发润发，并且使用香皂。我还涂上大品牌的止汗剂，抹深层润肤的乳液，最后还涂上一层珊瑚色的口红。我觉得自己好像在参加选美一样。

任何上过《真人秀：名人康复所》（Celebrity Rehab）节目的人都可以作证，排毒可没那么好玩。我们很难避免从未接触到塑料的食物。咖啡豆？不能。葡萄？抱歉。我骑自行车（因为汽车内的装潢也会排出邻苯二甲酸酯和阻燃化学物质）上农夫市集去买菜，但就连自行车也有塑料把手，我还戴上 PC 树脂的防碎安全帽，上面全都是双酚 A。（是的，双酚 A 有许多好的用途。）我的近视太阳眼镜也是用同样的材料制作，这是另一种难以避免的产品，因为我在 1999 年就挥别了金属框的眼镜。到了市场，我仔细研究农夫的作物。有些农产品，比如番茄，是装在塑料盒中展示。不买番茄。好在让人垂涎的手工面包是装在纸袋里。我问了摊贩面粉来自何处，有没有接触过塑料。幸好这里是讲求自然的博尔德市，他没有把我当成怪人。他向我保证面粉直接由大布袋里舀出来，完全遵照传统的方法。于是我买了一堆。我还买了一些贵得不像话的纸袋装藜麦。我看到一些青菜，但也注意到摊贩用橡胶手套（PVC）拿取它们装进塑料袋（邻苯二甲酸酯）里。我问他可不可以让我自己拿蔬菜，放进我的布提袋里，他说当然可以。博尔德显然到处是对化学物质很敏感、害怕塑料的人。

我有很好的理由不去其他地方购物。双酚 A 是感热纸的涂料，而感热纸正是许多商店收据和飞机登机牌的材质。纸上的双酚 A 和 PC 水瓶的双酚 A 不同，它们不会和其他分子"结合"，因此一碰就有高量双酚 A 落下。虽然我们大概不会吃收据，但伦德说，这种物质很容易就会落在纸钞和我们的手上。

吃素的这三天，我避开包装在塑料里的肉类和乳酪。我知道我体内的化学物质含量可能会因此减少，因为这些动物也会由它们的饮食中摄取化学物质。位于食物链的越高端，就会吸收越高的污染物。大型海洋哺乳类动物恐怕是举世受污染最严重的生物。不论我避开多少化学物质，我都减了三斤的体重。

那么三天下来，我们身体的负荷量究竟有了什么变化？我们比较了我体内的量和其他寂静的春天协会／乳腺癌基金会五个家庭研究中其他成人体内的量，以及规模大得多的疾病控制与预防中心资料库，同时也比较了安娜贝尔的量和在乳腺癌和环境研究中心研究中数百名六至八岁女孩体内的量。

就双酚 A 方面，尿检发现我的排毒前含量是 5.1 纳克／毫升，这样的含量让我一跃而达到美国人含量最顶端的四分之一（附带一提，美国的含量是加拿大的两倍）。而我排毒后的量则为 0.80，下降了 85%！我们所摄取的大部分双酚 A 在人体内大约只停留半天，所以三天避开塑料、食用新鲜食物加上吃素的确收效显著。安娜贝尔的量由排毒前的 0.80 降为之后的 0.65，下降了 18%。她在排毒前阶段没有喝任何汽水，这或许是她的起点数值恰好跟我的终点数值相同的原因。不过有趣的是，在排毒期间，她的量降到比我的低，或许是因为我用 PC 树脂眼镜，要不就是因为其他比较奇特的接触。我们排毒阶段的双酚 A 值虽然较调查中大部分的家庭都低，但我们却无法彻底避开和双酚 A 的接触。"你不可能降为零，这个数字也和我们其他的资料一致。"密苏里大学专门研究双酚 A 的生物学家弗雷德·冯·萨尔（Fred Vom Saal）说，"我们必须进一步了解这个物质用在哪里。"

我在排毒前的高含量，在环保署的数值中还算相当安全，事实上，我的量比环保署划出的危险数值还低了四百倍，这该够让人安心的。但冯·萨尔警告我不可掉以轻心：他和其他学者都指出，环保署的数据是以少数几项已经有三十年历史的毒性研究为本，而不是根据双酚 A 对于动物内分泌系统的"低量"效应的较新研究为基础，安全数据已经过时，让人忧心。冯·萨尔告诉我，我最先 5.1 的量，"就（动物）新陈代谢异常而言，已经接近危险数值。能尽量降低这个数值最好。"他的实验室目前正在研究接触低量双酚 A 和尿道病变的关系。我想我恐怕得戒掉那些煎豆泥罐头了。

至于三氯生，我们也做了同样精彩的排毒行动。这个添加在砧板上的化学物质，作为杀菌剂，也加在肥皂和其他产品中。伦德所属的环境工作小组发现它存在于各种物品之中，从牙膏、体香剂到儿童的玩具和浴帘。[35] 虽然它是否利多于弊还不得而知，但这种"杀微生物剂"在营销上却十分成功，市面上 76% 的肥皂里都含有它。遗憾的是，科学家发现它会影响青蛙和老鼠的甲状腺荷尔蒙。

至于人类，三氯生可以经由人的嘴和小肠，甚至透过皮肤吸收。它累积在脂肪中，不像邻苯二甲酸酯或双酚 A 那么快就能代谢。美国儿童体内含三氯生的中间值是 9.8，成年妇女是 12.0。在乳腺癌和环境研究中心采样的女孩组中，中间值是 7.2。安娜贝尔的排毒前数值为 3.7，比平均值低很多，但我的却高达 141.0，这是因为我每天例行的卫生清洁都用超市买回来的牙膏、泡沫浴液、乳液、体香剂和肥皂之故。安娜贝尔和我一起排毒一周之后，她体内的三氯生量降了 48%，而我则减了

99%，到 1.3（我不再在腋下涂止汗剂，牙齿和皮肤也都只用"天然"产品）。在一周之内稍微调整一下我的习惯，我的三氯生量就由一般标准的十倍降为十分之一，不过为什么我的努力还是不能把它降到零？或许是因为如今在我们周遭的饮水和食物中，也都有三氯生的存在。

我们测试的另外一组重要的化学物质是邻苯二甲酸酯。其实邻苯二甲酸酯有很多形式，各有自己的分子量，在商业产品中也各有功能。一般来说，邻苯二甲酸酯是通过其代谢物来测量，也就是要检测分子在循环和退出人体内之后的模样（再一次通过尿检）。比如有一种用来软化塑料的 MBZP，可以在汽车装潢所释放的气体中测得。另一种 MBP 则是邻苯二甲酸二丁酯的分解代谢物，而根据美国疾病控制与预防中心的资料，邻苯二甲酸二丁酯用在工业溶剂、粘合剂、印刷墨水、药用包衣、杀虫剂，以及指甲油和化妆品的添加物中。一旦这些物质经由你的嘴或皮肤进入你的体内，其中一半会在 24 小时之内消失，至少在你下一次抹乳液或进食之前是如此。美国消费品安全委员会发布的一份备忘录就说，邻苯二甲酸二丁酯"如今在环境中无所不在，食物、水和空气中都可以发现"。[36] 医界认为 MBP 这种抗雄激素除了会造成其他问题之外，它跟老鼠及人类的生殖器异常、男性睾酮量减少，以及公老鼠异常的乳腺生长也息息相关。

美国成年女性每日 MBP 的中间值是 28.3 纳克／毫升。请勿震惊：我的排毒前数值是 375，也就是疾病控制与预防中心所有受测美国人最高值的三倍。但再度请勿震惊的一个事实是：一名八岁的墨裔美籍女孩经疾病控制与预防中心测量，含量高达令人咋舌的101000。露丝安·鲁德认为应该通知这女孩的父母亲，但这并不是疾病控制与预防中心目前的政策，尤其眼前并没有明白的临床治疗报告。鲁德说："我想要帮助她，因为我自己也是母亲，而这个量实在非常高。"

纵使在排毒之后，我的MBP数值降到63，依旧是美国中间值的两倍有余。这难倒了鲁德，她说："你的排毒前和排毒后的量，比我们研究过的任何人都高。"我是不是就在排毒前用了指甲油的洗甲？（是。）是不是在服药？（是，因为甲状腺素过低。）我是不是常在用打印机？（恐怕是。）可是安娜贝尔的数值同样也异常地高，甚至在排毒后还高过我，达80纳克／毫升，也是乳腺癌和环境研究中心同龄女孩检测数据中间值的两倍。这很奇怪，而且让人不安。我不知道为什么她的量会高得异常，是不是因为在学校餐厅接触到食物包装？还是因为她的脚趾甲油？会不会是因为她去踢足球时，我给她涂的防晒乳？也有可能是她的校车。因为在我骑自行车四处走时，她是坐在校车的塑料座椅上。

我体内的另一种邻苯二甲酸酯代谢物MEP含量也异常高，达654纳克／毫升，而全国的中间值则为127。安娜贝尔则低得多，为18.2，不过乳腺癌和环境研究中心在一名女孩身上测得2580。初步的资料显示，MEP可能和女孩乳房的大小略有关联（但那也可能因为女孩擦抹大量香水之故，而香水中有许多成分都和雌激素有关）。MEP量最高的女孩乳房发育略微提早。在排毒之后，我的MEP量只降低了66%。这种代谢物是来自于DEP，乳液、香水和肥皂都含有此物。

安娜贝尔和我也都含有高量的另外两种邻苯二甲酸酯代谢物：MCPP和MEHHP，前者来自于塑料手套、花园水管、电缆、粘合剂，还有食物包装塑封；后者则可在乙烯基的产品中找到，包括保鲜膜、玩具和消费产品。已经发现老鼠在喂食高量的MEHHP之后，会造成肝脏的毒性增加、睾丸重量减少，以及睾丸萎缩。[37]虽然我已经把我体内这两种化学物质的含量降了62%至95%，但安娜贝尔却只降了5%，而她的量也比95%的受测女孩都高。

至于添加在化妆品和食品中作为防腐剂的对羟基苯甲酸酯，光是我就由排毒前的高量剧减到排毒后的低量。女性在这方面的含量是男性的3–7倍，疾病控制与预防中心称它们为"温和的雌激素"，并表示它们对人类健康的影响尚未知晓。

这些测验告诉我们，要让高量的生物活性化学物质进入人体是多么容易，只要用几天坊间常见品牌的牙膏和止汗剂，我体内的三氯生和MBP量就大增。幸好我们知道怎么明智地购物，减少一些污染物质。但坏消息是，说起来容易做起来难。如果你不想用干扰内分泌的杀虫剂刷牙，不想用印刷墨水和工业溶剂润肤，该怎么做才好？但除非你家里有化学实验室，否则很不幸地，你无从得知，因为大部分的标签什么也不会告诉你。（在美国，食品、药物和化妆品不受联邦报告要求所规范。）

一个教训是，你越"干净"——至少按消费文化的标准来看，那么你受的污染就越严重。另一个教训是，这些只是众多会通过我们体内的生物活性化学物质的其中一些而已。鲁德说："邻苯二甲酸酯何其多，说不定在商品中还有会影响内分泌的其他成分，但未经检测，因此我们不知道。"

在这个实验进行到一半之时，我正好读到国家环境卫生科学研究院的一份出版物，谈到德州大学奥斯汀分校神经生物学教授乔治·比特纳（George Bittner）的一场演讲，题目是"没有雌激素活性化合物的塑料是否可能？"。我认为这个标题很惊人，因为它意味着我们生活中所有的塑料都会析出雌激素活性的化学物质，而事实上，按比特纳的说法，也的确如此，至少一般的厨房塑料是如此。我致电给他以求更进一步了解。比特纳和他的同事把保鲜膜、汽水瓶、置物容器等数百种产品切成小片，然后将它们浸泡在食盐水当中加以分解，再把萃取物喂给对雌激素敏感的乳腺癌细胞。在他们所测试的萃取物中，逾90%都会使癌细胞成长，包括许多不含双酚A者亦然。"结果非常骇人。"比特纳说，他已经成立了一家公司来检测塑料，"我们完全没有料到。制造塑料的成分中，有成百甚至上千种化学物质具有雌激素活性。"[38]

当然，每一个为人父母的想要回答的问题是，这些接触对我们的乳房和身体有什么意义？

光是有化学物质不请自来、停留在你的细胞里，并不表示它就一定会有害，这是化工业界喜欢提的论点：释入我们血流中的化学物质含量极微，面霜或自动提款机收据里微乎其微的添加物不太可能会改变我们的身体。化工业界宁可人们根本不要理会这些化学物质，这除了造成不必要的忧虑之外，还有其他什么好处？

数十年来，这些都是标准的说法，用来为市场上未受规范的化学物质辩护。但科学家有两个新工具可以挑战化工业界，第一，他们采用了让人眼花缭乱的新科技来测量以前从未在我们体内见过的少量化学物；第二，随着这样的进步，我们也有能力看到这些新奇的分子怎么破坏生物系统。

前新泽西州科学处长汤姆·伯克（Tom Burke）是美国头一批测量体液中是否含有工业化学物质的人之一，他为这样的做法辩护。他目前担任约翰·霍普金斯大学风险科学和公共政策研究所所长，认为越多人了解通过他们体内的物质，各产业就越可能调整它们的成分。"有时候最佳的管理就是透明一点。"他说。人们很快就会把测量体内的这些物质当做和测量血压一样平常。"如今我们明白血压不同代表什么意义，它们和什么疾病相关，"他说，"这也正是我们面对铅和汞以及其他物质该有的立场。"

但我们还没实现那个目标。我们所用的乳液和防晒霜究竟如何造成胸部提早发育？如我们所见，日常生活所用的产品中，有许多分子很像雌激素，其结构由碳原子联结。这些物质有可能绕过身体正常的荷尔蒙制造过程，直接依附在女孩乳房组织中的雌激素受器，在时机尚未成熟之前就将它们启动。或者它们可能成为肥胖因子，改变主司脂肪贮存的基因表现（比如让女孩变胖一点），目前还没有人知道这些分子怎么在成长中的女孩体内造成错乱。"可怕的是我们完全不明白这是什么样的机制。这是个大黑盒子。"骑自行车上班的丹麦内分泌学家阿斯格力德说。

为了解这些物质在人体内如何运作，乳腺癌和环境研究中心的研究人员观察它们在动物身上的影响，从组织到细胞到基因，包括单一物质的效果，也包括它们的复合效果。这项研究已经做了七年，在实验室中的表现既复杂也让人不安。一方面，它非常新。以往你抓到一只倒霉的实验老鼠，施打越来越强的化学物质，等它倒地呻吟，你就知道产生了毒性效果。科学家很快就更擅长探究明显的病征，比如体重骤降或者长出肿瘤。接着他们开始有办法研究 DNA，以及因毒素而造成的 DNA 变化。现在，研究员不只是检视 DNA 的突变，也探究我们环境中造成表观遗传变异的因素——为什么在"正常"的 DNA 中，基因可以开启跟关闭，使实验动物有不同的行为，以不同的方式繁殖，不同的方式养育子女，不同的方式新陈代谢，并且以更诡秘的方式生病。他们关注的是标准毒性研究永远无法看到的扰乱效果。

有些科学家主张，在我们的基因组之外，也应绘出我们的环境暴露体（exposome），也就是改变我们细胞行为的环境暴露。[39] 随着我们对 DNA 的表现所知越多，也就越来越明白：

人类生物系统对于外在暗示的依赖，如同对遗传代码本身的依赖一样多。

约瑟和厄玛·拉索（Jose and Irma Russo）两位博士正在费城福克斯蔡斯癌症中心（Fox Chase Cancer Center）的乳腺癌研究实验室，进行几个发人深省的实验。拉索夫妇在阿根廷的实验室相识，此后一生除了应邀开会演讲之外，很少踏出实验室的大门。我最先是在乳腺癌和环境研究中心的会议中认识这两位学者，研究中心为他们俩的工作提供了不少经费。厄玛说：“我们在医学院里合写一份摘要。我们对科学的热情发展为恋情，此后就一直谈论相同的科学主题。”两位学者都年逾六十，在约四十年前移民到美国，在名闻遐迩的密歇根癌症基金会担任病理学家。他们在那里一待十九年，主要是研究雌激素对细胞生长的效果。约瑟身材瘦小，打扮整齐，剪得短短的铜色头发，戴着几乎盖住他一半脸孔的眼镜。厄玛优雅而亲切。他们俩的组合正适合照顾一整间辛勤工作的国际科学家和博士后研究生。这也是家庭的志业，他们的女儿念大学时，暑假就在这里担任技术员，而在大家午餐会时，厄玛也会让员工都吃得很健康。

二月间一个下雪天，我前往他们毗邻的办公室拜访，其中，在墙上这些年来的实验室员工相片和文凭证书之间，医学之父希波克拉底的誓词高悬。一如那些贤伉俪，厄玛谈起约瑟突破性的研究，而约瑟却不时打断她，转而去说厄玛的成就。比如，厄玛首先提到，用老鼠来研究乳房如何发育，因为她发现老鼠有和人类十分相像的乳腺（虽然它们有六条）。由于乳房细胞在青春期急速分裂，因此拉索夫妇发现，如果这些细胞在青春期接触到致癌物，会非常脆弱。他们的实验室已经一再证实这一点。约瑟告诉我，"敏感性之窗"（window of susceptibility）正是厄玛发明的术语。"在青春期前后，要是发生任何事，都会有影响。"约瑟用他浓重的口音说道。厄玛补充说："要是有一名女孩在 12 岁照了 X 光，细胞就会受到破坏。"

我回想自己因轻度脊椎侧弯而照 X 光正是这个年纪，女孩在那脆弱的青春年华，除了其他的麻烦之外，连她们的细胞都很容易受伤害，想来实在不公平。

日本广岛和长崎遭投掷原子弹之后所发生的例子就清楚说明了这点。当时暴露在辐射尘中的女孩，以 10 岁以下者（在数十年后发生的）乳腺癌罹患率最高，10-20 岁的女孩后来罹患乳腺癌的比例亦高，而 20-40 岁的女性罹患率最低。[40] 对许多女性而言，这段年纪刚好是怀孕后乳房受到保护，又在停经期乳房变得脆弱之前。

为了进一步探究乳腺受到伤害的独特窗口，拉索夫妇对不同发育阶段的老鼠施打化学物质，从出生前到前青春期到更晚的时期。他们用来"攻击"老鼠的主要化学物质之一，就是亨特博士最爱研究的"卵子破坏者"，也是我们日常生活中最常见的物质：双酚 A。

　　在特别引人深思的实验中，他们为童年期的母鼠施打双酚A，比我们人类日常接触的量略高一些，其他老鼠则不予施打。接着拉索夫妇让所有的老鼠都成长到中年初期，再让他们接触一种已知的致癌物DMBA。青春期前曾施打双酚A的老鼠，长出更多的乳腺肿瘤，而且肿瘤成长的速度也比控制组老鼠快。为了了解原因，拉索夫妇切下这些肿瘤，分析它们的基因。施打双酚A的老鼠DNA表现有了变化，会支持癌细胞成长。

　　下面这段是癌细胞生物学的速成课。癌细胞要起作用，必须先要有几个细胞事件发生，而这些事件通常都不脱两个范围：促进细胞成长（包括基因转录、复制、分裂、入侵、吸血、收集食物，以及肿瘤的其他种种习惯），抑制细胞死亡（想想控制暴民的防暴警察，只是现在他们正在罢工）。我们体内的基因控制这些程序，而它们分别被称为"致癌基因"和"肿瘤抑制基因"。

　　要是不想患癌，我们就得悉心照料体内抑制肿瘤的警察，千万别让它们罢工、生病或捣蛋。不幸的是，拥有突变乳腺癌基因BRCA1和BRCA2的人就是发生了这样的情况。这两种都是抑制癌症的基因，是DNA的修理工，而数千年来有些家族这方面的基因就是有问题。BRCA2一个较近的变异可以追溯到十六世纪中冰岛的单一"始祖突变"。这是家族的遗传，天生有BRCA坏基因的妇女中，约有八成会罹患乳腺癌。没有患癌的可能是因为还有其他幸运的基因，让她们能够抵消坏基因的作用，或者是因为她们在发育期的窗口没有接触到太多致癌物。在有 BRCA 基因突变的妇女中，1940 年后出生的又比之前出生的更容易患癌，这可能和生殖形态改变、体型大小变化，以及二次大战之后广泛使用合成化学物质等种种因素相关。[41]

双酚 A 关闭了我们天赐的抑癌基因，同时又开启了坏的致癌基因。有些人对这些情况的抵抗性比其他人好。记住，乳房是人体唯一在出生后许久还要进行大部分发育的器官，因此造成一些问题。随变化而来的是不稳定，而乳房对我们体内外的暗示都会有极大的反应，它们太依赖这些暗示。在我们过去的进化史上，这个特性发挥了莫大的好处，但未能让它们做好面对现代世界的准备。

拉索夫妇发现，青春期前暴露在化学物质中的老鼠远比在子宫内接触化学物质的老鼠更容易患癌，这项发现支持了在接近青春期、乳房迅速发育时较易受害的说法，至少对双酚 A 是如此。他们的理论是，为了要形成乳房，"乳腺祖细胞"在此时积极分裂，而它们对荷尔蒙信号特别有反应。当它们的基因在这段忙乱的发育期发生异常时，日后就较难抵御疾病。

约瑟提出了不很实用的忠告："年轻女孩最好避免和这些化学物质接触。"

要是过早的青春期如作家桑德拉·斯坦格雷伯所描述的那样，是"生态失调"，[42] 那么为人母者该怎么做？有没有办法让安娜贝尔驻留在童年期更久一点？乳腺癌和环境研究中心科学家兼凯萨医疗机构研究部副主任拉里·库什（Larry Kushi）指出，童年的饮食是父母可以掌控的一个领域。最近在以青春期老鼠所做的实验中，高脂饮食会造成乳腺发炎，导致日后的癌症。[43]库什鼓励食用更多全谷类、更多蔬菜、更少肉类。身为长寿饮食创业家之子的库什也很推崇豆腐，在乳房发育方面，豆腐似乎有预防太早发育的效果。

我得承认，安娜贝尔对豆腐或全麦并不热衷。她是乳酪通心粉一代。最近我才听说通常看电视的儿童将会看到五千个广告，其中一半以上都是有关加工食品。由脂肪、油和甜食组成的"广告金字塔"，恰恰和传统上政府推荐的营养金字塔（如今已经改为营养餐盘）相反。44% 的电视广告都是宣传含糖食物，有关蔬菜水果的广告只有 2%。[44]这让电视机的俗称 boob-tube 有了全新的意义（boob 指咪咪，tube 是管子）。

但有些社会趋势却起而抗衡。博尔德这里的公立学校体系已经不再供应鸡块，并且用有机低脂奶取代巧克力奶。学校餐厅也采用本地栽植的有机农产品，全都受美国有机名厨艾丽斯·沃特斯的门徒、有"午餐革命夫人"之称的安·库珀（Ann Cooper）监督指导。她在科罗拉多创办了一个非营利组织，称作午餐课（Lunch Lessons），为了健康和注意力持续时间等原因 *，谋求改善学校午餐。"我们已经去除了满是色素的芝

---

* 安·库珀女士指出，如果孩子长期食用精制糖，会像长期食用可卡因一样坐立不安。按疾病防控中心（CDC）的统计数据，在 2000 年出生的新生儿人群中，每三个白种人、每两个非裔美国人和西班牙裔美国人中就会有一个孩子患上糖尿病。并且，糖尿病将多出现在这些孩子们高中毕业之前。——编注

士。"她宣布，让我满心佩服。

我希望库珀能对我的家庭烹饪有所启发，因此去学区总处拜访她。她身穿白色厨师服，请我走进堆满书籍的办公室。库珀知道性早熟或乳腺癌研究的消息吗？一点也没听说，不过她很高兴把它们列入为八千名公立学校学童改进营养午餐的理由之一。仿荷尔蒙的化学物质可能会扰乱女孩的身体，她一点也不惊讶，因为库珀本人就是 DES 女儿。她告诉我，她深受母亲怀孕时服用这种药物之害。

在库珀的指导下，学校餐厅的中央区域现在都设了新鲜的沙拉台。而在学校的厨房中，意大利面和玉米饼都采用全麦，米则采用糙米，一个月只吃一次汉堡。我真想紧紧抱住她以示感谢。不过让人惊讶的是，她说有些父母抱怨午餐没有巧克力奶。如果素食运动文化盛行的博尔德都不能改善孩子们的饮食，那么我真不知道有哪里能够做到。

我也改变了家里的一些做法。通过前面做过的身体负荷实验，我学到要尽量避免有香味的产品，我们家不用空气芳香剂，烘干衣服时不用芳香烘衣纸，不用薰衣草洗发精。当然我也不想让自己听起来是个大煞风景的人，那不像我的风格。我们偶尔还是会用塑料吸管，也一样有塑料玩具。我不会要求孩子们避开乐高积木。我依旧买塑料纸包装的芝士，毕竟我不能买一头母牛。

在一个理想的保护童年的世界中，我会丢掉电视机，避免带孩子去超市接受触手可及的零食诱惑。虽然那是一个努力方向，但并不泾渭分明。我已经减少了罐装饮料和食物，也像哥本哈根的阿斯格力德一样，不再使用含有对羟基苯甲酸酯或邻苯二甲酸酯的产品洗发或防晒。（在丹麦做明智的消费者比较容易，因为该国要求这些成分必须标示清楚。）如今我常用厚厚的玻璃容器和布袋来装孩子们的饭盒和点心，这有时让我觉得自己很了不起，但更多时候心知肚明只是白费力气。毕竟他们所吃的食物全都来自塑料的红萝卜袋、面包袋或饼干盒。就算我有耐心和毅力，能够戴上遮阳帽亲手栽种食物，本地的水源依旧会带来一堆避孕药成分和其他荷尔蒙活性化合物。

事实上，独力保护家人避开静悄悄的内分泌干扰素，这样的想法似乎是愚不可及，因为只要政府和化学公司不改变它们检测、制造和营销这些物质的方式，一切都是徒劳。

我们能从纸袋中吃到有益健康的藜麦，分量只有那么一丁点。

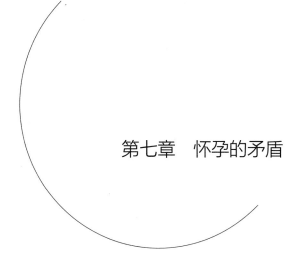

第七章　怀孕的矛盾

VII

起初很美好……它们突然开始成长……乳房啊美妙柔软如杏子一般的乳房，接着是迷人坚实的橘子，再接着，正当你濒临桃子、柳橙、葡萄柚、香瓜，以及天知道还有什么乡下节庆蓝带大奖的产品时，你的肚子开始大了起来，其他水果突然都不重要了，因为它们都及不上这个扎扎实实的大西瓜。[1]

——诺拉·埃夫龙，《心火》

通常女人怀孕时，最先有感觉的是她的胸部。乳房会疼痛，就像有人将它们接上扬声器一般。而且当然，它们会增大，重量和尺寸都变成两倍，乳头也扩大变黑。我为这怀孕的身体变化而欣喜，我爱这成长的新体型，甚至也爱孕妇装，只有老祖母内衣例外。我在怀孕期间并没有胖太多，因此花了一段时间才显出怀孕的模样。头一个不知道我怀孕的人问我是不是"有了"之时，我兴奋极了。"我看得出来。"她会意地说。

毫无疑问，我对自己的胸围变大也沾沾自喜。我的新乳房让我吃不消，好像是向别人借来的一样。这话部分正确，因为这对乳房和以往并不完全一样。它们不只是我原来的乳房受到荷尔蒙影响而已，这份乡下节庆大奖其实已经截然不同。虽然我从前曾经说过，但实在太酷了，值得再说一次：乳房是人体唯一到成年时期都尚未完全发育的器官，肚子里有胎儿在成长时，乳房会再成长。

就生物学而言，这很有趣；从医学上看，却是灵光一现。至少数十年来，研究人员已经知道怀孕所造成的变化可以保护乳房免受癌症侵袭。最近他们则在思索我们可不可能模仿、控制这种保护作用，并且获得专利。

长久以来，这样的追寻一直激励我们在上一章所介绍的拉索夫妇，以及南加州大学、纪念斯隆－凯特琳癌症中心的流行病学家马尔科姆·派克（Malcolm Pike）。他们和其他学者已经研究了荷尔蒙对肿瘤的防范效果，并思索模仿怀孕的方式，因为就如派克所说的："根本不可能让每一个少女在 15 岁就生宝宝。"或许我们能要求的顶多只是医药引发的假妊娠，也就是怀孕，但却没有宝宝。如果每一名年轻妇女都能经历模拟怀孕的内分泌，她就可能终生受保护，不会罹患乳腺癌。当然，有段时间她可能会有一些奇特的渴望（和乳房疼痛），但却值得。原来妊娠期的荷尔蒙是绝佳的防癌药物，至少，如果你在生育期之初就能得到这样的刺激，就能有这样的好处。

下面是我们所知的事实：20 岁之前生头胎的妇女，一生中罹患乳腺癌的风险是未生育或 30 岁之后才生育妇女的一半。[2]

这些统计数字在我的家族中，就像在其他的家族中一样体现。我的祖母和曾祖母辈很早就接受了晚生子女这种观念。我的外祖母卡罗琳毕生的志向是当法官。她在 1926 年自斯坦福大学法学院毕业，老是开玩笑说当时女生很少，因此很吃香，每天晚上都和不同的男生约会。和她同代大部分妇女不同的是，她自愿延后结婚生子的时间，而且也真的做到了。斯坦福毕业之后，她和她的继父在旧金山一起开设法律事务所。一直到近三十岁时，她才跟来自纽约州水牛城的年轻律师恋爱并结婚。她在 28 岁生了头一个小孩，后来又生了两名子女。

我的祖母弗洛伦斯则是芝加哥人，她在差不多注定要做老处女时才出嫁。她恋爱得晚，最后嫁给一名弗吉尼亚州的高个子男人，在 33 岁才生头胎。如今这个年纪生头胎是家常便饭，但在二十世纪三十年代，妇女生头胎的平均年龄是 23.7 岁。[3] 在 1960 年之前，近三分之一的美国女性在 20 岁之前就已经生儿育女，[4] 可是避孕药改变了一切。自 1970 年之后，女性在 35 岁以后才生第一个孩子的比例增加了八倍。[5]

我那位担任律师的外祖母卡罗琳在六十多岁时诊断出乳腺癌。虽然她康复了，但在八十多岁时乳腺癌复发，最后夺走了她的性命。祖母弗洛伦斯则没有那么幸运，她在 61 岁生日前因卵巢癌去世，卵巢癌在基因上常和乳腺癌相关。她的母亲则是在五十多岁因乳腺癌去世，而她生头胎的年龄是 29 岁。相较之下，我母亲在 1950 年她 18 岁时生下老大，也就是我哥哥，当时节育措施还未能在未婚女性之间广泛施行。她后来并未罹患乳腺癌或卵巢癌，但却在六十多岁时罹患白血病。最近我一直在想她的生育史是否对她有所帮助，她年纪轻轻就怀孕，虽然使她的工作生涯中断，但却可能延长了她的寿命。

　　我和许多同辈都在三十多岁才生头胎，这使我既不安，又对怀孕的力量感兴趣。如今已知头次妊娠的年龄是乳腺癌最主要的风险因子，在乳房的生命周期中，怀孕是旋乾转坤的机会卡，要是早早就抽到，你就是按大自然所预期的去做，因此能获得报偿。要是你怀得慢或根本不怀孕，那么大自然就比较不留情面，科学家现在正在揭露其原因。

　　那么，从乳房的角度来看，怀孕究竟有什么了不起？除了让你喜滋滋加大胸罩尺码之外，答案还不清楚。人体在怀孕时期，雌激素、黄体酮和人绒毛膜促性腺激素（简称 HCG）的量一飞冲天，后者就是验孕棒所测量的荷尔蒙，因为 HCG 只有在怀孕期间才会爆量。科学家对于怀孕期荷尔蒙的神奇成分或者成分组合究竟是什么各持己见，总之妊娠会改变乳房细胞或周遭蛋白质的组构方式，从而重建了乳房并为它加上防护。一个主流的理论是，在怀孕末期乳房完全成熟之时，原本一直平静的干细胞就"异化"成抗癌、高产的造乳设备。即使在断奶之后，保护仍在。但若干细胞一直等待它们上场的机会，那么它们要不就是变弱，要不就是更容易增生成癌症。至于从未怀过孕的妇女，她的干细胞终生都不会异化。

　　"女人真娇弱。"约瑟一边解释这些，一边用他浓重的口音喃喃说道。

　　"是的，我们是如此，"厄玛耸耸肩说，"这和性别歧视无关，是因为我们的荷尔蒙。"

除了研究青春期前后的"敏感性之窗"外，拉索夫妇也在探索妊娠期间的保护伞。由于两位都是病理学家，因此很擅长挑出我们组织和细胞结构的微小变化，他们似乎能看到其他人所看不见的事物。他们首先注意到老鼠身上发生的巨大变化，其中乳腺细胞的改变更加明显。就和人类一样，怀过孕的实验室老鼠较少罹患癌症。在一个实验中，拉索夫妇让未有过性行为的老鼠接触致癌的化学物，不过有些老鼠则被施打与怀孕时期等量的 HCG 荷尔蒙。一如拉索夫妇所猜想的，这些老鼠就是幸运儿，它们的癌细胞分裂较少，它们的乳腺细胞关闭了雌激素受体，而且它们也表现出更多抗癌基因。

我忍不住疑惑这种怀孕可以预防乳腺癌的证据，是否支持许多乳腺癌由环境造成的说法。如果乳房在怀孕时"受到防护"，那么一定是针对某个事物进行防护。实验室使用化学致癌物引发癌症，母鼠受到了保护，但处女老鼠则无。在人类身上，已知遗传因素只影响了所有乳腺癌病例中约 10%。一方面，你可以声称延后生育"造成"癌症，但难道这不是因为有什么东西确实在未受保护的组织中造成癌症吗？我对厄玛提出这个问题。

她提醒说，我们其实并不明白究竟是什么造成乳腺癌。不过她说："对许多现代妇女而言，大约 12–35 岁，即青春期到头一次怀孕之间，是个很大的窗口，可能接触到辐射、酒精、香烟、植物性雌激素、仿雌激素，以及所有累积在乳房中的可能致癌物。如果这名妇女在青春期或稍晚一点怀孕，或者得到正确的荷尔蒙，那么乳房就会成熟，并且受到更多防护。"

我造访拉索在费城的实验室时，和他们合作的哥伦比亚籍科学家约翰娜·巴内加斯（Johana Vanegas）让我看到在妊娠荷尔蒙分泌时，细胞内真正发生的情况。将老鼠的乳腺取出之后，放进一个像迷你切肉机的奇特装置，然后切片被染成暗粉红色，摊开在小块的玻片上。我通过奥林巴斯牌立体显微镜，看到从未曾怀孕过的老鼠身上取下的切片。这些"不成熟"的乳腺看起来就像用宽水彩笔所画的紫色花蕾。接下来我又看到喂了 HCG 的老鼠的乳腺，看起来截然不同，花蕾已经变成点彩画中的小小花瓣。像水彩画的不成熟腺体（至少是老鼠身上的）称为"末端乳芽"，代表易受癌症侵袭的细胞的未异化状态。水彩画的花蕾：不好。点彩画的花瓣：好。

拉索夫妇说，他们在显微镜下也可以看到人类乳房细胞出现同样的情况，不过对这个观察还有争议。他们把从未经历过怀孕的平滑腺体称为"第一型乳腺小叶"，而怀孕后期的点彩花蕾被称为"第四型乳腺小叶"。在怀孕的早期和中期阶段，你会看到中间的第二和第三型乳腺小叶。数字越大，细胞所受的保护越多。第一型乳腺小叶有较多的雌激素和黄体酮受体，而如我们所知，这些可能是通往癌症高速公路的入口交流道。约瑟指出，妇女怀孕以后，不同乳叶的基因组特征会有大幅的变化。不论是完全的妊娠，或只是加一点 HCG，都会启动好警察（抑癌）基因，阻止细胞生长，并且开启其他抗癌基因，而且应该是终生有效的。

为什么说终生？拉索夫妇说，因为在怀孕和哺乳期之后，点彩画花瓣消失，恢复为平滑的花瓣，但那些乳腺小叶却依旧保持为强壮的第二和第三型。如果如他们所揣测的，癌症源自第一型乳腺小叶，那就能解释怀孕所提供的保护：第一型乳腺小叶比较少，患癌症机会也比较小。

我一直有一种直觉，认为怀孕在许多深入之处改变了我。那些神秘的荷尔蒙赐我福祉，改变了我内在的核心化学，让我做好准备、迎接为人母的身份。虽然对有了小生命之后的生活是什么样子略感矛盾，但我一直都想要孩子。经过几年前的几次流产，后来无法受孕，现在我已经 34 岁，我很确定自己的快乐有部分是因为松了口气。但现在我也感谢荷尔蒙的力量，如今回想起来，它们几乎在我身体的每一个细胞都发挥了作用。

不过一想到使用化学方法模拟这样的经验，以求遥远的未来有健康上的益处，还是让我迟疑。然而对于某些女性，像是知道自己带有乳腺癌基因的妇女，短时间扮演怀孕的角色可能是值得的。

拉索夫妇已经开始在 18 名从未怀孕的高风险女性身上测试他们享有专利的 HCG 疗法。这些妇女会先服用 HCG 三个月，接着拉索夫妇会比较她们在治疗前后的基因，以了解她们是否由高风险的特征降为低风险。自然的 HCG 由发育中的胎儿所制造，因此拉索必须用合成方式取得他们的 HCG。HCG 有一些奇怪的特性，包括会刺激植物发芽。在公元前 1530 年，妇女就已经会用这种荷尔蒙来警觉自己是否有孕在身。当时，第十八王朝的埃及女人用尿来为种子浇灌，如果大小麦种子因此发芽，这名妇女就知道自己一定怀孕了。如今，有些减肥诊所开 HCG 给病人，因为相信用它配合限制热量的饮食，能减少腹部的脂肪。MTV 音乐频道的真人秀女星 JWoWW 甚至在网上贩售这种饮食，她滔滔不绝地说："HCG 饮食不但让你睡得更香，而且也觉得自己比以往更好！"

　　在拉索的实验中，服用 HCG 的女性觉得自己长出更茂密的头发，体重略减，同时有幸福和充满活力的感受。厄玛说："这些女性说她们容光焕发。"

　　而在美国南方的得州理工大学埃尔帕索校区医疗科学中心，病理学家雷克许玛纳史瓦米（Raj Lakshmanaswamy）则以雌激素而非 HCG 来造成假怀孕。[6]（各位一定会想：要是以青春期提早的观点来看，雌激素对乳房有害。但事实却更复杂。雌激素或许的确对正在发育的年轻乳房和已经有肿瘤的乳房有害，不过对雌激素的评价不能一概而论，第 12 章会再做进一步讨论。）雷克许玛纳史瓦米憧憬的是一种荷尔蒙疗法，女性在二十出头时只要使用三个月，它就能保护她们不致罹患乳腺癌。他说："我们谈的量相当于怀孕时量的低点，以这么短的时间，应该不会造成任何问题。我们还未做出结果，但我觉得可以做得到。"和拉索夫妇不同的是，他并未为这种想法申请专利，因为他说自己对基础科学较有兴趣。

在洛杉矶，派克的团队则观察已经施打高剂量妊娠荷尔蒙妇女的乳房组织。这些妇女是不孕症诊所的病人，她们服用了高单位的荷尔蒙，以便"过剩排卵"，产生大量卵子来做试管婴儿。"那会不会改变她们的乳房？"派克问道。"我们不知道，你只能老老实实地研究妇女才会明白。我们知道的是，捐卵者只服用荷尔蒙药物一周，就有相当于怀孕三个月的乳房刺激物。这是怎么发生的？你是否能用较小的剂量模拟它？她们非常非常迅速就获得巨大的生物效果。两三天内发生都有可能。我们得在一两年之后再检查她们，看看是否有同样的改变。"

开发伪妊娠药物主要的挑战是找出合适的剂量。[7]派克继续说："怀孕时，体内会有大量的类固醇，量高到如天文数字一般。在怀孕前，你的血液中或许有一百单位的雌激素，而在怀孕后，可能有上万单位，甚至更多。如果我让你口服这样高的剂量，你就会死亡。因此我们有许多人在调整它的量。要走的路还很长，现在只是化学预防的早期阶段。"

妊娠效应听起来好像灌篮：获得高量的荷尔蒙，就能终生受保护！只可惜这不像表面上这么简单，还有许多小细则要注意。比如：堕胎的例外。或许你以为，要是这些妊娠荷尔蒙这么了不起，那么堕过胎的妇女也应该受到保护，因为她们也得到过怀孕初期的高量荷尔蒙。可是证据显示并非如此。数年前，知名的研究者珍妮特·戴林（Janet Daling）发表了研究报告，显示在 18 岁前堕过胎的妇女罹患乳腺癌的可能性较大，而非较小。[8]其他实验也发现类似的结果。右派人士喜滋滋地掌握了这份资料，因为这让他们更有理由谴责堕胎了。反堕胎团体甚至采取法律行动，要求对任何想要堕胎的妇女说明堕胎可能造成乳腺癌。[9]小布什总统时代，美国联邦政府的国家癌症研究院网页宣布，堕胎可能会提高妇女乳腺癌的风险。

接着在 2003 年，国家癌症研究院召集了一个专门小组，厘清证据。小组的结论是，堕胎并不会提高妇女患癌的风险，而原本结论相反的研究可能受科学方法中最恶名昭彰的"回忆偏见"（recall bias）的影响，因此不足为信。这些研究通常的做法是：你访问一群比如五十多岁的妇女，其中有些是癌症病人，有些不是，患癌的病人较有可能将过去的行为全盘托出。用派克的话来说就是："如果你是天主教徒，堕胎就会害你得乳腺癌，如果你不是，它就不会。"其实未患癌的天主教徒可能根本就对自己的堕胎史秘而不宣。这就是研究流行病的吊诡之处！难怪这样的事情很难厘清。

不论如何，没有人能说堕胎或自然流产能保护你免患癌症，似乎乳房要完全分化，必须经历完整的孕期才行，再怎么说，这都等于对高剂量的短期伪妊娠打了个大问号。

约在二十世纪八十年代左右，有些医生开始注意到一种出人意表的模式：近年曾怀孕的年轻妇女开始罹患乳腺癌。有些妇女非但没有因妊娠而受到保护，反倒有相反的经历。这些妇女生育头胎的时间相对较晚，她们较容易罹患绝经前乳腺癌。

那么妊娠的保护效果会不会根本毫无根据，或者顶多只有在过去为真？

二十世纪九十年代中期，佩珀·谢丁（Pepper Schedin）也和其他研究员一样，研究"妊娠有防乳腺癌效果"这一著名说法。人人都知道乳房在怀孕期间会有莫大变化，但谢丁想到，或许和怀孕期之后（对采用母乳喂养的妇女来说，则是哺乳期之后）的莫大变化也有关系，也就是乳房倒退回"休息"状态之时的变化。这个过程称作"退化"，也就是原本用来做泌奶组织的细胞和结构的大量丧失。事实上，怀孕时庞大的乳腺有80%就这么不见了，而它能够这么快消失，正是乳房另一个独特而奇怪的特色。谢丁想，或许这就是母亲不会罹患乳腺癌的原因，说不定原本正在成形的肿瘤被这样的大扫除扫了出去。

她做了一些实验，发现虽然正常细胞在退化时的确被杀死，但乳腺癌细胞却反而增长了。"哦，老天爷，那真是意外。"她说。就在那时，一位刚生了双胞胎的朋友和谢丁联络，告诉她晴天霹雳般的消息：这名三十多岁的朋友刚被诊断出转移性乳腺癌。"我想：咦，这倒奇怪，这和我听说过的一切都正好相反。怀孕应该能够有保护作用，没人说过不是如此。因此我回头检阅了文件，果然发现：有一小堆和妊娠有关的乳腺癌，而没有人知道为什么这会发生。"

早在 1880 年，伊肯斯名画《格罗斯诊所》所描绘的人物——外科医师格罗斯就发现，妇女怀孕之后，乳腺癌的进展"非常迅速，而且过程也特别恶性"。[10]

　　朋友的那通电话改变了谢丁的人生，她现在参加了科罗拉多大学位于丹佛的安舒茨医学中心（Anschutz Medical Center）的年轻女性乳腺癌计划，她的办公室挂满了乳腺细胞的照片以及美国邮政局知名乳腺癌邮票的大幅海报，书桌的一隅则放着她哥哥在旧货店里帮她找来的 1915 年的显微镜。

　　这些年来她有一些有趣的发现，大部分和乳房分子在退化时的相互联系有关。请记住，乳腺并非位于空无一物的真空里，这块地方是忙碌的小天地，充满了脂肪、胶原蛋白和细胞外基质，是蛋白质、荷尔蒙与其他物质交织的暴风雨。谢丁发现，在退化时，这些细胞造成了某种发炎。我们对发炎并不陌生——手被纸割伤而发红肿胀，或者我们撞上桌子后身上出现瘀青，都是这种情况。免疫细胞冲到受伤处，协助修补它，对抗感染。类似的情况也发生在哺乳期之后撤退的乳腺中：巨噬免疫细胞涌入，协助清除旧的腺体，并且重新改装余下的组织。

　　问题在于，有时候我们的乳管里面有一些不太正常的奇怪小成长。通常这不是什么大事，但有时这些成长或者病变，不知道怎的脱离了乳管而进入血管，摄取养分和氧气，然后迅速生长，于是癌症就来了。这种越狱的情况似乎是在退化时受发炎环境的刺激而得以发生的。谢丁称这种想法为"退化假说"，这只是几种理论中的一种，但她喜欢这个说法。年纪较长的妇女较容易在乳管中出现这种癌前病变（或许是因为她们常年接触的环境），因此她们怀孕之后，更容易让癌细胞成为脱缰的野马。

因此，虽然年轻母亲的确可因妊娠而受保护，免患乳腺癌，但年纪较长的母亲却不能。其实三十岁之后生育的母亲患癌的几率甚至比从未生儿育女的女性还高一点。没错：如果你听说修女罹患乳腺癌，那么年纪较长的母亲情况会更严重，而且这些母亲所得的乳腺癌更具侵袭性。2011 年的一项研究发现，妇女生育的次数越多，罹患三阴性乳腺癌的风险越高。[11] 这是乳腺癌亚型的一种，大约占所有乳腺癌病例的一成至两成，这种肿瘤的雌激素受体或黄体酮受体呈阴性，意即它们更抗拒治疗，也更致命。（相较之下，绝经后乳腺癌的发病进展较慢，而且较常能以荷尔蒙疗法治疗。）从未生育过的妇女罹患这种乳腺癌的风险要低上 40%。

对我们这些老蚌生珠的人，这可真是坏消息。幸好怀孕相关乳腺癌（简称 PABC）依旧十分罕见。在美国，每年约有 3500 个这种病例。[12] 但在标准定义下，所谓怀孕相关乳腺癌只有在怀孕一年之内诊断出来才算，谢丁强烈反对这样的标准。她表示，怀孕相关因素在生产后多年依旧发挥效力，即使在怀孕后五年，甚至十年，风险依旧在提高。"这比统计数字所表现的还普遍得多。"她说。

健康强壮、留着及肩棕发、戴着眼镜的她陪我走过俯瞰丹佛东区的八楼实验室。我们经过一排定温在零下 80 摄氏度的冷冻箱，这个神奇的温度是用来保存组织样本里的生命代码 RNA 的。组织培养室闻起来有点像咳嗽糖浆，墙上挂着一张戴着粉红帽子、看起来傻乎乎的宝宝照片，帽子下方是一行字："在我长咪咪之前，找出疗方。"这里的科学家知道他们的工作是协助有血有肉的病人，因为他们与大学医院和提供癌细胞以供研究的年轻女性（通常不到四十岁）合作。作为回报，实验室努力找出治疗方法，希望在与癌症继续战斗四十年之前，能协助这些妇女。谢丁把这项任务称作"从实验室到临床"（Bench-to-Bedside）。

如果谢丁说得对，是发炎引发了问题，那么她想要知道如果服用异丁苯丙酸（ibuprofen，即布洛芬）或鱼油，或其他抗发炎的物质，以抑制发炎，会有什么结果。她已经设计了方法以便了解。谢丁想要在真实世界尝试的另一种做法是：让新为人母者做乳腺癌筛检，现在就筛检。她说，她们是另一个高风险人群，就像五十岁以上的妇女，或者有乳腺癌家族史的女性。

很不幸的是，她发现妊娠有保护作用的阵营主宰了这个领域。谢丁是出身芝加哥的大姐大型女孩，常在话语中夹杂咒骂。她说："并不是人人都同意我的想法，但我们必须要让科学呈现真相。怀孕相关乳腺癌破坏力太强，不能掉以轻心。"她很感激她的工作使她可以用全新的方式来思考乳房的角色，把它当成有高度反应性的器官，但它的讯号很容易遭到忽略。她说："我认为这种腺体可塑性很高，而且早就做好回应讯号的准备，因为它必须对怀孕有很快的反应。"

如果说乳房必须在怀孕期有反应，那是因为它得为自己挑大梁的日子做好准备，这是它存在的原因：哺乳。两亿年来它所有的进化，以及它积年累月的构建、发信号和布局，全是为了这个大事件。再没有比实际的宝宝出现，更能让乳房起反应，变得更聪明、更有智慧的事了。

第八章 晚餐吃什么?

VIII

首先我们为宝宝哺喂母乳，接着科学要我们不要这么做。现在它又告诉我们，我们最先的做法是对的。抑或我们那时这样做错，现在这样做却对了呢？[1]

——玛丽·麦卡锡，《八位好朋友》

我并没有费事去读怀孕生产书籍中有关哺乳的部分。我比较在意的是分娩的疼痛和血流如注的场面，把保龄球般大的婴儿头部推出所谓的"产道"，那惊心动魄的情景让我深陷想象当中，难以自拔。我觉得那一部分实在让人心神不宁，因此根本无心阅读书中所说生产的第四阶段：哺乳。我本来就是哺乳动物，那会有多困难？等过了分娩的鬼门关，再来看那些插图甜美的哺乳章节也不迟。

这可真是大错特错。

我所不知，也不可能知道的是，到头来，分娩才是简单的部分。我堪称个中翘楚，护士鱼贯来到我的房间观赏我的呼吸技巧。在子宫收缩之间，她们还在大谈房地产。甚至等分娩结束之后，我也没吃止痛药。"你可真坚强。"我的主治大夫摇头说。我儿子可真漂亮，虽然看来有点黄黄的。我满怀骄傲。

接下来才开始疼痛流血，这都是因为哺乳，这个充满慈爱荷尔蒙的动作原本应该易如反掌才对。头一次我儿子本的小嘴吸住我的乳房时，那滋味实在美妙而奇特，光是他知道该怎么做，就已经是个奇迹。他强健的小嘴像粒子加速器一样，创造出一个真空。他第二次含住我的乳头时，我的乳房疼痛起来。第三次更痛。我的乳头发炎，形成长条的裂缝，接着流血，惨不忍睹。我连衬衫都不能穿，胸罩就更不用说了。我婆婆来访，而我则光着上身在屋子里摇摇摆摆地走来走去，看起来好像刚遭农具打伤的疯婆子。

原来我大错特错。这件惨事给我的教训是，尽管哺乳是我们人性最基本的篇章，但不论妈妈还是宝宝，都不明白该怎么哺乳。（说句公道话，宝宝知道的可能还比妈妈多。研究显示，他们一出生就能英勇地"爬"向乳头，而乳头之所以色泽特别暗，也是因为要让视线还模糊的宝宝能够正中靶心。）[2] 就算我们这些人类母亲以往曾经凭本能"知道"如何哺喂母乳，如今也早像丧失制造维生素 C 的能力一样，失去了这样的能力。我们透过不断进化的社会环境，相互学习如何吃含有维生素 C 的食物，如何抚弄婴儿的下巴，让他的嘴在吃奶时张得更大。但现在，我们却丧失了随着亲族团体而来的社会交流，不得不付费聘请所谓"哺乳顾问"这样的专业人士来取而代之。

我的这位顾问名叫费琳，她亲自登门指导。她的态度友善亲切，但却不容我马虎。她让我喂奶时采用足球抱法、躺喂抱法，甚至还有上下颠倒抱（是宝宝上下颠倒，不是我）。她帮我让儿子的嘴张得更大，把我的乳晕塞进去更多，并且教我在该停止喂奶的时候，怎么用我的小指轻柔地中断这自然的吸吮。虽然要学的多得令人眼花缭乱，但我逐渐掌握了要领。这时有亲戚注意到我儿子肤色更黄了，医生说他是母乳性黄疸，也就是说，我乳汁中有某种不明成分暂时阻碍了他的肝脏分解胆红素。儿科医师说，要是不暂停哺喂母乳24小时，并且马上用人造光照他的皮肤，他的脑部就会受到伤害。

我们用奶瓶喂了他一天一夜的配方奶，同时我还用挤奶器从鼓得饱饱的乳房挤出乳汁。等我们母子再度重聚之时，本却望着我的乳头，仿佛不认识这个怪物似的。费琳说，这叫"乳头混淆"。我又拨了几次电话给她，请教她怎么扭转身体，怎么摆放宝宝的脸部，让小家伙再度认识我胸前的这对真货。好不容易熬到第十天，我们终于搞定了一切，我却突然觉得自己好像快要一命呜呼了。我的体温蹿升到40摄氏度，右乳变成了红彤彤的水泥，只好赶快去挂急诊。原来我患了乳腺炎，因为乳管阻塞或发炎引起全身感染。我得服用抗生素，而且得火速。这让我不得不疑惑人类怎么能走到今天这一步。远古的原始妇女万一有黄疸宝宝和乳腺炎却没有急诊处该怎么办？哺乳或许协助我们人类进化，但在进化之前，恐怕有不小比例的母亲都因曾被称为"乳热"（milk fever）的病而死亡。[3]

那一年接下来我又得了三次乳腺炎。我还真不知道是什么促使我坚持下来。或许是费琳，也或许是讲究全自然的固执现代女性主张。然而一旦不再疼痛之后，我发现自己还挺喜欢喂母乳的，甚至可以说爱上了它。本和我会安安逸逸地坐进我们亮黄色的沙发椅内，朝朝暮暮。我知道凌晨四点我们家这条街上有什么动静，这一切都是我以前想象不到的。有时我会翻翻杂志，或者赞叹我儿子如瓷器般光滑的皮肤。我爱催乳素涌现的感觉，这是一种以脉冲方式分泌的温和激素；我也爱催产素的分泌，曾有作家描写它会使人"昏昏欲睡、幸福陶醉，对疼痛的忍耐度提高，并且更爱宝宝"。[4] 我爱和儿子懒洋洋地亲密同处，还有他在要喝奶时开心地举着双臂气喘吁吁的模样。

我们是双人组。在头一次乳腺炎之后，我就放弃了挤奶。我的乳腺似乎太容易阻塞，而我儿子反正也不会再用奶瓶喝奶了。用冷冰冰的经济学术语来说，挤奶让妈妈和宝宝的供需脱了钩，而这也很容易造成母子之间的脱钩。如果你挤奶之后将其冷冻贮藏（而非丢弃），在奶水不足或者你要离开宝宝一段时间时便可用上，甚至也可让你的另一半在半夜用奶瓶代你哺喂母乳。但因为我们家不采用这样的安排，因此我和儿子得完全合拍，我的乳房必须处于完好的供应模式，这样的需求十分紧急而迫切。我的乳房烹调了什么出来，儿子就当场现吃。当宝宝发育得快，需要更频繁哺喂之时，我的乳房就神奇地以增加奶量来回应。因此我丈夫每天晚上都得以高枕无忧，他对这样的安排十分满意。

"哺喂母乳是爸爸最好的朋友。"他一边说，一边精神饱满地去上班。这是男人喜爱乳房的另一个理由，却也是新手妈妈想要掐死另一半的原因之一。

我的儿科医师穿着红色的匡威高筒球鞋，扎着花白的马尾。在孩子初生的头几个月，我向他抱怨宝宝每两三小时就醒过来吵着要吃奶，他看着宝宝说："你这小坏蛋。"接着他解释这很自然。太多父母以为孩子应该一觉睡到天明，或许这是配方奶大行其道的原因，因为配方奶需要花更久时间才能消化。

我早就打定主意要哺喂母乳，而我大部分的友人也都认为不这样做简直是匪夷所思，然而我们自己却很少是吃母乳长大的。我母亲喂了我整整四周母乳，我之所以知道，是因为我继承了她的日记，有一本上面标着："喂奶。"那是二十世纪六十年代后期，只有 20%-25% 的美国妇女想要哺喂母乳。[5]这个年代象征了婴儿奶粉公司技压母亲和儿科医师，营养分子的科学（和利润）胜过哺喂母乳的艺术。做事一向凭本能，不屑纸上作业的我母亲一定是受了穿着实验衣的科学家影响，她的日志写得有点像高中的科学纪录：3 月 20 日，下午 1 点 15 分。左乳：15 分钟。右乳：12 分钟。难怪她会放弃。

自二战后婴儿潮一代开始，哺喂母乳的比例持续下降，1946 至 1956 年间降为原先的一半，为人母者都转而接纳奶瓶。如今有些哺喂母乳的拥护者（母乳喂养倡导者或营养师）会把不采用母乳喂养的妈妈当成怪胎。但从历史上看，这样的看法却未必准确。虽然哺喂母乳很"自然"，但总有一些妇女为了生理或文化的因素，不能或不愿这么做。人类是唯一一种将母乳喂养作为可选项之一的哺乳动物（不过大象、狐狸以及有些灵长类动物也会互相哺育对方的幼儿）。考古学家已经发现一些历史达四千年之久的婴儿坟墓，宝宝埋在古老的哺乳器具旁，其中还有牛奶的残留物。[6]（难怪婴儿会死亡。在人类历史中，没有人哺乳往往意味着被判了死刑。）有时母亲在分娩时死亡，或者乳汁因乳房感染而干涸，或者她们因为生病而不能哺乳。梅毒可能因哺乳而由母亲传给子女，这也让不少中世纪之后的欧洲妈妈视哺乳为畏途。就连时尚的流行也成了哺乳的阻碍：十七世纪英国王政复辟时期流行的紧身褡往往使妇女的乳头被压得扁平甚至凹陷，而工业革命开始之后，许多劳工阶级的妇女更以工作取代了家庭和子女。[7]

职业男性于是趁虚而入，发挥他们愚蠢而具有高度政治意味的想法。普林尼和普鲁塔克反对雇用奶妈的做法，但柏拉图却很赞成，他主张"采取一切的预防措施，让任何一位母亲都认不得自己的孩子"。[8]幸好他只钻研哲学。许多古代的饱学之士和医师都曾提供如何找到最佳奶妈的建言：十一世纪的阿维森纳认为，做奶妈的人应该性情开朗、心理健康、脖子健壮、乳房大小适中。约在公元前1750年颁布的《汉谟拉比法典》则详订了奶妈行为不当时的刑罚："如果有人把儿子送到奶妈处哺乳，他却在奶妈照顾之下死亡，而这奶妈又在未获孩子双亲同意的情况下哺喂其他孩子，那么就该惩处这名奶妈；因为她未获孩子父母的同意而哺喂其他小孩，所以该切除她的乳房。"[9]

雇请奶妈未必是出于必要。有史以来，这样的做法在许多社会的上流阶级都是流行时尚，或许是因为这能够提升母亲的生育率。因哺乳而产生的主要荷尔蒙催乳素会压抑排卵，大自然对生育间隔自有其睿智的安排。即使到今天，在发展中国家，在兄姐出生后不到两年就出生的弟妹，其死亡率几乎是年龄间隔较大的孩子的两倍。[10]雇用奶妈非但让为人母者躲避了大自然的义务，也促成了重要的社会工程。富有的人年年生育，而贫穷的妇女——做奶妈的人，则常常只能喂孩子稀粥，导致他们死亡率提高，而同时，这些妇女的生育率也因她们的工作而受限。（不过这种避孕法倒很适合兼差做妓女的奶妈。）

长久以来，乳房的自然功能已经受文化影响而颠倒错乱，有些母亲避开了亲自哺喂母乳，而有些则形同乳牛。在狄更斯所描绘的育婴堂里，奶妈哺喂数十个婴儿，一天哺喂高达34次，有时则用已经变质的牛奶和面粉哺喂宝宝。结果可想而知：十八、十九世纪育婴堂婴儿的死亡率高达90%。即使在都市的中产阶级和劳工阶级，由于把宝宝送到乡下的奶妈家去寄养，孩子的死亡率也达五成。[11]英国小说家简·奥斯丁就是典型的例子。她出生才三个月，就循兄姐的前例，被父母送到奶妈家托养。奥斯丁的传记作家克莱尔·托马林写道："等他们懂事，可以被社会接纳时，才被送回原生家庭。"[12]这种安排虽然骇人，但对于为生活奔忙的父母而言，倒十分符合其需要：生儿育女，把他们打包送出去，等到他们可以帮忙做杂务时再带回来。有些人说这就是"寄养"一词的起源。[13]

以稀粥哺喂宝宝虽然后果严重，却很普遍，因为这比雇用奶妈便宜。古往今来，许多为人母者都有奶水不足的时候，因此她们以麦糊作为奶水的补充品，或是干脆完全以之来取代奶

水。（哺乳是设计巧妙精准的循环，而且有时很严苛，一旦你开
始用其他食物取代奶水，奶水就会逐渐涸竭。）许多理想的婴儿
食品配方代代相传，通常都包括一些奶、水、谷类和糖分，偶
尔还有葡萄酒或烈酒、鱼肝油，以及鸦片。在冷藏和杀菌尚未
发明之前，这些混合配方对免疫系统尚未成熟的婴儿来说，都
是莫大的风险。哺喂麦糊而存活的孩子，往往都有坏血病、软
骨症，并且缺乏铁质或其他矿物质。

　　因此到十九世纪末，逐渐跻占接生婆地盘的医界人士把注
意力转移到婴儿食品上，也就不足为奇了。有鉴于营养不良和
肠胃疾病所造成的婴儿高死亡率（并且为了保住自己的饭碗），
医界领袖强烈建议由医师取代"老太婆"和"未受教育的保姆"
来监督婴儿的饮食。其实二十世纪初儿科领域的成长正是基于
婴儿营养学。1893 年，医界讲师约翰·基廷（John Keating）
称婴儿食品是这一行的"衣食父母"，医师各显神通，提出自
己的配方取代母乳，并以不断成长的市场作为实验。[14] 为人母
者必须定时去医师处报到，以便取得凭处方才能调配的婴儿食
品。奶粉公司和医师因此携手合作，互谋利益。

　　此时的两大发展使妈妈和哺乳渐行渐远，其中一个是制造
业兴起，让配方奶粉公司可以生产大量较稳定的产品。当时，
乳牛畜牧业兴盛的瑞士韦威有位年轻的药师兼商人雀巢（Henri
Nestlé）。1867 年，他调制出自己的雀巢奶粉，并称自己的这种
牛奶食品是"精醇的瑞士牛奶和面包，按照我所发明的新方法
烹煮，以科学上正确无误的方式混合，做出别无所需的食物"。

[15] 到十九世纪七十年代，这种食品已经风行全球。（一百四十多年后的今天，婴儿配方奶粉已经使雀巢公司成为举世最大的食品公司。）

另一件大事是细菌理论的兴起，改变了现代医学以及相关的一切。[16] 简言之，大家终于了解细菌会造成疾病。在这之前，人们总以为生病是因为潮气，或者是因为噩运降临、行为失检和上帝的旨意。1876 年，德国医师罗伯特·科赫（Robert Koch）证明炭疽杆菌造成了牲畜的炭疽病，也发现了造成结核病的细菌。接下来二十年，微生物学者分离出造成肺炎、白喉、伤寒、霍乱、链球菌和葡萄球菌感染、破伤风、脑膜炎以及淋病的细菌。疾病由细菌引起的说法，取代了环境致病说，这代表着医学的进步，但最后却造成了虚假的与大自然的分离感。

细菌学的新发现带来了许多疫苗和抗生素、进步神速的卫生和检疫措施，以及加热杀菌之类的食品安全做法，拯救了无数的生命。或许你会以为，对致命的细菌有所了解，应该能促使哺喂母乳之说盛行，使人们反对商用的婴儿加工食品。没想到恰好相反。医学和科学势不可挡，为人母者愈发乐意放下传统的知识和育婴的控制权，接生婆和老祖母只得退位。1920 年，只有 20% 的美国人在医院生产；到 1950 年，这个比例已经逾 80%。按科学方式实行的为母之道方兴未艾。

这样的科学不是很看好哺喂母乳。二十世纪中期的产妇常在生产过程中全身麻醉，因此需要动用产钳把宝宝夹出来。产下的新生宝宝往往先喂牛奶，等待母奶分泌（大约需要三天，但在这之前，母亲会分泌能加强免疫力的初乳）。母亲跟婴儿在出生后往往分隔两室，只有在时间短促、经过密切规范并且高度消毒的哺乳活动中才能重聚。我们千百年来使用的哺乳模式被改得怪模怪样：做妈妈的戴上面罩，用肥皂洗净乳头，哺喂宝宝，然后隔着树脂玻璃看宝宝由护士揉背吐气。为了让做母亲的能休息，护士在夜里接手，用厂商提供的免费奶粉喂食婴儿，白天也只容许母亲哺乳几次，难怪母亲奶水不足。宝宝饿了，就用牛奶取代。医生和护士在哺乳方面未受过训练，却是调制奶粉的高手。用这样的方法照看婴儿一周之后，妈妈就带着雀巢奶粉的免费试用品回家了。[17]

　　1956 年，发生了一场小规模的反击。这是两位天主教妇女在伊利诺伊州一次教会野餐上发起的。玛丽安·汤普森说："用牛奶哺育的妈妈获得种种协助，而哺喂母乳的妈妈所得到的唯一建言，就是改用牛奶喂宝宝，这样实在不公平。"[18] 她和玛丽·怀特登高一呼，组成小团体支持其他喂母乳的母亲，自称"母乳会"（La Leche League）。一位创始会员接受《纽约时报》采访时指出："除非谈的是珍·哈露，否则乳房这个词就不会出现在报章杂志上。"[19]

　　后续的故事或许你已有所知。这些位于郊区的母乳会女士和嬉皮及"回归土地"运动人士串联，一起改革了医院的做法，使下滑的母乳哺育率逆转。接着她们又英勇地抵制雀巢公司，抗议该公司在发展中国家的资本主义霸权，许多婴儿都因食用受污染的饮水所产制的奶粉而濒死。母乳会一方面深具启发性，一方面却又自行其是，有一阵子，该会主张为人母者该留在家里而不该出外工作，这项禁令和二十世纪七十年代萌芽的女性主义运动格格不入，双方都抱着毫不妥协的态度，造成的紧张至今依然。不过该组织还是成功传达了核心的信息，那就是哺喂母乳能使婴儿更聪明、更健康（那些耳朵感染真让人受不了！）、比较不肥胖、更受疼爱，在各方面都高人一等。

不论是国内的还是国际性的母乳会成员，都已经留下了足迹：世界卫生组织如今推荐为人母者应以母乳哺育子女两年；美国儿科学会也建议哺喂一年。许多医院虽然依旧分发免费的奶粉（我生产的医院就有），但也允许"母婴同室"，让妈妈宝宝得以时时同处；宝宝降生之后片刻，往往就被送到母亲胸前。

即使如此，学习哺喂母乳的美国母亲却独独有各种各样的问题。一般分娩之后约三天母乳才会涌出，只要比这个时间长久，医生就会把宝宝推走，开始用奶粉。因此最初这几天是长期哺乳成功的关键。在加纳，只有4%的妇女泌乳延迟；但在加州首府萨克拉门托，最近的研究却发现44%的妈妈有这种情况，没有人知道是为什么，也许是因为美国产妇比较肥胖，或者年纪比较大，或者采用脊椎麻醉，或者我们剖腹产较多，或者因为较常接触环境中的化学物质，也或许是因为胸罩太紧，压平了我们的乳头之故。[20]

究竟真相如何，尚待以后揭晓；目前这还在研究之中。

虽然母乳会尽了全力鼓吹，还用上了"母乳最好"的口号，但不论在美国还是其他地方，哺喂母乳的比率还是折了一半。在美国，婴儿初生时有约 70% 的母亲哺喂母乳，但只有33% 的人喂母乳超过六个月，完成医师推荐的一年期的更只有13%。产假制度慷慨大方的澳洲和瑞典有 90% 的妈妈哺喂母乳，加拿大则有 87%。巴西在公共卫生这方面是个成功的例子：哺喂母乳的平均时间从二十世纪七十年代的 2.5 个月延长到当今的 11 个月。逾 95% 的巴西妇女都尝试喂母乳，而针对办不到的妈妈，国家也有 200 个人奶银行，有逾十万名捐赠者，由消防队员收集并贮存她们的乳汁。

　　这一切喧闹——做母亲的罪恶感、身心的反省、为人母者相互的谩骂、跟医疗机构的对抗——是否值得？天然的母乳是否真的比奶粉好这么多，使我们非得让别人因为喂母乳失败和选择配方奶而深感懊悔？对这个问题，诚实的答案是，是也不是。这话并非不负责任，母乳的确对婴儿有许多好处，但对发达国家中的健康宝宝，这样的好处相对而言并不多，说不定它的好处比我们所了解得多，但问题是我们无法真正知道答案是什么。就某个程度而言，主张不喂母乳就会陷入"生物文化危机"的人，或许是危言耸听。[21]

　　美国记者汉纳·罗辛（Hanna Rosin）2009 年在《大西洋月刊》上写过一篇掷地有声的文章，挑战"哺喂母乳才是最好"的说法："假设喂母乳的妈妈心情不佳，或者压力过大，或者像许多做母亲的人一样，因为哺乳而感到被疏离，如果她的婚姻出了问题，喂母乳又使情况恶化，那么这对孩子未来的影响必然会比一点智商分数更大……因此整体而言，是的，母乳可能是最好的，但还没有好到要让配方奶像吸烟一样，成为'公共卫生威胁'的地步。"[22]

对《大西洋月刊》的读者而言，这话说得铿锵有力，只要我们的孩子最后能出人头地，谁会在乎那一点额外的智商分数，或是少去看几次医生？就整体来看，这是合理的立场，而且在一片母乳狂热中，也不啻一帖清凉剂。我相信母亲拜读之后，一定会欢天喜地上市场——以她们的背景说不定是跑去讲究天然有机的全食超市（Whole Foods），购买"爱思贝婴儿配方豆奶"。毕竟我们这一代人大部分都不是吃母乳长大的，但看看我们：健康、长寿、四肢修长，而且用起 iPhone 可灵活得很。

但再一次，要是你展望罗辛读者群之外的人口，可以看到我们许多人都过度肥胖，而且罹患糖尿病。是否有心脏病的可能？打勾。而也因为这一切，我们当中有些人寿命会比上一代短。过敏和气喘？很常见。（插句有关智商的话：配方奶和母乳含铅量导致智商降低的平均分数一样——四分，这个数字在二十世纪七十年代造成公共卫生方面的轩然大波，使美国联邦政府颁布法令禁止汽油和油漆含铅，如今儿童的智商分数已经回升。[23]）但我们能不能把新陈代谢和慢性疾病归咎于配方奶？有些人正在努力这么做，而且非常努力。到目前为止，资料虽有趣，但还不成气候。

比如，许多研究都比较了配方奶和母乳对婴儿与儿童肥胖的影响，但我们不得不说，结果包罗万象。两项这方面主要的资料综述认为，在大部分的研究中，哺喂母乳的儿童肥胖的风险较低——约 10%–25%。[24] 不过即使大部分研究都严格控制包括母亲的受教育程度、吸烟与否等在内的各种因素，依旧有其他因素可能会造成影响，因此很难确定哺喂母乳究竟有多少好处。只是食用配方奶的婴儿摄取的蛋白质量比其他婴儿高70%，这可能引发更大量的生长因子和胰岛素分泌，因而造成更多的脂肪累积。

由于我们很难从儿童健康且受到良好照顾的国家，看出哺喂母乳会造成多大的不同，因此我想到其他地方收集资料。当你探出头来，把眼光放到贫困地区，或者早产儿和病童的世界，资料就截然不同了。

我必须为乳房查明这一切，因此我前往秘鲁。

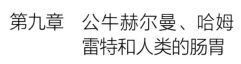

第九章　公牛赫尔曼、哈姆
雷特和人类的肠胃

IX

啊，你们生有美丽面孔的，愿以你们乳汁哺育的孩子，
能够长命百岁，就像因蜜液琼浆而不朽的众神一样。[1]

——《妙闻集》，公元前四至二世纪

十月，为期一周的第十五届国际母乳与哺乳研究协会的会
议在清凉的南半球春日，于秘鲁首府利马举行。该会的联席主
席彼得·哈特曼（Peter Hartman）教授热忱地欢迎我。"我们以
前从没有接待过记者！说不定你能让大家知道我们的工作！"

哈特曼是澳洲学者，年纪在七十岁上下，他可说是举世首
屈一指的哺乳权威，但即便如此，他的举手投足仍显现出了
专业圈便罕为人所识的模样。他有点驼背，安安静静，神情有
点忧郁。在利马的这一周，他提着公事包，戴着贝雷帽，穿着
皮夹克，在三餐和会议间匆匆来去。他儿子本也来参加会议，
不过倒不像他那样低调，也不那么讲究衣着。34岁的本负责一
家母乳银行，在珀斯（Perth）城边的爱德华国王纪念医院早产
儿病房收集并贮存大家捐赠的母乳（父子的工作事业都以乳房
为研究范围，搭配得天衣无缝，有什么好处？本的宝宝阿洛，
就因哈特曼父子的传承而受惠。本说："我可怜的太太成了研
究团队主要的测试对象，因此我们当然比大多数人拥有更多的

信息。"）

　　我和老哈特曼趁着会议休息，在仿文艺复兴风格的旅馆会议室中坐下来谈。他告诉我他起先打算研究乳品科学，也在牛只泌乳领域拿到了博士学位，但英国改变了出口政策，使澳洲的乳品市场"一夕之间消失"。他受珀斯的西澳大利亚大学之聘，担任生化讲师。1971 年，他的第一个孩子出世，让他对人类的泌乳产生兴趣。他开始研究妇女生产后黄体酮下降的现象，也透过澳洲版的母乳会，接触到许多热心的母乳义工。不过人类哺乳的课题在学术界吃不太开。"我申请奖助金时，没有人有兴趣，这真是不好的专业选择。"他淘气地笑着说，接着补上一句："我证明他们错了。"

　　不过他说："这么少人对这个了不起的器官有兴趣，实在让人惊讶。乳房是人体唯一没有医学专科的器官，它占了妇女 30% 的能量排出量，却没有任何专科！骇人听闻！"他所谓的能量排出是指当妇女在泌乳之时，哺喂宝宝的新陈代谢能量占她全身总排出的 30%——或者相当于走 12 公里的能量，而且是每天。由另一个方面来看，在出生的头一年，男婴需要约 10 亿焦耳的能量，相当于 1000 辆轻型货车每小时行驶 160 公里的动能。[2] 生态学者及作家斯坦格雷伯曾说，"哺喂母乳其实就是一种母体依存：吃自己的母亲。"[3] 难怪这么多妇女对它又爱又恨。

　　"从分子的观点来看，这个器官研究起来十分奇妙。"哈特曼说，他不时抚摸修剪整齐的白胡子。"我们很容易就能取得它的分子。问题是人们常由美学的观点来看乳房。只要翻翻本地的报纸，就可以看见到处都是乳房在晃荡。"（哈特曼必然是这星球上少数把这点当作不幸的西方男人。）"问题在于，由美的观点所见的乳房，一定会妨碍由哺乳观点所见的乳房。网球俱乐部的球友总开玩笑说，他们希望做我的工作，但其实很少有人做我的工作。在其他的生物学会议上，你总能见到成千上万的科学家，但我们这一行的却不到一百人。"

关于乳房常遭忽视这一点，他说得很对，至少在非癌症的科学研究方面确是如此。比如，针对寄居在我们身上从口腔、皮肤、耳朵、生殖器等部位的主要腺体、体液和身体上的洞孔内的各种微生物做基因解码的人类微生物基因组学计划，就没有纳入母乳研究。这可是救苦救难的生命之源，历史比哺乳类本身还要久远的灵丹妙药啊。哎呀真糟。

至少有一个机构对哈特曼的研究兴趣十分浓厚，那就是美德乐（Medela）公司，瑞士一家吸乳器厂商。该公司派了一些代表到利马来，他们在会中展示了一张海报，说明他们最新的产品。那是一种新的人造乳头——完全遵照哈特曼实验室研究出来的流力和吸力所制造。我对吸力略有所知，光是谈到这个词，就让我心生畏惧。这种新乳头是要配合装满了母乳的美德乐奶瓶使用。

哈特曼在珀斯的实验室因为颠覆了过去对吸吮（主要是指吸奶）的认识的而颇受好评。以往专家总以为婴儿用舌头挤压乳头，用这种蠕动的动作有规律地导致乳汁释出，有点像拧干毛巾，但哈特曼和同僚用高科技超音波影片证明宝宝用嘴唇构成强大的吸力，唯有当宝宝放开乳头的时候，乳汁才会流下喉咙（而且人类的婴儿十分特别，可以同时吸吮和呼吸，和成人不同）。

几年前的一天，哈特曼搭机飞过澳洲上空。他望着矿场附近巨大的矿堆，这是大堆的盐和矿物质，平滑而略成圆形，看起来很像……他最喜爱的器官。从高空中向下眺望，这些矿藏简直就像一箭之遥的乳房，让他灵光一现，想到或许可以用测量大片土地的立体测量技巧，来测量人类的乳房。不过他有兴趣的不只是测量乳房的体积，他要测量乳汁的合成量。

他说："人类并不像奶牛一样全力分泌乳汁，她们会配合宝宝的食欲，调节乳汁的多寡，因此我们得了解这些不同。你该怎么测量妇女的乳汁产量？我想或许能在测量乳房的体积时，测量乳汁的合成量。"因此他去请教了一位专精于"莫尔拓扑法"（Moiré topography）这种测量技术的专家，两人一起想出该如何制订吨之外的单位标准。他们把这样的单位称为 CBM，即电脑乳房测量（Computerized breast measurement），必须要以某个角度对乳房投射光纹方能进行测量。"光纹的扭曲可以让你算出乳房的体积！"哈特曼说，"我们可以在 24 小时中，在哺喂母乳前后测量，其差异就是两次哺乳之间的短时间内乳汁合成的量！"

早先，大家总是用量宝宝吃奶前后的体重来测量乳汁的产量，[4] 但这并不能让我们知道双乳各自的产量，或者一只乳房每小时或每天可以分泌多少乳汁。这些资料对医院、医师以及美德乐公司当然很有用，而赞助这项研究的也正是美德乐公司。哈特曼和同事在这个研究的报告中表示，他们发现新妈妈在 24 小时内平均每只乳房会分泌约 454 克的乳汁，每只乳房可以贮存约一半的量，而它们的行动都由婴儿的需求所决定（研究中有一个宝宝的食量是平均值的两倍）。[5] 想想看，即使在哺乳 15 个月之后，尽管乳房已经恢复到怀孕前的大小，但每一只乳房依旧可以分泌 208 克乳汁。也就是说，乳房发挥了更高的效率，而根据哈特曼实验室的研究，这很可能是由"重新分配乳房内的组织"所致。乳房真该获得"能源之星"奖章。

不论如何，拜哈特曼所赐，这个乳品装置不再是神秘的谜了。

然而，乳房的产品却依旧奥秘难解。我想要对乳房有更进一步的了解。如果乳汁这么特别，那么究竟是为什么？哈特曼的研究大半是属于流体物理学的范畴，但来到利马的许多与会者却是一点一滴解构母乳成分的分子生物学家、生物化学家或遗传学家。他们已经研究了逾三十年，到现在总该有了结果。直到最近，大家都认为母乳中含有两百多种成分，可以大略分为脂肪、糖分、蛋白质和酶等主要的成分，但是新科技的发明使研究者得以深入研究其中的每一种成分，并且有了新的发现。

科学家一向认为母乳就像尿液一样无菌，但其实乳汁更像酸奶，含有大量不知道有什么作用的活菌。这些微生物自有其生成的理由，而且也对我们有益。一个主要的理论是说，它们的作用就像疫苗，为婴儿的胃肠做预防注射，让它能辨识坏的菌种，必要时也能起而对抗。在会上，一位原为乳品科学家后来转投人类哺乳界的马克·麦圭尔，报告了他如何从 47 份乳汁样本中提取 DNA，辨识出 800 种（是的，800 种）活在其中的细菌，包括少量的葡萄球菌、链球菌和肺炎菌，这些细菌全都活在我们体内。光是一份乳汁样本就有 100 至 600 种细菌，而其中大半都是科学界未知的菌种。

至于母乳中的糖分，有一种称作寡糖的糖类，是长链复合糖，迄今科学家已经发现了 140 种这种糖类，而据估计，这类复合糖应有 200 种左右。人体内到处都是寡糖，它们浮在我们的细胞上，依附着蛋白质和脂类。母体的乳腺会产生一批独一无二、并不作依附的"自由"寡糖，并把它们存在乳汁内。在自然界的其他地方都找不到这些寡糖，而且每个母体的乳腺所产生的寡糖也各不相同，因为它们会依血型而有变化。虽然寡糖属于糖类，但奇怪的是，它们并不会被婴儿消化吸收。然而它们依旧是乳汁中的主要成分，与蛋白质在乳汁中的百分比相当，比脂肪含量还要高。那么，寡糖到底是做什么用的呢？

寡糖虽然不会被我们直接消化，却能供养住在我们体内的诸多有益细菌，这些细菌协助我们增强免疫力。寡糖除了补充有益菌种之外，也把有害菌种隔离在外。[6]它们发挥"反黏着剂"的功能，把坏菌踢出内脏器官的表面，有些甚至还把自己铐在坏菌"罪犯"身上，就像微小的囚车一样把它们送出人体。
加州大学圣地亚哥分校的生物免疫学家拉尔斯·博德（Lars
Bode）说："人们低估了人乳的益处。运用新科技和更少量的母
乳，我们正在继续探索母乳中的功能性成分。"

博德告诉我，如今已经证明，如果早产儿喝母乳，状况将
比喝牛奶好得多。虽然医学界已经有能力让年纪越来越小的早
产儿存活，但这些婴儿却更可能病得很重，约有 10% 的早产儿
会得到坏死性小肠结肠炎这种可怕的疾病，其中约有四分之一
会因此死亡。[7] 这是一种肠道感染，让下肠道枯萎坏死。若罹
患此病，婴儿坏死的肠道必须被切除，这使他们产生短肠综合
征，由于他们不能适当消化食物，因此只能终身挂着点滴。喂
食母乳的宝宝发生坏死性小肠结肠炎的几率比喂食配方奶的低
77%，这也正是新生儿病房努力要让母亲为新生儿喂食管供奶
的原因。做母亲的也可以用人乳银行中捐赠的人乳来取代自己
的母乳，或者用一家叫作普罗莱克塔生物科学公司（Prolacta
Bioscience）用浓缩人乳所制作的新型"营养强化剂"，每个婴
儿要花 12000 美元。

自然，传统的配方奶公司也不遗余力地合成这些独特的
母乳糖类，并把它们添加到牛奶产品中。目前，他们已经能造
出数种比较简单的糖类，但是成效不彰，因为据博德说，这些
强化的新配方并不能降低坏死性小肠结肠炎的几率，这是因为
"生物活性"的分子大半是较大、较复杂的寡糖，在实验室中调
制困难重重。他说："想要制造出这些特殊寡糖中的一种吗？如

果你想用它来强化人乳，那么整组产品恐怕要花 50 万美元。"

博德说，他的实验室也证明，一种较简单的低聚半乳糖（GOS）能够对抗阿米巴原虫。这是一种寄生虫，每年有十万人受害。低聚半乳糖可能对成人和婴儿都有效。

肠道不只对婴儿很重要，对成人的健康也很重要。加州大学戴维斯分校的食物化学家布鲁斯·杰曼（Bruce German）十分详尽地向我说明了这点。他接下人类微生物基因组学计划的接力棒，在该校的食物健康研究所负责婴儿微生物基因组学计划，主要任务是找出并了解寡糖及母乳其他成分的特性，以便用于促进婴儿和成人的健康。正如杰曼最近在一段视频中所说的："我们把小小一滴母乳彻底分解，了解其中的每一个分子……以及被婴儿摄取之后，它们会发挥什么样的功能……我们很有信心，这一定能让我们知道如何预防糖尿病和心脏病等疾病，最后甚至也能治疗癌症等病症。"[8]

即使不上镜头，杰曼依旧在言辞间运用了最高级修辞和诱人的比喻。"生命的基因组树十分精彩。"一天早上，他就着早餐给我上了有关菌落的一课。身材瘦长的他讲到这方面不由得激动起来，双颊也开始发红。"我们只是一个微小的分支！其他一切都是微生物！我们只是广大微生物生命中的一小部分。广义来说，我们之所以能过我们的生活是受了它们的支配。我们得和周遭的世界订下条约。征募保护性的菌落是我们人生所做的第一件事。"他并没有吃东西，只是啜他的咖啡。"用婴儿的眼光来看，你出生了，就不折不扣地掉进了泥沼里，微生物群落把我们当作午餐，因此你非得发展出保护你终生的群落不可。"

他继续以"假装你是婴儿"的口气发表引人入胜的观点，显然他很习惯对着眼神清澈的大学生说话。"要是你是早产儿，你可能是剖腹产生下来的，而且没有吃母乳，那么你的肠道就会得到来自医院的细菌，它们会终生留在那里。"他做出畏缩的样子："你可不希望如此。通常母亲会借着我们还不完全了解的方式，把菌群传给她的宝宝，如果转移成功，就会由母亲到女儿代代相传。不过我们认为只要一次剖腹产，就会打断这个联结。"他放下咖啡杯。"你就丧失了你的基因传承。"

要是做母亲的自己幼时也没吃母乳，那么会不会有其他阻断微生物群落联结的方法？我们现在看到的是不是几代孤立的小肠，和它们完整的菌落传承分离？我问杰曼这个问题，他点点头。"正是如此。"他说他希望每一个（没有吃母乳的）宝宝都能在出生时，像施打维生素 K 一样，打一剂婴儿双歧杆菌。

这种菌是杰曼最喜爱的菌种，它有七百个基因，全都进化到能在独特的微生物环境——婴儿肠道中——生存并繁荣。婴儿双歧杆菌会吃掉母乳传过来的寡糖。它会产生蛋白质，将这些特殊的糖类包在中间，然后分解消化，让它们不会被其他坏的细菌利用。此外，杰曼说："婴儿双歧杆菌也可淹没坏菌，它会招募一批支持它的微生物。"正如前面所述，这些人乳寡糖在大自然的其他地方都找不到，因此杰曼说："这些细菌很明显是和我们的寡糖一起进化而来的，它是我们真正的共生体。"

　　能了解这一切真好，但这也让现代母亲因自己的失职而感到歉疚。我忍不住疑惑自己是不是破坏了子女重要的微生物传承，有些责任可以推给我母亲，因为她只喂了我四周母乳，说不定没有给我足够的内容供我传承，但当我想到我在哺喂儿子时因乳腺炎而重复服用数回的抗生素——头孢氨苄、阿莫西林、双氯西林，我就更加惴惴不安。要是我杀死自己肠道中一切好东西的同时，也杀死了儿子肠道中的好东西，该怎么办？

　　成年人的肠道可以在几个月后从抗生素的影响当中复原，因为有细菌神秘地贮备在我们体内、同居伙伴身上，以及或多或少存在于食物里。但婴儿在细菌方面可是"天真无邪"，是头一次建立菌落，因此可能无法复原。这样的念头在我心里如滚雪球一般越来越大，因为我儿子这辈子一直都受肠胃的毛病所苦，这可怜的孩子有慢性便秘，我带他去看的一位小儿肠胃专科医师耸耸肩说："有些人就是肠胃运动缓慢，像树懒一样。"树懒，那就是我儿子。

　　我见到来自波士顿的生物学者大卫·纽伯格（David Newburg），他研究母乳、肠道微生物群落和疾病的关系已有二十多年。他身材高大，一身古铜色肌肤，修得整整齐齐的山羊胡子，我常看到他和我一样，在秘鲁式糕点桌前流连。

　　"我可不可以问你一个私人的问题？"

　　纽伯格扬起眉毛："那样我得要两块小三明治。"

　　我把我得乳腺炎和服抗生素的事告诉他，问他我儿子的毛病是不是我的错。

"当然有可能。"他说。我心头一沉。他解释说，诊断肠道微生物群落正常还是不正常的测验还要一些年才会有结果，改变微生物群落则更加困难，不过总有一天，这些测验都会成为医疗的常规。同时，纽伯格推荐我儿子定期服用益生菌（就像酸奶和营养补充品里的乳酸菌），以及富含益生元（有助于益生菌生长的复合式碳水化合物）的食物。尽管母乳是举世最佳的人类益生菌来源，但益生菌也可以从菊芋、比利时苦苣、洋葱、芦笋以及其他对九岁小孩不怎么有吸引力的蔬菜中取得。

我把博德的话告诉纽伯格：很难合成人乳中的益生菌，而且价格很昂贵。

"哈！"纽伯格流露出一点专业上较劲的意味。"我们知道怎么做，来我的实验室看看，我们正为了粪便忙得不可开交。"

我知道，大部分人听到这样的邀请必然会掩鼻而逃，但如今我已经陷入母乳的神秘洞窟太深，难以自拔，深受意想不到而又看不见的人类健康支柱——肠胃菌丛——吸引。杰曼所说我们受微生物主宰而非相反的图像，一直在我脑中挥之不去："究竟是谁在利用谁？"他慷慨激昂地说。微生物群落数量远远超过我们，我们胃肠里的细菌数量远比人体的细胞还多十倍，[9]这让我想到一首歌的歌词：乡村女歌手帕蒂·格里芬的"你不孤单"（You are not alone）。

因此几周后，我已经爬上波士顿学院校园中希金斯大楼外的阶梯，梯级因雨而湿滑。我走过看来非常严肃的圣依纳爵塑像，进入一尘不染的分子科学新大楼，纽伯格在四楼有个宽敞的空间。

纽伯格穿着黑色牛仔裤、黑色 Polo 衫和凉鞋，招呼我进他的实验室。它有点像厨房和金考连锁影印店的综合体，房内四四方方的米白色机器其实就是质谱仪，比如那台时髦崭新的"三重四极杆"质谱仪，它的声音像滑雪缆车，看起来则像影印机，不过它的价格却要 50 万美元，能把分子分解为越来越小的成分。这些机器利用颜色、分子量或者我最喜欢的"飞行时间"，来分辨不同的分子。这台质谱仪会把分子送进之字形的空间，接着又往上送到烟筒一般的小圆筒中，没有两个长链分子会以完全相同的方式运动（或者从技术上说，有同样的质荷比）。纽伯格在母乳中所发现的物质，有许多可说前所未见。

这个实验室主要是两种物质的银行：人类疾病，以及对抗这些疾病的母乳。纽伯格为了取得造成这些疾病的微生物，收集了婴儿粪便。他和同僚隔离出病原体（比如肉毒杆菌、曲状杆菌、霍乱弧菌和大肠杆菌），然后把它们放入和我们肠道相似的厌氧培养缸。他特别宝贝墨西哥的一个来源，那是会把富含轮状病毒之类的病毒送来给他的一间诊所。另外，他也通过本地的医院或者哺喂母乳的妇女社团寻找病原体。纽伯格说："光是处理婴儿的便便，就是极其漫长且复杂的程序。"必须有知情同意书，并获得医院审查委员会通过。有些粪便冷冻库的温度被设为零下 80 摄氏度，也就是外太空的温度，还有一些保温箱则是仿人体温度，以便培养从肠壁和肺脏外层取得的人类细胞（母乳也极其擅长对抗肺炎）。离开组织培养室时，我看到一根啤酒杯大小的试管里塞着看起来很像生鲜牛排的东西。"那是肝脏。"纽伯格说。

在他看来，分析婴儿的粪便十分实用，而且紧急。全球每年有140万名五岁以下的儿童因腹泻而死，如果你想到举世有20%的人口没有使用任何形式的厕所，而且近半没有良好的卫生条件，那么这个数字就很合理。近五亿人口无法取用清洁的饮水。[10] 而同时，母乳在抑制感染上十分有效，如果所有的儿童都在出生头六个月只喝母乳，就可防止五分之一的儿童死亡。

"喝母乳的宝宝便便并不太臭，"纽伯格说，"它的味道比较像乳酪或牛奶。坦白说，即便我是男人，也能习惯这种味道。"他领我到一个外表很平常的冰箱前面展示他的珍藏，可是他一见到冰箱门没关紧，就不由自主地叫了起来："惨了。"原来技师前一晚疏忽，没把门关好。我猜唯一会比一整个冷冻库装满便便更糟的东西，就是一整个冷冻库装满融化的便便了——对纽伯格更是如此，因为他得处理因此造成的科学后果。他拿起一根装满棕色黏糊的试管摇了一下，喃喃自语道："大概整个冰箱的东西都完蛋了。"

等他洗好手，我们就到一旁他的办公室去谈。他书桌上方有一张海报大小的金发女人柔光哺乳照（"我太太不怎么喜欢。"他说）。墙面上堆着如《磷脂手册》（*Phospholipids Handbook*）、《格雷氏解剖学》（*Gray's Anatomy*）和《当代营养学中的健康与疾病》（*Modern Nutrition in Health and Disease*）之类的书。纽伯格告诉我，他和许多这一行的人一样，原本并不是研究哺乳的。他起先学的是神经学，然而三十年前他在做老鼠实验时，注意到喂食配方奶的老鼠"表现永远不如吸母乳的老鼠"："一般人或许会习以为常，但我不然。我休了一年学术假，研究脑部发展的基础营养。"接下来的发展，大家都知道了。

　　他对无法消化的寡糖产生了好奇心，而且很快就认定它们的功能一定是为了对抗婴儿肠道中的病原体。二十世纪八十年代，他的实验室（当时是在哈佛）也有了惊人的发现，那就是母乳能抑制 HIV 病毒的传播。他不知道究竟是什么原因，现在也依旧不明白，不过他已经快要了解是哪一种寡糖化合物造成了这样的效果。他说："我们确知 HIV 通过母乳传播的例子比通过其他任何媒介都少。"他很希望能找出这了不起的糖类，然后设法制造并作为疗方。"我们会研究，并找出答案来，"他说，"我认为这会比疫苗有效得多。"

　　纽伯格的公司葛莱克辛（Glycosyn，他在 2002 年和其他伙伴共同创办了这家公司）正在制造"2- 岩藻糖基化寡糖"，已知它有抗诺罗病毒、大肠杆菌、霍乱以及曲状杆菌的功效。正如博德所说，凭空合成这些分子实在所费不赀，因此纽伯格采取不同的策略。他利用酵母菌来为他生产，方法是让酵母菌将自己的天然产物转化为岩藻糖，接着他再把岩藻糖和乳糖结合，"因为母亲就是这样做的"。其他欧洲公司则用植物或牛奶制造寡糖，把它们放进婴儿食物里，但纽伯格说这并不一样。

葛莱克辛公司会在两三年后开始在人体上测试其产品。纽伯格告诉我，最后的成品可能会像糖包一样，可以加进食物或配方奶里，很适合食用配方奶或者正要断奶的婴幼儿，因为在发展中国家，食物和饮水不够安全，断奶有很高的风险。纽伯格的产品会像救生包里的代糖一样，是精炼到纸包里的乳房奥秘。

纽伯格一方面颂扬母乳的好处，一方面又想要改良配方奶，因此招致双方的批评。要说母乳支持者最厌恶什么，那就是改良的婴儿配方奶，因为他们认为配方奶绝对不可能像母乳一样好。"看到不喂母乳的妈妈固然让人气馁，但我能体会为什么有些妈妈这样做。"纽伯格说，"孩子们不该受到处罚，我的出发点是为了宝宝。"

拥护母乳的人士，做好准备吧：由于母乳的秘密已经揭开，因此配方奶会越来越好，其他的食物、补充品、治疗法和药物也一样。检视一下其他生物科技公司所做的，就可看出这一切都归功于母乳。要记住我们在第二章曾提到的，泌乳很可能是从免疫系统进化而来的，其主要功能不是提供营养，而是提供保护。乳汁中大部分的细胞都是巨噬细胞，能够摧毁病毒、真菌和细菌。我已经提过普罗莱克塔生物科学公司，其主要业务就是收集捐赠的母乳并加以消毒，然后出售，作为"免疫营养"补充物，提供给体重不到1200克的早产儿。而在基因遗传的美丽新世界里，也有数家公司正在对其他动物施以基因工程，以产生独特的母乳成分，因为饲养一群转基因羊依旧比向郊区妈妈求赠或求购大量母乳来得容易。

在人类乳汁中最抢手的成分是一种被称作"乳铁蛋白"的糖蛋白，已知它有强力的抗炎、抗氧化、抗感染特性，可与铁结合对抗病菌，这种蛋白也存在于眼泪、唾液和生殖器分泌物中，但其含量比起乳汁，则是微乎其微的。我们可以把制造这种蛋白的人类基因注入动物的胚胎中。有些公司改变牛、羊甚至兔子的基因，然后由其乳汁中分离出人类的乳铁蛋白。已经有一家日本公司开始销售这种胶囊，称为"金鼎乳铁蛋白"（Lactoferrin Gold），每制一粒胶囊需要三公升的改良牛奶。[11]可以想见为什么它以贵金属为名。另一家公司则借助一头早已经死亡的转基因公牛赫尔曼，培育了整整一群牛。转殖的霉菌也可以制造这种蛋白，有个拥有上百种乳铁蛋白专利的生化科技公司就打算用这种霉菌产品来对抗癌症，治疗伤口。

根据一项经济分析，如果把乳铁蛋白加入婴儿配方奶，可以额外创造 150 亿美元的价值，如果加入眼药水、口腔卫生用品、肥皂和洗发精里，则可再添 100 亿美元，用做治癌药物，则是 190 亿美元。

这还只是乳铁蛋白而已，对母乳的其他成分也在积极研究当中。比如母乳中富含的干细胞，尤其是来自哺乳期之初浓郁的初乳所含的干细胞。在宝宝五天大之前，会从母亲那里获得 500 万个干细胞，没有人了解这是为什么，是因为担心宝宝可能会需要而大量移入？抑或它们只是刚开始发挥功能的乳腺的副产品？另外还有非常酷的"α乳清蛋白"。这种蛋白在婴儿的胃酸里会再折叠，然后和同样来自母乳的邻近脂肪酸结合，形成新的合成体。十五年前发现它的科学家是名为凯瑟琳娜·斯瓦伯格（Catharina Svanborg）的瑞典学者，她将它称为"哈姆雷特"（HAMLET, human alpha-lactalbumin made lethal to tumor cells），意指由人类α乳清蛋白组成的癌细胞毒素。

这个哈姆雷特抛开动人的独白，披上超人的披风，潜入恶性细胞的核心，使之凋亡。它有效地防止恶性细胞的DNA复制，最后一举让细胞内爆。奇怪而幸运的是，它似乎只会摧毁坏的细胞，而让好细胞继续生存。实验已经显示，哈姆雷特在培养皿中可以杀死40种不同的癌细胞，包括膀胱癌、淋巴癌、皮肤癌和脑癌，但在人体上尚未进行测试。[12] 斯瓦伯格之所以开始检视母乳，原因也是已经有数个研究发现，喂食配方奶的儿童发生淋巴癌的几率，远比吃母乳的儿童高。[13]

这一切应该能让喂母乳的妈妈觉得比较值得，或许她们会意识到该在保险公司登记自己是医疗保健服务人员，或者她们应该参加地下生乳组织。有些人的确已经这样做了：一个名为"唯有母乳"（Only The Breast）的网站就刊登了有"美味妈妈奶"这类措辞的母乳买卖分类广告，每盎司价格四美元，是一桶汽油的262倍。买卖母乳除了交易乳铁蛋白之外，还可能有传播肝炎和其他母体疾病的危险，到目前为止，美国大部分的州和世界其他地方的母乳市场还很不规范。非营利性的人乳银行（北美共有11家）以加热法消毒，但这个过程也杀死了一些

生物活性成分。虽然捐赠的母乳大半是在新生儿加护病房用于
早产儿，但年龄较大的儿童和成人有时候也会购买母乳，以便
治疗诸多疾病，或者缓和化疗时黏膜遭破坏的痛苦。[14]

　　一如杰曼在秘鲁提醒我的，这些母乳研究的突破非但有
趣，而且基本上也改变了我们对人类健康的想法。他说："我
觉得最引人入胜的，是细菌和人类之间迷人的相互作用。整个
故事是科学本身的革命，二十世纪以化学为主的科学让路给
二十一世纪以生物为主的科学。有时我们很难理解这样的转
变，尤其是科学圈外的人士，不过母乳和细菌却让人有了容易
着手的起点，让人们看到生动的对比：二十世纪的化学——用
化学物质来杀死所有细菌；二十一世纪——用生物分子和微生
物来引导辅助性的微生物生态。这是科学的新世界。"

　　大自然设计了独特的母乳，但导演这场戏的却是乳房本
身。生物学家反复讨论了跨谈（crosstalk）的观念，也就是身
体的一部分如何与另一部分沟通。在泌乳的乳房这方面，这个
器官不只是与它所属的"房东太太"沟通，也与婴儿沟通。乳
房似乎打从一开始就知道婴儿是男生还是女生，至少在恒河
猴身上是如此，它们的乳汁与人类相仿，人们对此的研究也
比人乳更透彻。生下雄猴的恒河猴母亲会分泌脂肪较多、能
量较高的乳汁。[15]哈佛大学人类进化生物系教授凯瑟琳·欣德
（Katherine Hinde）认为，这可能是因为公猴成长率较高，而且
成年公猴也比母猴重三成（人类男性约比女性重15%）。但欣

德也提出另一种更曲折的社会理论。她发现猴子母亲会为儿子分泌脂肪含量较高的乳汁，但却会为女儿分泌总量更多的乳汁，意即母亲在儿女身上投注的精力一样多。在那个母系的灵长类社会，女性更频繁且更长久地待在母亲身边以便学习，稀薄的奶水意味着它们得留在附近，以便频繁吸奶。相较之下，做儿子的或许会被母亲脂肪较高的奶水"欺骗"，觉得饱足，而不需要那么常哺喂，这对儿子来说不是坏事，因为它们可以有更多时间玩耍探险，这些都是将来它们脱离团体后所需的技巧。

　　乳房又怎么知道婴儿是男是女？或许是因为在怀孕期间，被称作"胎盘催乳素"的荷尔蒙，在乳房准备制造母乳的构件时通报了乳房。女孩显然得到了制作脱脂奶的装备。妈妈要分泌品质好的乳汁，却不想因此而丧命，这使得母婴之间产生有趣的动态：竞争。宝宝已经进化出他们自己的方法以尽量得到母亲的资源：看看紧密交织在母亲身上的胎盘（由胚胎生成），基本就像寄生一样。[16] 母体上有在分娩前把胎盘推开一点的基因，而宝宝的基因则要它贴得更久一点——显然是爸爸干的。

　　而在宝宝出生后，乳房接下这场拔河赛，让内源性大麻素渗进乳汁。请注意这个词的词根"大麻"。这种成分造成饥饿感，或许会促使婴儿进食，但它们也会调节食欲，让婴儿在喂食完毕时感觉很饱，因此不会吃太多。有趣的是，配方奶没有这些化合物，哺喂配方奶的婴儿摄取到多很多的卡路里，有人揣测这是现今儿童过度肥胖的原因。

　　乳房一方面注意母亲，一方面也关照宝宝，时时留心他在营养和免疫方面的需要。如果乳房感受到感染正在酝酿，就会警告母亲的免疫系统，让乳汁含有更多的乳铁蛋白和相关抗体。等宝宝过了一岁，乳汁就会含有更多的脂肪和胆固醇，以配合婴儿的能量需求。[17]要是宝宝早产，母乳就像已经神机妙算过一般，为这小肚子提供更多的蛋白质和热量。究竟这是巧合还是进化的结果？不过在我们人类的早期历史上，恐怕没有太多早产儿能存活。

　　乳房就像智能手机和果汁吧的综合体，它和母亲的身体、婴儿的身体以及环境相互沟通。乳房知道母亲的状况，比如压力就会抑制乳汁分泌。它也能分泌更多肾上腺皮质醇进入乳汁，这会影响儿子长期的个性（但女儿就未必），或许使他们更爱探索，或者在困难的环境中高度警觉。我们知道环境不佳会影响为人母者的压力等级，在"9.11"恐怖袭击之后，全美许多新手妈妈都有一段乳汁分泌不足的时期。[18]我儿子当时八周大，如今回顾起来，让我不由得怀疑这起事件和我们当时的供需失调究竟有没有关系。不过我并没有像我母亲那样记录哺乳日志，所以也就难以追查。

　　乳房的细胞和骨骼的细胞会沟通联系，告诉骨骼该释出多少钙质以便制造乳汁，以及何时又该再度保留。做母亲的会为宝宝折损6%的钙质，不过断奶之后几个月，存货就会再度补足。[19]至于精力和矿物质方面，哺喂母乳对母亲有严重的影响，不过并不如怀孕和分娩那么严重。哺乳其实可以调节母亲

的新陈代谢，保护她的心脏，让她在妊娠分娩之后恢复体力，
对做母亲的我们和婴儿都有举足轻重的益处。

内科医师兼研究员埃莉诺·施瓦茨（Eleanor Schwarz）在
秘鲁这样谈到她一个研究的灵感来源："我把我的乳汁存在冰
箱的瓶子里，突然发现它看起来像酪乳，脂肪含量很高。我
存进冰箱的这瓶黄油和我未来得心血管疾病的几率会不会有
关联？"[20] 换言之，她的身体是否在动用她的脂肪，把它吸到
乳汁里，从而对她的血管有所助益？有些研究显示，哺乳的妇
女比不哺乳的妇女能减去更多怀孕时的体重，不过这些资料并
不连贯，她们丧失何种脂肪，或者脂肪来自她们身体的什么部
位，也没有多少相关资料。

施瓦茨由美国长期研究中老年妇女慢性病因的"妇女健康
计划"（Women's Health Initiative）那里取得数据，发现虽然妇
女是否哺喂母乳与体重并无太大关联，但不喂母乳的妇女日后
罹患心血管疾病和二型糖尿病的几率却高出 10%。她检视了另
一项十万名较年轻妇女的资料，在调整过其他生活方式和经济
因素之后，发现只要哺喂母乳三个月，动脉钙化的几率就降低
三倍。虽然比起未生育的妇女，怀孕本身会让女性面临体重增
加的风险，但哺乳却能让她们的脂质回到底线，这个好处可以
维持数十年。喂母乳的妈妈肚皮上的脂肪也较少，而腹部脂肪
和心脏与新陈代谢问题都有关联。施瓦茨给出结论："我目前的
看法是，人类是哺乳动物，不哺乳不正常，我认为哺乳对于女
性从怀孕期恢复扮演了重要的角色，它在吸取脂肪方面的功效

就像抽脂一样。"

当然，正在哺乳的母亲并不知道身体里这一切你来我往的沟通联系，她只知道她的宝宝饿了，而她有办法帮上忙。食物是非常强力的通货，再加上一点荷尔蒙，她就全心投入、无可救药了。儿子（以及女儿）出生没多久，就和我成了科学家所谓的"母婴二人组"——一个完全自给自足的单位。我们之间的枢纽就是乳房。知道我可以提供宝宝所需的一切，实在让我惊喜无比，通过哺喂母乳，我对自己当妈妈的能力更有信心了。

可惜没有多少母亲走到这么远。哺乳这么高度进化的聪明系统，做起来却如此困难，实在可惜。我最近在家族聚会上和一名年轻妈妈闲聊，她八周大的女儿包在粉红色的襁褓中，幸福地躺在她的怀抱里。她说："我努力哺喂母乳，尝试了五天，但接着痛了起来，于是我说：'够了，我受不了了。'"她并非特例，约有八成的新手妈妈乳头疼痛，而其中许多在刚开始有不适迹象时就放弃了哺喂母乳。

一个很大的矛盾是，哺喂母乳如此自然，却又完全违反本能。真正自然的是，妇女对哺乳既恨又爱，而这是支持母乳者不想承认的。正如我们进化到能够哺乳一样，我们也进化到对于哺乳的习惯极有弹性，甚至到了随兴的地步。有些文化和个人哺喂母乳达数年，有些则完全不哺乳。其实人类是唯一一种在宝宝能自行觅食前许久就断奶的灵长类动物。[21] 我们这样做是因为我们能，而非因为它是对宝宝最好的做法。

同样也来到秘鲁与会的多伦多大学人类学者丹·塞伦（Dan Sellen）说，在采集文化中，大部分的人都在婴儿约 30 个月时让他们断奶，"这对生长和发展是最理想的模式"。[22] 但总有例外——那些哺乳时间长许多或短许多的社群。塞伦说，这样的弹性——出于我们人类的机会主义——或许是自然的，但也可能因为配方奶的制造而走到极端，造成诸多问题。他指出，早期断奶有时在营养方面是可行的，但从免疫的观点看则不然，尤其是以全局观点来看。我从秘鲁回家之后，他寄来一份他最近的报告，其结论是："现代人口中，理想和实际的哺乳差异已经成了广泛的现象，也造成了公共卫生的重大挑战。"[23]

在这本谈论乳房不自然（以及自然）的历史的书中，我们必须发布发人深省同时又十分奇特的新闻：如今哺喂母乳非但不是按照大自然原先设计的方法进行的，而且母乳本身也有了怪异的改变。[24]

在现代生活的巨大矛盾之中，正当我们要了解母乳中有什么可以帮助我们的时候，母乳的成分却起了变化。

最近，母乳已经出乎意料地有了新的成分标签。

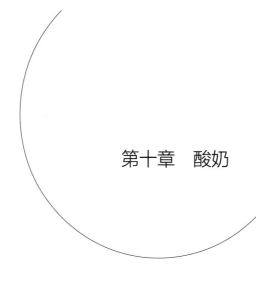

第十章　酸奶

X

> 辨明坏的奶：你可以闻到它的气味就像臭鱼。认出好的奶：它的气味就像甘露粉。[1]
>
> ——埃伯斯纸草文稿，约公元前 1550 年

大自然的最佳食品——人乳，如果可以贴上成分标签，大约会这么写：4% 的脂肪，维生素 A、C、E、K，糖分，主要矿物质，蛋白质，酶，以及免疫抗体。母乳中还包含了专家建议每天该有的营养素，几乎包括婴儿成长所需的一切成分，此外还有能够帮助婴儿一生对抗从糖尿病到癌症等各种疾病的成分。即使做母亲的筋疲力竭，还要接待来访的亲友、洗脏衣服，但每次为我们的宝宝哺乳时，母爱荷尔蒙——催产素就会从脑垂体像温泉一样流出来。人乳就像冰淇淋、盘尼西林和摇头丸的结合，包在两个美丽的包裹里。

但是顺着这个标签继续往下读，列出成分的小字可就不怎么吸引人了：DDT、多氯联苯、三氯乙烯、高氯酸盐、二苯并呋喃、汞、铅、苯、砷。我们哺喂宝宝时，不但喂了加强他们免疫系统、细胞代谢、大脑发育所需的脂肪和糖类，同时也哺喂了涂料稀释剂、干洗液、木材防腐剂、厕所除臭剂、化妆品添加剂、汽油副产品、火箭燃料、杀虫剂、杀菌剂，还有阻

燃剂，尽管其量微乎其微。

如果像西塞罗所说的，脸部可以透露人的思想，那么你的乳汁就能说明这几十年来你的饮食习惯、你所住的地方，而且也越来越能说明你家的装潢样式。还记得你在大学时代用的那张旧沙发床吗？你可以在乳汁中找到它的影子。你浴室里漂亮的油漆呢？也在乳汁里面。记得过去的房东为了杀蟑螂而喷洒的化学药剂吗？也在乳汁里。同样地，你上周所吃寿司含的汞，加油站的苯，拿铁咖啡杯和沙发垫上的全氟辛酸（一种抗油脂的涂层），面霜里所含的防腐性对羟基苯甲酸酯，附近烟囱冒出的含铬烟尘，所有这些都在乳汁里。人乳有个矛盾的特性，它的高脂肪和高蛋白质成分会吸引重金属及其他污染物。要是人乳也能在超市贩售，那么它所含的化学物质恐怕早已经超过美国的联邦安全标准。

根据体重来计算，宝宝所吸收的剂量远高于我们自己。这不仅是因为他们体积较小，也是因为他们的食物——我们的乳汁——中含有比我们的食物所含更多的浓缩污染物质。这是食物链法则，被称作生物放大作用。

让我们温习一下学校教的食物链运作过程：处于食物链顶部的动物会得到下层生物群体浓缩的能量和不易分解的化学物质。食物链上层的成员吸收的毒素（喜欢跟脂肪结合），约是下层的十至一百倍。这就是为什么一片鲨鱼肉所含的汞要比同重量的浮游生物所含的汞更多。海洋食物链要比陆地的食物链更长，因此吃许多海洋食肉动物的人，体内的化学物质浓度会比藏身在本地色拉吧的素食者甚至隔壁爱吃牛排的邻居更高。因纽特人虽然生活在遥远的北极地带，却是除工业意外的受害者之外，举世受污染最严重的族群。不过可先别把披着海豹皮的爱斯基摩人想成是食物链的顶端，因为他正在吃奶的宝宝还比他要更上一层楼。

如果这还不够毛骨悚然，那么不妨想想，我们传给女儿的一些化学物质存在她们体内的时间，会长久到足以让她们再传给她们的子孙。即使我们明天就把地球打扫得一干二净，上世纪的工业残留物依旧会祸及三代。

我在为安娜贝尔哺乳时，就已经听说这种严重的情况。我想从我对自己乳汁的认识来叙述这个故事。当时对阻燃剂已经开始有许多研究，因为它们无所不在，也已经被证明会影响实验室动物的荷尔蒙系统，不过只有约一百个美国妇女基于研究目的而让她们的乳汁接受检测，以便了解其中是否含有这些物质，因此我致电达拉斯得州大学公共卫生学院的阿诺德·谢克特（Arnold Schecter），这位医师兼教授多年来一直在研究橙剂[*]的影响，如今则是阻燃剂的专家。我成了第 101 号受测者。

我知道我的乳汁会验出一些上述化学物质，因为全球几乎每只动物和人都难以幸免。美国妇女的含量比其他地区的妇女高得多，而且可能高到影响我们和子女的健康。这些指标告诉

---

*美军在"越战"中使用的一种除草剂，含剧毒二恶英。——译注

我们，我们的世界充满了不快乐和让人想象不到的意外，比如我们的电脑外壳到头来竟会出现在我们的乳房内。而我们共有的指标也告诉我们，不论我们多么小心地采购、进食和吸尘，一样躲不过毒素的入侵。

我很有信心，我乳汁内的化学物含量应该相对很低，不过除了我的生活形态健康之外，这个假设别无根据。我不抽烟，持续运动。由于我这四年来一直都在怀孕和哺喂两个孩子，因此我采购的主要都是有机食物。几年前我们已经在自来水和制冰机上安装了逆渗透净水系统。此外，当时我住在蒙大拿州绿荫成廊、风景如画的小城，远离工业乌云和冒着柴油的高速公路，尽管我们的确住得离两个超级基金污染场址 *很近，但在蒙大拿州，这类地点比国家公园还多。

不过有一个对我明显不利的因素，那就是我做母亲时年纪较大，因此贮存在我体内的长期毒素比年轻的母亲多。而对我有利的则是，当时我已经在哺喂老二，意即毕生积聚在我体内的化学物质，大约有一半已经通过哺乳送入我当时三岁的老大体内了。讽刺的是，哺喂母乳竟然是解毒的良方。至于我儿子，除非他有朝一日学会哺乳，否则他体内来自于我的化学物质还会驻留很长一段时间。

谢克特要我把两管冷冻的母乳送往德国，由实验室人员借

---

* 超级基金计划由美国环保署主导，与各州政府及地方政府合作，调查并清除全国未经管控或已经废弃的有害废弃物污染场址。——译注

助敏感的质谱仪层析技术，探测是否含有低量的污染物。谢克特会在得州解读结果。在等待结果的那两个多月里，我对美国人日常生活无孔不入的阻燃剂有了更深入的了解，因此开始有点焦虑，这种感受让人起鸡皮疙瘩，满心不自在，有点像飞机上坐在你邻座的人一再剧烈咳嗽一样。我看看儿子可爱的飞机泡沫座椅和车上座垫的小裂口，然后又看看儿子。他的生长有没有达标？他的注意力持续时间如何？我发现对有毒污染物的恐慌让已经过度忧虑的千禧年父母面临更大的风暴，如今他们除了要担心孩子升学、脏弹、汽车安全座椅回收之外，还要担心我们的椅垫是否会释出造成发育迟缓的神经毒素。

有件事倒很明白：我们活在阻燃剂的国度。要了解这种物质怎么会出现在每一个妇女的乳汁里，我们就不得不回溯到1938年，德国化学家拜耳发明了聚氨酯（俗称海绵），因为二次大战阻碍了市场供货，它被用来取代橡胶。这原是一种坚实的聚合物，用来做战机的涂料，以及纳粹的靴底。到1954年，化学家把气泡填入这种碳基材料中，创造出软性泡沫物质，可以说是个工业奇迹：价格低廉、材质柔软而富于延展性。从冷冻绝缘到软垫家具到汽车保险杆和车胎，它使一切都发生了改观。如同一个工业网站所称："如今，我们所碰触的一切，都可以发现聚氨酯的踪迹——我们的桌、椅、车子、衣服、鞋子、家电用品、床、我们墙壁和屋顶内的绝缘体，以及墙上的边条装饰。"[2]

只有一个问题：它很易燃，因此有"液体瓦斯"和"致命泡沫"之称。只要石油化学气体够热，装满聚氨酯产品的房子可以在五分钟内烧起来。许多家用和办公室泡沫橡胶都经过阻燃剂处理，以抑制燃烧，包括溴、氯、磷等版本。[3]1975 年加州政府受到溴行业压力而针对家具易燃性通过消费者安全标准之后，这种物质大行其道。该标准要求家具在烟火和闷烧香烟的试验中，必须能抗燃 12 秒。

这些物质究竟能不能救命，对此还有疑问。[4]就全美而言，自二十世纪七十年代以来，因房屋失火而造成死亡的人数大约减少了 50%，主要是吸烟者减少和火灾警报器盛行之故。其实阻燃家具最多（因此也是举世人类组织中这类化学物含量最高之处）的加州，火灾死亡率降低的比率反而较缓和。阻燃物或许能为你在燃烧前多争取几秒，但这些化学物却会释出如二噁英等致癌物，使烟、尘和火变得更糟。火灾中大部分的死亡都是由吸入烟雾或有毒气体造成的。[5]

为了降低可燃性，泡沫、塑料和布料全都浸泡或涂上这些商业名称为 Firemaster 550 和 V6 的混合物。有些泡沫塑料家具的重量有 30% 来自这些混合物。（大家常以为床垫也含有这些化学物质，其实不然，这点应能让你睡得比较安心。）大部分的健康研究都是以一组被称作多溴二苯醚（简称 PBDE）的阻燃剂为主，这是一种有机化合物，当然也有其招牌性的亲脂性，因此它们也就成了我们乳汁中的不速之客。

原来我们的乳房是反映我们工业生活的明镜。它们累积的毒性比其他器官更多，并且以不同的方式处理它们。[6] 我们最先在 1949 年有了这方面的线索，当时康涅狄格州西港的医师毕斯凯德（Morton Biskind）为一名孕妇看诊，她有奇特的神经精神病症状，包括呕吐、肌肉无力以及"情绪失控"。先前他已经追踪了数十名由无所不在的杀虫剂 DDT 引起的急性中毒病例，这是几年前就已经在美国出现的疾病，他曾听说在牛、鼠和狗的乳汁中都发现了这个物质，因此等到这名孕妇生产之后，他也测验了她的乳汁，结果其富含 DDT。[7] 两年后，科学家劳格（E. P. Laug）发表研究，表示在华盛顿特区非裔美籍母亲的乳汁中发现了 DDT。[8] 1966 年，一名瑞典研究员发现死亡老鹰的组织里含有用来作变压器绝缘的多氯联苯（PCB），因此测了妻子的乳汁。两年后，瑞典禁用多氯联苯，美国也在 1978 年颁布了禁令。

多氯联苯得到了广泛且持久的使用，因此它们依然是乳汁中所发现的浓度最高的毒素，即使禁用该物质之后才出生的母亲乳汁亦然。多氯联苯是少数在美国遭到彻底禁用的化学物质之一，针对它，已经有了详尽的研究。只要它在人体中的含量稍高，就会干扰甲状腺的功能，造成性别错乱的问题，比如生出男性化的女婴和女性化的男婴。研究还显示，接触多氯联苯与乳腺癌、肝癌、胆囊癌及淋巴癌有关。北美五大湖区、北极区和荷兰的研究人员还发现，受到多氯联苯中高度污染的妇女（全都是因为吃了富含鱼类的食物）所生的宝宝会出现学习迟缓、智商较低以及对感染的免疫力较差等现象。[9] 就目前而言，有些问题还会持续到青春期之初。

　　在分子方面，具有阻燃效果的多溴二苯醚与它们的表亲多氯联苯相似到令人骇然的地步，但要不是1974年密歇根发生了一连串神秘的动物中毒事件，[10]我们恐怕永远不会注意到阻燃剂会出现在活细胞中。那一年，农场饲养的动物突然都体重减轻、流产、泌乳异常、不断分泌唾液，并且腹泻。有关单位慢吞吞地展开调查，后来好不容易有一位胆大心细的政府化学专家发现，有一个处理动物饲料和阻燃剂的工厂工人粗心大意，把两种产品的袋子的标签贴错了，有些泡沫被当成了食物填充剂，全密歇根州数以百万的动物食用了一堆阻燃剂——而在这个案子中，是一种被称作多溴联苯（PBB）的化合物。最后虽然扑杀了10000头牛、2000头猪、400头羊，以及200只鸡，但已经有900万人吃了整整一年受污染的乳类和肉品。

　　接下来的几年，有些食用了这些产品的成人出现了免疫系统和甲状腺疾病、粉刺、流产，还有其他种种问题，许多婴儿也在母亲腹中或因哺乳而受到这种物质的污染。[11]美国环保署出资赞助的几项研究追踪了他们的健康状况。比起只在子宫内接触此物质或者母亲以污染较低的奶粉喂养的女孩来，通过母乳接触到最大量多溴联苯的女孩到达青春期的时间几乎早了一年。而接触到这种物质的男孩则有较多的先天泌尿生殖器缺陷和发育迟缓问题。这些女孩达到生育年龄之后，也有较高的流产率。

　　密歇根发生的这起事件并没有成为轰动全美的新闻，但是毒物专家注意到这起事件。等密歇根制造的这种阻燃剂悄悄撤出市场之后，多溴二苯醚取而代之。如今我们知道这种新化合物并没有安全多少。瑞典的研究人员首先于1981年发现它们存在于河鱼体内。世界各地的多氯联苯和DDT的量已经逐渐减低，但多溴二苯醚却反而突然升高。瑞典学者决定在他们贮存的人乳样本中检验这种化学物质，所发现的结果震惊了科学界：自二十世纪七十年代多溴二苯醚上市开始，到1998年为止，它在人乳中的含量每隔五年就增长一倍。

"从没有人听过它们，我们以为这只不过是欧洲的问题，"已经从加州毒物控制部退休的毒物专家金姆·胡珀（Kim Hooper）说，"因此我们检验了旧金山湾区的海豹脂肪，结果发现在十年间，其含量增加了100倍。"于是美国学者也开始检验它在人乳内的含量。当欧洲学者初见美国妇女的检测结果时，还以为弄错了。美国妇女的量比欧洲妇女还高10-40倍，整整差了一个量级。这些数字每五年就增长一倍，自1960年以来，没有任何已知的化学物质能及得上这样的速度。过去二十年来，它在我们体内的含量飙涨，其攀升曲线简直像是火箭发射一样。

人乳中最常见的阻燃物是一种名为"五溴二苯醚"（penta-BDE）的混合物，这是由美国印第安纳州西拉斐特市的大湖化学公司所制造的，一直到2004年才停产。这家公司每年生产两千多万磅这种混合物，其中大半用于浸泡软质的聚氨酯泡沫塑料。然而，就在2004年，欧盟禁用了这种物质与八溴二苯醚

（octa-BDE，这些名字显示了分子中有多少溴原子和碳环结合在一起），认为它们很可能导致"人体慢性中毒"。美国政府则令其自行停止生产，但容许泡沫业者继续使用现有的大量存货。还有一种化合物"十溴二苯醚"（deca-BDE）则订于2013年退出市场，可是其主要的替代物"十溴苯乙烷（deca-ethane）"和十溴二苯醚的结构却几乎一模一样。我们大多数人还是得继续吞食多溴二苯醚以及它的诸多化学表亲，长长久久。

　　谢克特来电告诉我多溴二苯醚验出来的结果，这消息好坏参半。相对之下算是"好"消息的是，我的量是36ppb，[12] 只比美国妇女的中间值高两点，也就是说，受测的妇女中，大约有一半的量高于我，另一半的低于我。坏消息是，我的量在我哺喂老大母乳之前应该更高，而且这些量都比其他工业化国家妇女的量高出许多倍。不过这个信息究竟有什么意义，依旧不得而知。

　　我们知道在老鼠身上，和甲状腺结合的多溴二苯醚会跟甲状腺运输蛋白结合，并干扰大脑的发育。"对健康最大的影响是在胚胎和儿童发育之时造成的伤害。"当时任职加州环境健康危害评估处的汤姆·麦克唐纳（Tom McDonald）说，"我们在老鼠的学习能力和记忆上，看到不可逆的永久行为。老实说，即使是非常低的剂量，我们能也见到它对生殖器官的影响，以及导致青春期的延迟。而在组织浓度上，目前有些人的多溴二苯醚浓度，和老鼠体内的浓度不相上下。"

根据到目前为止有限的生物监测，5%的美国人口体内可能含有异常大量的阻燃剂，原因不得而知。他们的浓度达400ppb，相当于对实验室动物会产生有害效果的浓度。最近几个动物研究显示，多氯联苯和多溴二苯醚可能联手阻断蛋白质受体，并影响甲状腺和内分泌的功能。

六年前我刚开始写多溴二苯醚时，它们对人体的健康影响还不清楚，虽然后来科学界深入研究这类化合物，结果还不很确定。我们相信它们在人体中也像在啮齿类动物身上一样，会干扰甲状腺素，而甲状腺素在调节大脑发育、新陈代谢、排卵、月经周期的节律以及生殖力上，扮演重要的角色。[13]婴儿的甲状腺不该受到干扰。2010年，纽约的研究员发现体内多溴二苯醚量最大的婴幼儿在身心发展测验中分数较低，其中包括语言和操作两种智商表现。[14]

在成人方面，甲状腺功能低下（我正好就有这毛病）和乳房息息相关。最近一项研究发现，在一个月中，加州女性血液多溴二苯醚量每增加十倍，怀孕的几率就降低三成。[15]研究者给出结论："由于在工业国家中，接触无所不在的多溴二苯醚不可避免，因此只要受精的几率降低一点，就可能会有无远弗届的公共卫生影响。"男性也可能有所反应。丹麦一项研究显示多溴二苯醚的量和男性生殖器先天瑕疵以及新生儿体重较低都有关联。[16]这些结论都预示了婴儿接触多溴二苯醚可能会有不良的后果。

为了对最近的科学有更进一步的了解，我参加在得州圣安东尼奥举行的会议，会议名称很简明：二恶英。这个一年一度长达一周的会议主要是分享有关持久性有机污染物（包括但不仅限于含卤阻燃剂）的最新资料。就定义而言，所有的持久性有机污染物都有具持久性、分布广泛、在环境中不易分解的毒性，如今我们全都活在同一片化学海洋中，只是潮水有大有小罢了。许多合成物质不只会累积在食物链中，也会因雨、风、雪以及洋流而移动得更远。为了让你确知这些化学物质无孔不入，会议各节的题目包括"宠物狗血清内的阻燃物"、"以人类脚趾甲的评估作为非侵入性生物监测模型以评量人类接触环境中的有机污染源"，还有"人体与含氟滑雪蜡的接触"。

在墨西哥街头乐队演奏了欢迎曲之后，我拦住国家环境健康科学研究所国家毒物计划（National Toxicology Program）的主任琳达·伯恩鲍姆（Linda Birnbaum），她虽是政府官员，却因直言不讳而深受敬重。我问她是否认为人类已经遭到阻燃剂伤害，她说："由于我们全都持续地接触这些物质，它们势必会给某些人造成问题。我们每一个人都有不同的弱点：年龄、遗传、接触杀虫剂、共同暴露和交叉暴露等。我们传统上观察这些事的方法是一次一种化学物质，但那样并不能保护我们。"我们是体内化学物的总和。

如果持久性有机污染物这么糟糕，那么我们不是应该已经看到人们有相关的健康反应了吗？伯恩鲍姆说，恐怕我们已经看到这样的结果了。她引用数据表示，目前甲状腺失调、不孕，以及学习和行为障碍，有越来越高的发病趋势，虽然我们不知道造成这些问题的原因是什么，不过伯恩鲍姆说，含卤阻燃剂之类的化学物质"最后必然会累积到让人警惕的地步，我们必须监测并减少它们"。

她并没有建议妇女停止哺乳，但由于我们还会和这些物质共生很长一段时间，这当然是工业化国家妇女该考量的一个问题。要回答这个问题，当然要有一些考量。毕竟对宝宝而言，母乳只是这些化学物质的一种来源而已。如果它们存在于乳房中，必然也存在于血液里，而宝宝与这些物质最初可能也是最重要的接触，就在胎儿时期经由胎盘而来。另一种重要的接触则来自于家里，婴儿光是在家闲晃、在地毯上爬来爬去、吸吮手指、用嘴巴探索这个（阻燃剂的）世界，就已经让他们接触到不少化学物质了。我的孩子就曾把手机和摇控器当成奶嘴。虽然已知哺喂母乳的婴幼儿体内化学物质量比喂牛奶的婴幼儿高得多，但牛奶宝宝到童年中期也会迎头赶上。[17]

另外还有一种论点，认为哺乳尽管会让宝宝接触到化学物质，但实际上却可以保护他们不受化学物质的影响。有些研究发现，虽然母乳中含有其他化学物质，[18] 但喝母乳的婴儿发育较好，这也是世界卫生组织和其他团体继续鼓励妇女哺喂母乳的原因，即使对乳汁相当于有害废弃物的因纽特妇女亦然。

有些拥护哺喂母乳的团体不愿意强调母乳遭受污染的事实，他们不希望女性有拒绝喂母乳的新借口。或许他们真有这样的顾虑，但长久以来，这样的行为就等于高高在上地对待怀孕和哺乳的妇女：我们告诉你该怎么做！相信我们！几年前，

一名加州议员提议全州推行母乳生物监测计划，结果就有激进
团体反对，理由是这会引起为人母者的恐慌。然而母乳既能真
正反映我们身体的负担，又是有力的污染象征。加州的胡珀告
诉我："我们测试母乳是因为它是富含脂肪的大样本，它富含
化学物质，而且没有侵入性。我们应该去搜寻影响胎儿的污染
物，而母乳是寻找这些物质最简单的方法，可以直接读出胎儿
得到的是什么。"而且让我们面对现实，母乳承载着某些政治重
量。一直到持久性有机化学物质出现在人乳之中，各国才开始
采取行动，颁布禁令。胡珀说："母乳说话显然比沉淀物有力。
母乳一说话，大家才会听。"

　　虽然当局一再保证，要我们继续哺喂母乳，我心中却感到
不安。婴儿通过母乳所吸进的化学物质的量并不少，最近的研
究显示，授乳的母亲每月会把体内 2% 至 3% 的多溴二苯醚转
到子女体内，如果她们授乳一年，就移转了母亲体内毒素总含
量约三成。[19] 我给自己的两个孩子都哺育了一年半的母乳，如
今，我不免怀疑当初的选择是否明智。至于其他的化学物质，
其移转率更高，每个月的二恶英转移高达 14%，多氯联苯也有
8%。[20]（我知道我的乳汁也有这些物质，因为我额外又加做了
这方面的检测。孩子们，抱歉！）授乳一年的母亲转移给婴儿
的全氟化合物（PFC）更是高达 90%。[21] 全氟化合物用于制
造思高洁、Gore-tex 以及特氟龙等产品，它如今已经遍及全
球，就连北极熊体内的组织也被发现含有这种毒素，而且它
在自然环境中几乎不会分解。美国环保署专家小组表示，一

种叫做 PFOA 的全氟化合物"可能使人体致癌"。[22]

最近，工业国家对哺喂母乳的热忱已经极谨慎地稍微做了调整。我在二恶英会议上得知，挪威食品安全科学委员会目前正在讨论该国是否要推荐哺喂母乳，这是十年前简直不可想象的问题。挪威公共卫生研究院的凯瑟琳·汤姆森（Cathrine Thomsen）告诉我："我并不认为这次讨论会改变目前哺喂母乳的建议，不过也许在宝宝六个月大之后，哺喂母乳就没什么益处了。"想想这话的严重性：挪威是举世母乳喂养率最高的国家，99% 的新生儿母亲都哺喂母乳，即使在婴儿出生六个月后，依然有一半以上的婴儿吃母乳。这个国家已经禁止了婴儿配方奶公司的一切广告，同时允许产妇享受 42 周的有薪产假。挪威是积极鼓吹哺喂母乳的国家，然而如今，它却开始检讨这项措施了。

备受敬重的研究员阿克·伯格曼（Ake Bergman）告诉我，在瑞典，"现在有一种强烈的建议，要妇女在哺乳时不要减重"，因为这会动员她脂肪内的污染物质，把它们送到她的乳汁里。"就像倒扣糖碗。"他说，只不过这五彩缤纷的糖是放在我们脂肪细胞之内和之间的持久性有机污染物。如果你因为曾经听说减肥是哺喂母乳的好处之一而感到困惑，那么你并不是唯一这么想的人，只是老的规则不再适用了。

幸好这些化合物在我们体内总的含量依然还很少，只是我们几乎可以想见如科幻小说般悲惨的未来，妇女生出来的头一个孩子，就像做坏的第一批煎饼一样被牺牲。让人难以置信的

是，这样的情况已经在海洋哺乳动物身上发生。成年的雌性条
纹海豚和瓶鼻海豚成了"最纯净"的海豚，因为他们已经把体
内 91% 的化学物质卸在（科学术语是"净化"）子女身上，尤
其是第一头出生的小海豚身上。[23] 这是比怀孕期间更彻底的移
转，而且它们的乳汁比我们人类的油得多，因此其中的 DDT 和
多氯联苯等污染物的浓度也高得多。芝加哥动物学会的资深保
育生物学家兰德尔·威尔士（Randall Wells）说，头一胎小海
豚体内的污染物含量远远超标，预期会严重影响健康。而实际
上，佛罗里达州萨拉索塔外海头胎生的瓶鼻小海豚，死亡率比
它们的弟妹高得多，大约是 7：4。这可能出于许多种因素（比
如母海豚缺乏经验），但威尔士说，污染必然有所关联。"这的
确让我为哺乳类担心，"他说，"我希望我们不必在对抗其他一
切之余，还要加上污染这一条。"

　　如果我们希望减少和这些化合物的接触，就得更了解它们
从何而来。我想要追踪我乳汁内的阻燃剂是怎么来的，因此决
定先探究我屋内的灰尘。[24] 这些化合物分子并没有和泡沫相结
合，因此它们轻易就逸出产品，依附到灰尘上，然后被像我这
样的妇女吸入或吞下。于是我从吸尘袋中收集了尘土，送到杜
克大学，希瑟·斯特普尔顿（Heather Stapleton）就在那里孜孜
不倦地工作。这位全心奉献的年轻环境化学家是个新手妈妈，
她已经成为阻燃剂女王，最近证明了家尘而非食物是我们接触
到多溴二苯醚的主要来源，因而引起轰动。（当然，吃母乳的宝

宝是例外，因为他们大半的污染来源是母乳。）

几个月之后，斯特普尔顿送给我一份试算表。每一"类"或者分子类似的多溴二苯醚（共有数十种）都会留下指纹，可以追踪。而再一次地，我自以为健康的形象遭到当头棒喝。比如有一类叫十溴二苯醚（deca-209）的化合物可以在电视机和显示屏的聚苯乙烯硬背板上找到，这是在美国尚未自动停产的阻燃剂（注：美国现已停产）。根据对波士顿家庭的一项研究，这类分子在家尘中含量的中间值是4502ppb，而我家灰尘的 deca-209 含量则为5279，或许是因为我们有两间家庭办公室之故。不过我并不觉得太难过，因为有一栋房子的量高达185600。究竟那房里怎么会有这么多 deca-209？难道那是脸书创始人扎克伯格的宿舍？另一方面，用在发泡家具上的 penta-47 的含量中间值是1865，而我家的含量则是632。我家的octa-203（用在电子产品中）含量几乎是中间值3.6的三倍。换言之，我家的面貌是铺了长毛绒，插着各式电线，以及，灰尘满布。

就好的一面来看，针对欧美家庭的灰尘研究都显示，多溴二苯醚的量开始和缓下降，反映了禁令和自动停产的效用。我们乳汁中这些物质的含量很快就会稳定并下降。且先别急着开香槟庆祝。阻燃剂就像故事里的九头蛇一样，切掉一个头，还有其他八个。自多溴二苯醚式微之后，又有76种可疑的新阻燃剂应运而生，[25] 我的侦探故事未完待续。

去年我在宜家家居为我的地下室买了一张平价沙发，之所

以去宜家买，是因为我这个专注于阻燃剂的记者听说宜家宣称
该公司不再使用溴化合物，这让我沾沾自喜。后来斯特普尔顿
要我把家里的泡沫用品各送一小块给她做家具切片检查（我们
竟为家具做切片，这世界的确千奇百怪）。于是我从这沙发上
切了一英寸的小块，还有几个家里随手拿的垫子，把它们送到
了杜克大学。

　　垫子没什么问题，但斯特普尔顿却发现我的沙发含有一种
称作 ,3- 二氯丙基磷酸酯的阻燃剂，常被称作 TDCPP。这是因
二十世纪七十年代被用在儿童睡衣上而声名狼藉的两种阻燃剂
之一，后来科学家认为这种化学物和 DNA 突变相关。社会大
众大声疾呼，才使成衣商不再使用它们。当时大部分的研究是
针对溴化三，而我的沙发用的则是氯化三。理论上说，氯化三
在环境中更容易分解，但更容易挥发，意即它逸出的泡沫数
量更多。它在人体内的作用方式很可能和溴化三相去不远。
美国消费产品安全委员会把 TDCPP 归为人体可能的致癌物，
环保署也认为它有致癌的疑虑。2011 年，加州在 65 号法案
中，把磷酸三列为致癌物。

　　斯特普尔顿的质谱仪头一次辨识出磷酸三时，她不敢置
信。"起先我想，在二十世纪七十年代的疑虑之后，没有人会再
用它了。我们真是震惊。"她说。但最近斯特普尔顿在许多宜家
的产品及其他公司所制的商品中发现了磷酸三，甚至在 100 件
送来测试的婴儿商品中，找到 33 件含有磷酸三，包括哺乳用枕
和汽车儿童安全座椅。

说句公道话，宜家家居实在没有多少选择。除了酷爱阻燃剂的美国和英国之外，它并没有把这些物质涂在售往其他国家的家具上。为了了解宜家对这一切有什么说法，我写了一封电子邮件给该公司法规与标准部门的化学专家比约恩·弗里索夫（Bjorn Frithiof）。斯莫兰当地天刚亮，他的回信就来了。信中就事论事，并不避讳，却也表达了歉意。他写道："宜家尽量避免使用可能对人和环境造成伤害的化学物质和材料，公司目前已经自动停产所有含磷酸三的阻燃剂产品，这项工作已经展开。"在稍后的电邮中，他说公司会以"能和泡沫填充物的聚合物基体混合的有机磷化合物取代磷酸三，不过目前这种方法会不会成为我们产品主要的做法，尚未可知"。

有机磷化合物并没有什么了不起之处，它在环境里也很难分解。但如果宜家能想出如何把这些化学物质和发泡材质相结合，总是有帮助的。这表示这种物质不会在我们每次坐上沙发时，就逸出且混进我们的组织和乳汁里。

一如我这些阻燃剂冒险所显示的，有所知觉的消费者能做的只有这些。比较好的解决之道是从法规着手，加州应该抛弃过时的阻燃剂标准，国会应该更新有关化学物质的法令，让这些物质上市前先经过健康效果测试。许多科学家和环保分子，甚至有些监管机构，都主张对有三大忧虑的化学物质采取谨慎的做法，这三大忧虑就是持久性、有毒性，以及易传播性。

国家环境健康科学研究所的伯恩鲍姆直言道："如果你知道它具有持久性生物累积性，并且有毒性，那么它就会成为问题。既然我们知道这些，为什么还要用它们？难道我们真的需要这些化学物质？有没有替代品？"她说："问题是，谨慎一词在国际上已经招来恶评，人们认为这代表不确定。时时都会有不确定的情况，但同样地，我们也有信息。我们该做的是按照信息行事，而不要求非确定了不可。这和没有任何信息就采取行动是不一样的。"

不过不要指望法规很快会改变。几个改革加州阻燃剂标准的尝试都失败了，这令三十多年前最先发表磷酸三有害人体发现的阿琳·布卢姆（Arlene Blum）失望不已。目前在伯克利主持绿色政策科学研究所的布卢姆，曾率美国第一支远征队攀登安纳布尔纳峰，并且横跨喜马拉雅山脉 3200 公里；她说这两者都比对抗化学产业容易。

哺喂母乳是一种生态行为，让我们的身体和世界相联结，构成施与受的复杂网络。乳房的可渗透性让我们大幅进步，它们对雌激素的敏感度让我们能够在最理想的时候进入青春期。当我们早期的祖先四处移动，在河畔海边定居时，富含 ω-3 的饮食让她们的乳汁成了琼浆玉液，让我们的脑部得以成长。我们征募、收成、培养特化的细菌，为我们的乳汁所用；我们从这个世界和我们的身体当中收集分子，制造新的糖分和脂肪，以保护我们的宝宝。我们特殊的低蛋白质乳汁让我们慢慢成长，让我们有更长的童年时期，尽可能学习一切。

我们的脑部长得极好，让我们终于学会如何改变世界的生态。我们绝猜不到原来我们也改变了我们的乳汁。而这些新乳汁不再像以前那样能为我们所用。既矛盾又悲哀的是，一如乳汁曾推动我们的进化一样，现在它却由于输送毒素而且很可能造成不孕和脑部、身体的损伤，可能阻碍我们的进化。数十年来，婴儿配方奶公司一直想模仿母乳，如今反倒是母乳要模仿配方奶，这实在让人痛心疾首。

2004 年，联合国制定的《关于持久性有机污染物的斯德哥尔摩公约》开始生效，共有 162 个国家签署，同意禁用或严格限制 21 种最糟的持久性有机污染物，它们也是举世最让人触目惊心的化学毒物，大部分是杀虫剂，但有几种是多溴二苯醚、全氟化合物、二恶英以及多氯联苯等，全都是头号的母乳添加物。

美国还没有签署这份公约。

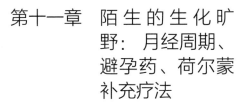

第十一章　陌生的生化旷
野：月经周期、
避孕药、荷尔蒙
补充疗法

XI

美丽新世界（Brave new world）：生命彻底改变的世界或领域，尤其是科技进步既有正面亦有负面结果的世界。[1]

——《美国传统英语词典》

如今，走在陌生的生化旷野之中，女性的身体有难以预期的反应。乳腺癌很可能就是其中的一种反应。[2]

——詹姆士·奥尔森，《别示巴的乳房》

在乳房的一生之中，会遭逢许多朋友与敌手：恋人、宝宝、不合身的内衣、难以分解的污染物，说不定还有乳环，一袋硅胶，或者一剂治疗用的放射线。这对乳房是莫大的压力，其中有些乳房出师未捷身先死。在美国，每年有 78000 名妇女的一侧或双侧乳房做切除手术。十年下来，做这种手术的妇女已经足以填满整个旧金山市。在美国，每年约有 20 万个乳腺癌病例，四万人因此死亡。放眼全球，乳腺癌是妇女癌症致死的主因。[3] 每年有 100 万名妇女诊断出乳腺癌，而这个数字预计到 2020 年还会增加 20%。全球乳腺癌病例增加主要是因为现代人寿命延长、肥胖，以及筛检得法，一言以蔽之，就是现代化之故。

不过就进化而言，癌症是多细胞生物必须面对的严酷现实。德国病理学先驱菲尔绍（Rudolf Ludwig Karl Virchow）在1855年就发现，"细胞来自细胞"，[4] 所有的细胞都由一个细胞生长出来。我们需要细胞分裂、复制，要不是有突变这样的把戏，像我们这样复杂的生物永远不可能见天日。

恐怕自有乳房以来，就已经有乳腺癌。人类是（除了水貂之外）唯一一种可以自由来去而会罹患乳腺癌的动物。[5] 人类豢养的宠物如果不切除卵巢，也会罹患乳腺癌。[6] 实验室中也可以用人为的方法诱发其他动物的乳房肿瘤，比如喂他们吃奇特的致癌物，或者植入无赖细胞（rogue cells，也叫捣乱细胞，是不受控制的不良细胞），或者干扰他们的基因。

有些人群从没听过乳腺癌，比如巴西巴拉那州的坎刚族（Kaingang）妇女，据说就从没得过乳腺癌，[7] 研究人员当然想知道为什么。很可能是许多因素共同造成的：坎刚族妇女的寿命较短，她们生育许多子女而且都母乳喂养，此外，她们也不服用口服避孕药，不用荷尔蒙补充治疗。另外，她们也花很多时间在户外活动，维生素 D 充足。她们可能不用体香剂，也不穿钢圈胸罩，这两个因素一直都被怀疑是乳腺癌的成因，不过如今其罪名已被洗刷。

虽然以当今的发生率来看，乳腺癌可称是现代病，但古埃及的医生已经很熟悉这种疾病。古代的纸莎草医书就有药方提到用牛脑和蜂粪混合成糊，敷在肿瘤上四天。[8] 到了中世纪，乳腺癌已经是众人所知而且令人生畏的疾病，当时最先进的疗法是采用昆虫的粪便。路易十四的母亲，奥地利的安妮就罹患乳腺癌，经过腐蚀性的砷糊治疗以及残忍的手术（当然没有用麻醉药）之后，于 1666 年去世。[9] 今天的治疗虽然野蛮——切除、烧灼和毒药，但比起那位国王的母亲，我们已经算是好很多了。

文艺复兴时期的医生拉马齐尼想要了解各种疾病的成因。他生于 1633 年，就在伽利略学说遭禁之后不久。如今拉马齐尼被奉为"环境医学之父"。1705 年，他发表了毕生研究的结晶《论工匠的疾病》[10]（ De Morbis Artificum Diatriba ），文章十分生动，而且从现代的眼光来看也十分有趣。其中有一章名为"厕所与粪坑清洁工的疾病"，让我不由得因自己是作家而感谢上苍，不过没多久我就读到"书记和公证人的疾病"，他在其中写道："所有伏案的工作者……都会发痒，气色不佳，身体健康不好。"这话吓得我赶紧起身去动一动。

吸引拉马齐尼的诸多事物中，也包括妇女如接生婆的疾病。我手上的古字体翻译版本中，所有的 s 看起来都像 f。不过把古体的魅力放在一旁不谈，拉马齐尼很敏锐地注意到，在修女院中，乳腺癌最为普遍。他写道："很少会看到没有这种恶疾新病例的修女院。"他承认自己不知道原因，不过他称乳房和子宫是"情欲的源泉"，并揣测因压抑性欲而得了恶疾的修女是"非常好色"的。这方面他虽然错了，但他提出修女最容易罹患乳腺癌的说法，迄今还是在现代医学对这种疾病的了解上起了重要作用。

奉献自我服事上帝的女性没有在哺乳，这对于情欲的器官有什么意义？

这果然是个好问题，就连诗人奥登也在 1937 年思索过癌症的问题："没有子女的妇人罹患它／还有退休的男人；／仿佛它需要出口／留给受挫的创造之火。"[11] 不过最后，流行病学者了解到造成这毛病的不是受挫的创造之火，而是受挫的生殖力。增加癌症危险的，不是独身守贞，而是因为没有子女。人类花了数世纪才得知荷尔蒙是怎么在人体内制造和运用的，而且老实说，我们还在学习。十九世纪的医生知道乳房的肿瘤在绝经前的妇女身上往往更大且更有侵袭性，他们也明白即使是同一个人的肿瘤，在经期前后有时也会有不同的大小。[12] 到 1895 年，一名叫作比斯顿的苏格兰医师切除牛和猪的卵巢做实验，发现这样做能使他们的乳房缩小，他揣测这也能使乳房的肿瘤缩小。

比斯顿质疑神经控制身体大部分功能的传统说法，他很有远见地说："我很确信雌性的卵巢和雄性的睾丸这两种器官会传送更微妙的影响……而且比神经系统传送的影响更神秘，而就身体的养分而言，不论好坏，前者都可能比后者有力得多。"[13]

比斯顿并不明白卵巢排出的是雌激素和黄体酮，他也不知道乳房组织和许多肿瘤中有荷尔蒙受体，但他亲眼见到荷尔蒙的行动。他首次做卵巢切除手术的女病人，在手术后乳房肿瘤缩小，似乎已经治愈，这实在太神奇了，因此消息不胫而走。

只可惜比斯顿并不明白，人体会从其他地方（脂肪组织和肾上腺）分泌与雌激素和黄体酮相关的荷尔蒙，作为补偿。四年后，他的病人的癌症复发，来势汹汹。她死了。

这只是开始，日后还有许多原本以为是灵丹妙药，到头来都只是让人失望的药方。但比斯顿就像先前的拉马齐尼一样，也有重要的发现。

我们在第七章提到那位观察妇女施打怀孕荷尔蒙有何后续效应的学者派克，是相当少见的学术奇人。他在 1935 年生于南非，原本是数学家，在 1950 年移居英国，随知名的流行病学家理查德·多尔（Richard Doll）做研究。流行病学者是用统计学来研究疾病的人，多尔是他们的院长，他就是那位提出吸烟会引起肺癌的学者，这个说法如今回顾是理所当然，但当时却是石破天惊。派克 1973 年来到加州，加入一群美国流行病学者的行列。当时美国的乳腺癌比率每年增加 1%–2%，[14] 这样的趋势使人既惊奇又困惑。1940 年，每年每十万名妇女有 59 名罹患此病。到 1960 年，这个数字是 72 名，1990 年，则跃升为 105 人，而且还在增加。到现在每十万人就有 129 人，相当于每八名步入老年的妇女就有一人罹患乳腺癌。而就全世界来看，有四分之一的恶性肿瘤是乳腺癌。赛跑已经开始，而且还在进行，我们必须赶快弄明白乳房如此快地陷入这么大的危险的原因。

不过，有趣的是，日本妇女罹患此病的比例比美国妇女低六倍。流行病学家想知道为什么，他们知道不是基因之故，因为日本妇女一旦移居美国，她们女儿的癌症罹患率就迎头赶上。难道是病毒？或者可能是美国生活形态或饮食中有其他传染力强的因素？

派克熟悉比斯顿的研究，因此他猜想说不定可以从美国与日本妇女的生殖特性的差异中，找到线索。1980 年，他前往广岛六个月，研究核爆伤害调查委员会的档案。[15] 委员会的病历详细记录了核爆幸存者的各种细节，收集了一切资料，从女性初潮的年纪，到她有多少子女，全都有翔实的记录。

派克和一名同僚发现，1900 年的日本妇女平均在十六岁半初潮，意即她们的卵巢比美国妇女晚两年才开始发挥功能。她们做母亲的年纪和子女数量与美国妇女相似，但派克一比较两国妇女的体重，就再度看出明显的差异。更年期的日本妇女平均体重只有 45 公斤，而更年期的美国妇女平均体重却为 65 公斤。派克分析血液样本时，发现日本乡下妇女（而且当时大部分都是乡下妇女）体内分泌的雌激素仅是美国妇女的四分之三。

"我们写了报告，说明初潮和体重等这些事物或许和两国乳腺癌罹患率的差别，有一半的关联。"我走访派克位于洛杉矶东区的南州大学凯克医学院托品大楼的研究室时，派克这么告诉我。他认为，美国妇女终其一生就是接触了较多的雌激素和黄体酮，而这些类固醇化合物其实造成了更多的癌症。

早在二十世纪三十年代，科学家就知道雌激素升高会诱发老鼠的乳房肿瘤，不过并未在人类身上证实。[16] 在荷尔蒙研究之初，制药公司就对雌激素和其他类固醇垂涎不已，比如可的松就模仿肾上腺产生的皮质类固醇，可以用来治疗关节炎。要是有人怀疑雌激素会产生问题，药商就刻意忽视，因为它的商机太庞大了。已知雌激素可提高骨质密度并使皮肤柔软，或许也可以预防流产。

在实验室中合成这些类固醇虽然可以获利，但过程复杂。采用大量的怀孕马尿可以制作出足够商业发售的雌激素，并且在 1942 年上市。这依旧是开给更年期妇女的药剂普雷马林的主要成分（稍后会再谈这点）。第一批足够商业发售的黄体酮和睾丸酮是二十世纪四十年代从墨西哥野薯中提炼出来的。黄体酮是天然的荷尔蒙，主要是由卵巢内的黄体制造的，如果怀孕了，则由发育的胎盘制造。

英文的"荷尔蒙"（hormone，激素）这个词来自希腊文，意为"激使"。就像其他荷尔蒙一样，黄体酮也带着它的指令穿过血流。它的诸多功能当中，也包括抑制额外的卵产生，好让我们一次只怀一胎。在远古更新世的过去，怀孕多胞胎对我们不会有好处。（这和经常怀着不同父亲"播种"的两、三个胎儿的耳狨猴刚好形成对比。这种聪明做法的好处是，在狨猴的世界，许多公猴都是好爸爸与杰出的公民，他们每一个都认为所有的宝宝都是自己的。[17]）

黄体酮防止排卵的神秘功能，让二十世纪中叶的药商在寻觅比保险套、体外射精，还有安全期法更好的避孕良方之时，有了灵感。安全期避孕法是要算准性行为的时间，避开女性排卵的危险期。虽然得到天主教会的容许，但却因失败率太高而被称作"梵蒂冈轮盘"赌。人们对可靠的避孕法显然有强烈需求。但药用黄体酮必须天天注射，否则效力就不够。因此各制药公司展开一场大竞赛，要找出方法让口服黄体酮也能有强大的力量。

公认是"口服避孕药之父"的化学家卡尔·杰拉西（Carl Djerassi），在他 1992 年的回忆录《避孕药的是是非非》（*The Pill, Pygmy Chimps and Degas' Horse*）一书中，叙述了他追寻的过程。他在 1923 年出生于奥地利，是擅长治疗梅毒的医师的儿子，青少年时代为躲避纳粹而来到美国新泽西。到二十多岁，他已经在墨西哥市担任兴泰克（Syntex）药厂的实验室主任。1951 年，他借着重新调整另一种合成荷尔蒙的键结，在兴泰克成功制造出黄体酮结晶。他写道："我们做梦也想不到，这种物质最后竟会成为全世界近一半的口服避孕药的活性成分。"[18] 这就是后来的口服避孕药炔雌醚。

希尔大药厂（G. D. Searle）在 1960 年先推出一个类似的产品，名为炔雌醇甲醚片（Enovid）。这种药物已经在老鼠、猴子和波多黎各的妇女身上做过测试（因为美国有许多州当时都禁止避孕）。到 1970 年，上千万名健康的美国妇女每天都会吞下一颗神奇的小药丸，不过后来美国国会却因接二连三接到有关药丸的副作用——从恶心呕吐、头痛到致命的血栓等的抱怨，而召开了一连串的听证会。科学家也才明白，荷尔蒙在人体内运作的方式远比表面复杂得多。药厂不得不调整原先只有黄体酮的配方，添加雌激素以避免两次月经之间的"突破性"出血，这是意外发现的结果。但在第一批合成药物中，荷尔蒙的剂量必须高到能确保避孕才行。

身为医师，也是美国国家卫生研究院研究者的罗伊·赫兹（Roy Hertz），在石破天惊的证词中，非但指责这种药丸为异端，而且警告它有致癌的效果。他宣称："雌激素之于癌症，就如肥料之于小麦作物。"[19] 销量立刻重挫了两成。

虽然剂量不同的新药依旧十分畅销，但杰拉西却明白合成荷尔蒙的迅速发展即将停下脚步。1973 年，这位知名的有机化学家在旧金山打开了一个幸运签饼，道出了他的心声："你的问题太复杂，幸运签饼解决不了。"[20]

大约就在派克前往广岛时，他想知道这个药丸是否与乳腺癌罹患率升高有关。他知道药丸里的黄体酮能大幅降低卵巢癌的风险，因为借着防止卵巢释出卵子，它也非常有效地阻止了细胞分裂和生长。（在月经周期中间，卵巢会裂开，释出一个卵子，然后修复自己。）可是黄体酮却不能防止乳房的细胞变化，而且实际上，它还造成乳房的变化。多年来，雌激素一直被指为乳腺癌的元凶，因为在实验室研究中，它会造成子宫的癌症病变，并且使培养皿中人类乳房的癌细胞长得更快。[21] 但最后证明黄体酮在刺激细胞生长和分裂上也一样糟，而且可能更糟。[22]

每当细胞分裂和复制时，就有可能会出现错误，或称为突变。如果有足够的突变（需要一大串），就会走上癌症的不归路。派克的理论是，女性一生中的月经周期次数越多，她的乳房就会有更多的荷尔蒙波动，但当她怀孕或哺乳时（这是工业化之前妇女生育期常见的情况，除非她是修女或尼姑），她的乳房细胞往往能够以保护身体避免癌症上身的方式运作。

"当今妇女的问题是，她们十二三岁就已经到了青春期，但却一直到 35 岁才生孩子。"派克说，"这实在太离谱了！这是完全不符合进化的做法！"他说得对；人类学家研究了现代狩猎采集文化的生命循环，认为这多少能让我们对早期人类的生活方式有些想象。西非国家马里的多贡族妇女要到 16 岁才开始青春期，接下来她们很快就结婚，大部分的成年生活都在怀孕或哺乳（她们平均每个子女都母乳喂养两年）。终其一生，她们排卵大约 100 次。[23] 而西方国家的妇女平均排卵 400 次。如今在美国，近 20% 的 40–44 岁妇女从未生育，[24] 自 1976 年以来，这个数字增长了一倍。

派克在草稿纸上为我画了一些图表，并用打印机印出一些文章。74 岁的他又高又瘦，留了一大把胡子，看起来就像快速减肥之后的圣诞老人。我起先用谷歌搜寻他时，首先出现的文件是南加州大学的宣传资料，称他为"勇往直前的马尔肯·派克"，[25] 给我留下深刻的印象。他的口音是轻快的南非腔，喜欢不断提出问题反复辩证。他在施行种族隔离政策的约翰内斯堡成长，既有包容力，又支持公开辩论。他显然很乐于挑战传统智慧。

他热忱地说："这个药丸每天都给你好像已经排过卵的荷

尔蒙量。一位杰出的苏格兰病理学家让我们发现在周期的后半段，乳房有更多的细胞增殖。"

"我也可以告诉你乳房细胞在排卵后会更活跃。"我说，一边想着他把苏格兰学者描述成天才，未免太夸张。

"勇往直前的派克"抬起了眉毛："你怎么知道？"

"因为它们会痛！它们会变大，它们会肿起来。"我说。

"哦！"派克说，"可是你怎么知道？"他重复说，"你怎么知道那不是水？你感觉不到细胞增殖！我们得在培养皿里看到才能算数！"

好吧，我想，如果科学家非得这样才行，也只好这样了。

乳房在排卵后变得更大更柔软，说明了这个器官早就为人类的繁殖做好了准备。每当排出卵子之后，不管究竟受精与否，身体都做好应付怀孕这件大事的准备。黄体酮行经我们的细胞，我们乳房中的制乳机器也开始生长。虽然早在怀孕之初、还有九个多月才会临盆之时就开始这样做未免太心急，但其实乳房需要分秒必争地制乳，才能赶上速度。

不论如何，到二十世纪八十年代中期，派克已经发表报告指出，在少女时代尚未生儿育女之前就服用避孕药的女性，45岁前罹患乳腺癌的几率会加倍。要是她们在怀孕之前已经服用避孕药八年之久，那么她们得乳腺癌的风险就增为近三倍。人工饲养的老虎和狮子在服用避孕药之后，也生出乳腺癌和子宫癌。[26]

在 1986 和 1989 年之间，欧洲和新西兰做了许多研究，证实了派克的说法，虽然也有一些研究显示口服避孕药增加的罹患乳腺癌的风险并没那么高。我告诉派克我自 18 岁起就服用避孕药。当时是二十世纪八十年代，药商虽然再三保证原始配方十分安全，但也推出了剂量较低的药丸。如今的口服避孕药所含的荷尔蒙量是原先配方的五分之一。

"所以避孕药是否改变了你的乳房？"他帮我说出我的问题。"我们不知道。怎么可能找出答案？你得把针插进人们的胸部，去看乳房的组织。但我们不愿这样做。如果我们可以看看 18 万名妇女的组织，就能够了解。"

正当我开始为过去的错误感到心慌意乱时，他问我："你服避孕药服了多久？"

我耸耸肩。"大概四年吧。"我说。

"我们认为大约在你停药之后十年之内，你患乳腺癌的风险较高。"他解释说，"因此现在你应该不再有问题了，不过这究竟对你有没有好处，我们不得而知。"

派克把一枚绿色的回纹针拉直，然后把它扭成四边形："我们知道它会保护你预防卵巢癌。"

我告诉他，在我停药之后，花了六个月时间才开始排卵。他露出高兴的神情说："你年轻时服药的那四年，就像有四个子女一样。"就我的卵巢而言，这是好事。

但我还来不及抽雪茄庆祝，派克又重新提起乳腺癌的问题。要是口服避孕药让身为流行病学者的他神经过敏，那么荷尔蒙补充疗法（简称 HRT）亦然。就像避孕药一样，这种治疗法提供日常额外剂量的月经荷尔蒙：先是雌激素，后来是雌激素加黄体酮，但对象是卵巢不再制造这些荷尔蒙的妇女。早在1982年，派克对荷尔蒙补充疗法就感到忧心，他发表了有关这个问题的报告，却如他所说，面对的是"震耳欲聋的寂静"。到1992年，普雷马林（Premarin，这个名字是 pregnant mare urine［怀孕母马的尿液］的缩写）已经是美国使用最广泛的处方药，已经有1100万名更年期妇女使用，制造它的药厂一年可赚近20亿美元。[27] 为了创造前所未见的需求，药厂和医师从妇女的虚荣和理性下手，创造出一种新的异常状态，称作"更年期"，就像外科医师创造"乳房过小"这个异常状态一样。

就如一名医师1975年接受《纽约时报》采访时说的："我把更年期当作是一种营养缺乏的病症，就像糖尿病一样。大部分妇女多多少少都免不了有一点症状，不管她们有没有知觉。因此我就无限期地开雌激素给所有的更年期妇女。"[28]

像他这样的医生还真为数不少。1966年，知名的妇科医师罗伯特·威尔逊（Robert Wilson）写了一本影响深远的畅销书《青春永驻》（Feminine Forever）。他在书中把绝经称为"活生生的腐朽"[29] 状态，让妇女肥胖、喜怒无常，而且松垮下垂。而他笔下"富含雌激素"的女性，相较之下则"拥有一种心灵的活力，让她们充满自信，有能够掌握她们命运的感受……而且能够自行控制情绪"。[30] 雌激素治疗法在他笔下"让女性可爱，情绪平稳，而且容易相处"。

就如同认为女性的乳房是为男性而存在的人类学者一样，

许多二十世纪中期的医生也认为：如果有必要，女性的情绪、性欲和活力，都应该经人工改造，以便适合男性的偏好。

到现在已经有许多辩论，针对绝经在进化上是否有其适应性——也就是说，它究竟有没有用？——或者大自然是否真的这么设计，要我们在卵巢没有用之后，自行凋萎死亡。我们经常听到的一个论点是，我们之所以会得癌症，多少是因我们活得太长，远非大自然的设计所致。我不涉入太多这方面的讨论，但我最喜爱的反驳，"祖母假说"（grandmother hypothesis），已得到人类学家萨拉·赫迪（Sarah Blaffer Hrdy）的捍卫。她在《母亲与旁人》（*Mothers and Others*）一书中解释说，我们的祖先经常活过繁殖期年龄，而在人类史上，这些老祖母其实对子孙的生存有莫大的贡献。绝经非但不是病态，而且是高度适应的机制，让年长的妇女能够获得自由，协助喂养并照料她们的孙儿。举世再没有比人类的儿童更耗费心力的生物了，他们需要久到荒唐的时间才能长大成人；要是没有多余的人手来供应他们成熟之前所需要的1300万卡路里热量，我们人类恐怕撑不到现在。赫迪最后的结论是，女性原本就该比她们的卵巢更长寿，而她们的乳房则该完好无缺。[31]

不过，如果能有选择，谁不希望拥有光滑的肌肤，永远貌美如花，讨人喜欢呢？神奇的荷尔蒙雌激素的确缓解了诸如热潮红、夜间盗汗和忧郁等症状，[32]这些症状在5%至15%的更年期妇女身上会达到严重的程度，而这些人或许应该冒着风险用药物治疗，但若以此方式用于所有妇女身上，则未必有利。

1980 年发现子宫癌和雌激素疗法有关时，药商的反应是把黄体酮加入配方之中，但二十世纪八十年代和二十世纪九十年代有许多研究都认为其他并发症和荷尔蒙补充疗法相关。1991年，研究人员展开长达 15 年、耗资一亿美元的"妇女健康关怀研究"（Women's Health Initiative Study），但他们在 2002 年却突然中止了其中一部分，因为他们发现采用荷尔蒙补充疗法的妇女（和服用安慰剂的妇女相较），乳腺癌的比例增加了 26%，中风的比例增加了 41%，心脏病也增加了 29%。

英国也进行了相关的研究，其"百万妇女研究"[33]（Million Women Study）是针对荷尔蒙补充疗法最大规模的研究，在 2003 年公布了资料。结果显示既服用雌激素也服用黄体酮的妇女，乳腺癌的风险增加了百分之百，也就是增加了一倍。罪魁祸首似乎是黄体酮，[34] 一如派克数年前提出的说法。光是雌激素造成的乳腺癌风险尚无定论，而最近的研究则认为，它甚至可以保护人体免于乳腺癌，只是很可惜不能免于子宫癌。这显现出荷尔蒙有益与有害难以捉摸的典型特性，荷尔蒙补充疗法中加入的黄体酮协助减少了一种癌症（子宫癌），却加重了另一种癌——乳腺癌的可能性。整体来看，荷尔蒙补充疗法在研究进行的这十年间，增加了两万个乳腺癌病例。[35] 虽然这相较之下还算是小的风险，但已经足以让许多妇女却步。

虽然研究者这些年来已经知道合成荷尔蒙和乳腺癌及其他癌症有关，但一直要到 2002 和 2003 年这两个大规模的研究有了结果之后，这方面的知识才广为人知。对"勇往直前的派克"而言，这时间上的拖延真是悲剧。他说："别人问我：'你不骄傲吗？你早就看出这种危险了。'我说：'我不骄傲，因为我们的研究并没有阻止这种做法。'""为什么？"他耸耸肩说："医生并不会特别紧张，而且他们喜欢开处方。"

但答案也该溯源而上，追到制药业，他们汲汲求利，又长袖善舞，能够玩弄法规。化工业同样也有这些特性，这两种产业在美国同时发展成熟，而且往往还运用非常类似的化学分子。

这些全都造成了乳房的新生态。下面是关于乳腺癌的风险这些年来如何改变的一个提纲挈领的总结。过去的时代：我们接触到周期循环的雌激素和黄体酮并没有那么多（我们比较瘦，较晚达到青春期，有较多子女，较早死亡）。现代：我们充满了类固醇荷尔蒙，我们胖，而且性早熟，但却不生孩子，就算生，也拖到高龄。我们服用避孕丸以及"生物同质荷尔蒙"（bio-identical）。我们在自己的身体上大量使用未经测试的新化学物质，并且通过食物和水摄取它们。我们简直可以说是浸泡在荷尔蒙和毒素里。

正如过去我们从合弓类动物、哺乳类动物和灵长类动物一路以来的久远环境传承塑造了我们细胞一样，现代的环境——以其最广的意义——也会决定我们细胞的命运。

但不是一定得被卷入合成或天然荷尔蒙的拉锯，你才会罹患乳腺癌。你甚至根本不必是女人，也有可能会得乳腺癌。

第十二章　精锐之师，令人骄傲*，也令人受伤：海军能解开乳腺癌之谜吗？

XII

———————
* 美国海军陆战队宣传语。

你期待上游的人如何对待你，就以此对待你下游的人。[1]
——温德尔·贝里，《公民证书》

这名字听来有趣：列尊营（Camp Lejeune）。在北卡罗来纳海岸沿着海军陆战队基地的路标，指着通往射箭场和保龄球馆的方向。霍尔科姆大道上的汉堡王则悬着水果冻饮的广告，我简直以为马上会看到夺旗游戏（Capture the Flag，欧美传统军事游戏）了。有一刹那，我觉得这里好像夏令营，后来我才明白正好相反，传统的美国夏令营是以军营为范本发展出来的。想想看：有制服，有食堂，要吹起床号，还有各种带兵打仗的游戏，不是军营是什么？

说到住，人们不是住在列尊营里，而是"驻"在里面。这里是15万名海军和水手及其家人的家，占地640平方公里，其外缘可见第二海军陆战师训练的证据，比如（前）手榴弹课程场地、滩头要塞攻击区，当然还包括火焰坦克和火焰喷射器射击区。（这个玩意儿暂时还不会列入夏令营的节目。）这些训练场地或许让美国得以保持强大，却也让美国的大地浸满了不稳定的有机化合物。这些区域，再加上基地其他数十个区域，目前都被画入美国环保署的优先整治表内，也就是所谓的超级基金名单内。

很不幸地，这基地承受最严重污染的地方，正好跟它的饮水水源区重叠至少三十年之久，从二十世纪五十年代中期一直到二十世纪八十年代中期。有"泥泞营"之称的这个基地，是由一大片的湿地和砂石含水层所构成，而新河则缓缓由其中向下，朝海洋流去。在基地一个称作海德纳特角（Hadnot Point）的工业区域，油桶静悄悄地把近 200 万加仑的汽油流泄到地下水中，造成一个估计约有 4.5 米厚、800 米宽的汽油层，而其上方则是第 602 号井，在 1984 年供水给 8000 人使用，却发现苯含量高达 380ppb，是这种人类致癌物法定限额的 76 倍。

海德纳特角是油库，是这个基地存放汽油之处，这里也是第二维修营修理战车、吉普车和其他军事车辆之处。自二十世纪四十年代起，除了汽油之外，它还存放破漏的工业氯化溶剂贮存桶，尤其是用来为机械除油的三氯乙烯（TCE）和四氯乙烯（PCE）。路边则是基地的垃圾场，是丢弃或掩埋那些溶剂及其他废弃物的地方。有些井受到的污染比其他更严重，但依照惯例，来自许多井的水经混合后再由中央处理水厂分别传送给家家户户和各营房。

长久以来三氯乙烯和四氯乙烯一直被视为可能致癌物质，法定饮用水含量上限是 5ppb，只是这个标准一直到 1989 年才制定。虽然军方在 1982 年已经得知此地的饮用水可能有受污染的危险，[2] 但却一直到 1984 年底才开始定期检查污染物的含量。当时的井水分析显示三氯乙烯含量已经达到 1600ppb。[3] 当地小学的自来水的三氯乙烯含量达到 1184ppb，⁴ 是饮用水污染案件代表地麻省沃本市（Woburn）（就是畅销书及电影《法网边缘》〔*A Civil Action*〕的故事背景）的五倍。

列尊营非但是"随时待战的海军远征部队之家"，也成了美国史上饮用水源污染最严重之地，因而声名大噪。这数十年来，共有 75 万人喝过当地的水，在那里洗浴和游泳，并呼吸其蒸气。

这个基地正好也是有史以来男性乳腺癌确诊的最大群集的中心点。我们能得知这点，不是因为美国海军陆战队之故，甚至也不是因为美国疾病控制与预防中心旗下负责评估污染对健康影响的毒物及疾病管理局提供了资料，而是拜一名运用网络联结的病人帕坦（Michael Partain）之赐，他称自己是"第一号病例"。

帕坦育有四名子女，他在佛罗里达首府塔拉哈西担任保险理赔公证员。2007 年，39 岁的他左乳诊断出有肿瘤，做了部分切除和八次化疗，接着他发生了性腺衰竭，也就是没有能力制造睾酮，这对身为海军子弟的他当然非同小可。"我从不知道男人也会罹患乳腺癌。"帕坦说，"我一直在想，究竟自己做了什么，竟会这么倒霉。我不吸烟不喝酒，喜欢当背包客和参加童子军活动。我家族也没有乳腺癌的病史。"

在帕坦确诊之后不久，他父亲来电，要他打开电视。电视正在播报关于列尊营污染以及此事可能与淋巴癌和其他疾病有关联的报导，这是他们俩首次听说列尊营受到污染。帕坦就是在那里受孕和诞生的。"我立刻就明白我受到了污染，也猜想说不定这是我患癌的原因，我应该不会是唯一的一个。"帕坦在当地媒体公布了他的病情，不久就接到亚拉巴马一名传教士的电话，他幼时和帕坦住在同一区，而且两人居住的时间也一样。传教士是"第二号"。

帕坦用谷歌搜寻罹患乳腺癌的男性资料，很快就搜到密歇根一名同病相怜的男子的照片。帕坦说："他的胸腔已经切掉一半，海军制服披在他的手臂上。我看了只能说，老天爷啊！"不用多久，他就找到 20 个和列尊营有关的男性乳腺癌患者。CNN 访问了他们，也报道他们相信自己的病是海军基地的饮用水受污染所致。一夕之间，又有 20 个人和帕坦联系。很快地，这样的人数达到了 50。

到本书出版之时，这样的患者已经达到 71 人，而且这个数字每个月都会增加。（也有许多住在基地的女性罹患乳腺癌，但这还有什么稀奇？）这些男性的癌症是否真和列尊营的饮用水有关？虽然已经发现两百多种化学物质会让实验室动物的乳腺长出肿瘤，但要把化学物质和人类的疾病做出联结，却是极度困难的。许多专家都说，目前只能证明一种环境因素会导致乳腺癌，那就是辐射。如果研究像帕坦这样的男性能让我们对癌症有新的见解，这可以让我们对环境医学的看法——尤其是对乳腺癌的看法——有深远的改变。

在西方世界，自 1960 年起，不论男女的乳腺癌病例每年都会增加 1% 至 2%（除了过去十年女性乳腺癌患病率曾短暂下跌），尽管男性罹患乳腺癌依旧非常稀少。相较而言，每出现一百个乳腺癌女病患，才会出现一个男性罹患乳腺癌。但讽刺的是，解开这个疾病之谜的反而可能是这些男人。在研究乳腺癌和化学物的关联之时，研究男人比研究女人容易得多。男人患病的危险因子不会受到进入青春期的年龄、生育史，还有荷尔蒙辅助疗法等的影响，他们只是罹患罕见疾病的男人，而罕见疾病比较容易追踪造成它的环境因素。这一群人和其他群集不同，在统计上有其重要性。

"我们鹤立鸡群，与众不同。"帕坦说。

虽然列尊营造成了难以计数的海军士兵及家人遭受个人悲剧，从儿童癌症、出生缺陷、流产，到成年人的疾病，不一而足，但这个长篇故事对科学家却是莫大的福音。许多专家在最近一个夏日齐集北卡罗来纳的威尔明顿，参加社区行动小组第二十次会议，这是毒物及疾病管理局组织的，由专家和当地环保人士构成的委员会。这个小组是几个分布于全美超级基金地点中的一个，一年开会四次，讨论科学进展的情况，以及社区人士所担心的问题。由于积极的社会人士参与，研究人员发现大规模的苯污染问题，同样也拜这些参与者之赐，管理局开始研究男性乳腺癌以及其他许多健康问题。

帕坦参与了社区行动小组，另外还有一位成员是当过教育士官长的恩斯明格（Jerry Ensminger），他的女儿贾妮在1985年九岁时因白血病而死。其他两位小组成员则双双缺席，一位受

战争相关的创伤后应激障碍折磨，另一位则在不久前因副甲状
腺癌去世。恩斯明格乐观且大大咧咧，帕坦则行事较慎重，他
们俩是最近一部纪录片的主角，片名为《永远忠诚》（*Semper
Fi: Always Faithful*）[*]，内容则是列尊营的前住户和他们为追求真
相及争取医疗福利，与军方周旋的过程。

　　"你为什么穿着牛仔靴？"他们俩一起穿过当地校园的停车
场前往会场时，帕坦对恩斯明格说。

　　"那是准备踢人屁股用的。"恩斯明格答道。

　　经过一轮开场白，恩斯明格在发言时攻击美国海军陆战
队只派了一名不开口的观察员与会，之后联邦流行病学者佩
丽·拉克卡特（Perri Ruckart）检讨了毒物及疾病管理局到目前
的工作。管理局 1998 年做的卫生研究指出，当地男婴体型较小
跟当地饮用水受到污染有关，不过根据新的（也更可恶的）污
染证据，这项发现已经用更新的饮用水样本资料重新分析。拉
克卡特说，另外还有一些重要的研究也在进行，例如针对基地
出生的儿童发生新生儿缺陷和儿童癌症的研究、污染期间住在
当地海军的整体死亡率，以及涵盖 30 万前居民及基地员工的患
病率。这些研究将与加州彭德尔顿营（Camp Pendleton）陆战队
基地类似但却未受污染的人口做比较。

　　拉克卡特和她的同事博韦先前向我解释，这些是典型的

---

　　[*] Semper Fi 为拉丁文，永远忠诚之意，是美国海军陆战队的座右铭。——译
注

流行病学研究，称作"病例对照研究法"，比较接触不同事物的类似人口，以了解其中一组是否生病几率较高。这种方法并不完美，因为研究人员必须依赖高比例的人口参与研究。如果列尊营中只有病人回答问卷，就是"取样偏差"，可能会扭曲结果。毒物及疾病管理局的研究人员不必靠参与者说实话，因为他们会不厌其烦地验证所有的医疗诊断。这些研究要耗费多年，花费大笔的经费。列尊营的研究花费可能高达 2000 万美元。（清理基地的污染则估计要花费 2 亿美元以上。）

如果这样的研究能产生结果，就能提供相当多的信息，并且（最终）对公共政策和医疗方式产生重大的影响。研究人员当初就是用病例对照研究法发现吸烟与肺癌的关系的。至今为止，最有启发性的人类癌症研究都和职业有关，这些劳动者在一段时间之内接触了某种特定化学物质。证明化学物质和癌症的关系的一般人口研究（相对于劳动者的研究）是很少的。不过，有趣的是，其中有两个这种研究同样也跟三氯乙烯和四氯乙烯溶剂，以及其他污染物有关：联邦研究员认为，麻省沃本（化学工厂和胶水工厂所在地）和新泽西州汤姆斯河（染料和颜料工厂所在地）两个城市的儿童白血病患病率居高不下，是饮用水污染所造成的，只是他们无法指出元凶究竟是哪一种化合物。在沃本也出现异常的男性乳腺癌病例，只是数目太小——只有极少数，在统计学上还没有什么意义。

正因如此，拉克卡特和博韦才这么仔细地研究列尊营的数据，此地有成千上万的男性接触过污染源，而且已经有高数量的乳腺癌病例出现，就算不计其他原因，可以研究的病例数至少比较高，这表示它更可靠。毒物及疾病管理局的波特（Christopher Portier）主任在会后向我说明："如果我拿个铜板掷十次，其中七次是正面，这可能是因为偶然，但如果我掷一千次，却有七百次是正面，那我保证这一定有原因。如果（列尊营的）数据真的有结果，那么在其他研究中看起来微不足道的资料，在这些研究中一定会凸显出来。我们在这里要做独特的新研究。"

在会中的问答时间里，一名当地妇女问道："对于这里这名男子的健康问题的成因，你有什么可以告诉他的吗？"波特说："什么都不能。"就算这些研究显示癌症和基地的水有关，这样的结论也不能应用在个人身上，只能说是整体人口所面对的风险。不过如果你把这话告诉帕坦，他会指出男性乳腺癌发病的平均年龄是 70 岁，"但我所找到的乳腺癌病人，有一半以上都不到 56 岁。这不对劲。我知道造成我得癌症的原因是什么。"

我们很容易就会认定某些可能并不存在的因果关联，尤其当我们面对个人或家庭悲剧之时更是如此，这是人性，但列尊营有这么多人患癌当然已经引起了学术界和临床医师的关注。最近刚从波士顿大学退休的流行病学家理查德·克拉普（Richard Clapp）就在社区行动小组担任外聘专家，他提醒说，或许还要很多年，这些男性病患才会得到关于他们乳腺癌的答案，而且就算到那个时候，答案也可能还遮遮掩掩。他说，虽然这是有史以来所见男性乳腺癌最大的群集，但依旧可能没有

足够的病例在资料中产生强烈的信息。但另一方面，如果真的
能找出关联，人们一定会注意。列尊营大部分的污染物并没有
荷尔蒙的作用，"因此这更像是纯化学污染，而你可以说，至少
有一种乳腺癌是因化学物质造成的。"克拉普说，"这应该能让
我们学到一些教训。从学术的观点来看，这是好事，但对病人
来说，这太可怕了。"

列尊营或许是个问题重重的地点，但却绝非特例。三氯乙
烯和四氯乙烯现在被强烈怀疑会造成人类罹患肾癌，但已经被
军方和许多民间企业广泛使用。在美国，共有 130 个军方基地
根据《环境应变补偿和责任归属综合法案》（或称超级基金法）
被划入环保署的优先整治名单。光是三氯乙烯就已经在全美至
少 852 个超级基金地点检测出来，[5] 而这种化学物质是地下水最
常检出的有机溶剂。现全美 34% 的饮用水水源都有它的存在。
[6] 三氯乙烯主要用于生产去污剂、化粪池系统清洁剂和干洗剂。
在记录中，三氯乙烯也曾被用做宠物食品添加物、咖啡中去咖
啡因的化合物、伤口杀菌剂，甚至用做产科麻醉剂。食品药物
管理局在 1977 年禁止了这些用途，但一直到二十世纪八十年代
后期，监管单位并没有正式限制饮用水中三氯乙烯和四氯乙烯
的含量。直到 2011 年 9 月，环保署才正式将三氯乙烯从"人
体的可能致癌物"重新划为"确定（known）致癌物"，根据的
是将三氯乙烯与肾癌联结在一起的确切证据，以及它跟神经毒
性、免疫毒性、发育毒性和内分泌效果之间的暗示证据。[7]

　　四氯乙烯有时称作"perc"，是和三氯乙烯很相似的另一种氯化物，如今在干洗店内依旧很常用，[8] 不过美国政府很可能在不久之后会加强其使用的规定。苯则仍然用做汽油的添加物，闻起来有微微的甜味，曾用做刮胡后的润肤乳霜。[9]如今，据美国退伍军人事务部负责政策、赔偿和养老金服务的副主任布兰得利·弗洛尔说，"我们很确定苯和急性骨髓性白血病及其他疾病有关联。"

　　只可惜还有更多的坏消息：三氯乙烯和四氯乙烯都会分解为强力的毒性分子氯乙烯，而这个分子也在一些井中被测了出来。氯乙烯名列美国国家毒物计划和国际癌症研究署指定的第一批人类确定致癌物名单上。

　　但就算这些化合物和乳腺癌息息相关，究竟它们在乳腺癌当中扮演什么角色，依旧不得而知。有几个研究已经在探究接触这些物质的男女劳动者乳腺癌的病例，但结果迄今还分歧很大，而且研究的规模往往也非常小。最近在欧洲的一个研究则发现男性汽车技师罹患乳腺癌的风险两倍于常人，其结论是："汽油、有机石油溶剂，或者多环芳香烃都有嫌疑。"[10] 氯乙烯也被视为和 PVC 塑料工人罹患乳腺癌有关。[11] 另一个研究则发现接触三氯乙烯的飞机维修工人乳腺癌风险也略有增加。[12] 有些研究发现接触三氯乙烯的干洗工人乳腺癌几率较高，[13] 但也有些研究显示几率较低。[14]

　　1999 年一项针对从事溶剂密集产业的丹麦妇女的研究显示，她们罹患乳腺癌的几率是其他人的两倍。[15] 发人深省的是，学者针对科德角（Cape Cod）妇女做了一系列研究，[16] 这些人在不知情的状况下饮用了受到旧水管内层的四氯乙烯污染的饮用水。波士顿大学公共卫生学院流行病学者安·阿舍格罗（Ann Aschengrau）研究发现，接触到最高量四氯乙烯的妇女，罹患乳腺癌的几率比接触量较少的妇女高出 60%。

阿舍格罗指出，三氯乙烯和四氯乙烯都是喜欢与脂肪结合的化合物，已知会以高量累积在乳房组织中。在乳房组织，尤其是在导管里，很可能有特别的酶防止这些化合物分解。一旦它们存在那里，就可能在迅速分裂的乳房组织中造成 DNA 损坏。就如我们在第三章提到的，男人也有乳房组织，而且有些男人的乳房组织比其他人更多。

正如由男人引领乳腺癌研究的道路有点讽刺一样，如今也是由长久以来一直抗拒环境医学观念的美国军方站稳了立场，要成为环境医学的先锋——虽然他们是心不甘情不愿。当然，军方让穿着制服的士兵生病可说是历史悠久。从二战一直到冷战的游离辐射、越战的橙剂，以及最近在伊拉克内地焚烧坑产生的戴奥辛和其他化合物。如果细看支付给列尊营旧居民越来越高的赔偿金，就可发现三氯乙烯、四氯乙烯，还有苯很快就会加入罪魁祸首的行列。在这条路上的每一步，国会都得敦促国防部研究这些疾病，并做出公正的赔偿。

对于美国退伍军人事务部的医生而言，这仍旧是一场教育。事务部环境局局长特丽·沃尔特斯前来参加了威尔明顿的会议，并且在休息时间和我谈到她的单位所面对的挑战，她说：

"医学院并没有教授接触有毒物质这方面的事务，但对于退伍军人事务部的医生来说，这应该是我们的本行，我们该是这方面的专家。把这方面的教育传布到偏远地方是非常非常大的挑战，它不像糖尿病或心血管疾病那样主流，但每一位基础医疗医师就算对苯或三氯乙烯不够专精，也该明白要去哪里提问。我的希望是，当有退伍军人来说'我接触到苯'之时，医生不会只是瞪着两眼注视他，却不知道该怎么办。"

　　我们的朋友或亲戚的乳腺癌究竟有多大的可能是环境因素造成的？这真的很难说。美国癌症协会认为所有癌症中，只有2%至6%可以归因为接触化学物质，这个估计部分是来自于职业性癌症的有限的旧研究。[17]我们对于乳腺癌及一种环境因素——辐射之所知，是来自一场非常不幸的大规模健康实验，称为原子弹。但是对于一般大众与化学物质的接触，其因果关系则很难确认，因为长久以来我们同时接触到太多化学物质了。"让所有老鼠全都跑出笼子，结果就是流行病学。"博韦开玩笑说。在找寻社会大众乳腺癌成因这方面，恐怕我们永远也找不着确凿的罪证。我们的世界和我们的基因参与了这方面太复杂的游戏，毕竟，乳腺癌有许多种，有数十种细胞和分子的通路会造成这个结果，而且包括基因在内，可能还有不知多少因素会改变这些通路。不过我们的确知道乳腺癌在有害废弃物和工业设施等地点有一些热点。[18]在长岛、纽约、加州马林县和麻省科德角，乳腺癌发生率增加的速度比美国其他地区都要

快，这些地点的相同之处就是它们都有工业、农业和军事方面
的污染。但在那里也有其他较高的因素，使得整个情况显得混
乱：这些地方都是富有的区域，妇女较晚生儿育女，采用较多
的荷尔蒙治疗法，也喝较多的葡萄酒。难怪流行病学家也感到
困惑。

在 2010 年 4 月发布的美国总统癌症研究小组（President's
Cancer Panel）报告 [19] 中，作者表示因化学物质而造成的癌症
其实"遭到严重低估"[20]。这份 200 页报告的作者群十分特别
地采取了大胆的立场，敦促要更严格监督化学产业。作者之
一的德州大学安德森癌症中心的免疫学者玛格丽特·克里普
克（Margaret Kripke）原本对环境疾病的课题颇感怀疑，她说：
"我一直以为产品在上市前都会经过测试，结果发现根本不是
这么回事，我太天真了。"

大部分研究乳腺癌的机构都说，并没有明确的证据显示化
学物质会造成人类乳腺癌，[21] 但其实也几乎没有明确的证据显
示其他因素会造成乳腺癌，包括大家最喜欢提的肥胖和吸烟。
要是我们检视所有这些已知的乳腺癌危险因子，比如生殖和荷
尔蒙、家族病史，以及辐射，就会发现它们顶多能说明所有乳
腺癌的一半原因，[22] 然而研究人员花了不知多少经费研究这些
原因，却没有花多少经费研究化学物质与乳腺癌的关系。许多
倡议者都说，或许应该是更深入探究化学物质因素的时机了，
尤其是在动物和职业研究方面的证据也在逐渐增加。现有的研
究让人头痛，因此在 2010 年，苏珊·科曼乳腺癌研究基金会

拨款 120 万美元，请美国国家科学院为环境因素和乳腺癌的
关联做大规模检讨。结果是：虽然化学因素似乎"言之成理"，
但还需要更进一步的研究。

"许多资料的确意味着化学物质会造成哺乳类动物身体的
肿瘤。"毒物及疾病管理局的波特主任在北卡罗来纳社群会议之
后告诉我。他认为广义的环境，包括吸烟、营养和化学物质污
染，是造成大部分癌症的原因。"我们有很清楚的研究，比如针
对同卵双胞胎的研究，告诉我们这个数字可能高达 75%。"

"越来越多的动物证据和不时出现的人类证据显示，我们
这一辈子所接触的事物都可能会造成乳腺癌，"加州乳腺癌研究
计划的主任玛丽昂·卡瓦纳－林奇（Marion Kavanaugh-Lynch）
也表示同意，她的组织由加州香烟税所得款项拨款做环境研
究。她说："要是我们现在能够辨识出这些物质，就更容易避开
它们。"

然而这对帕坦所列病例表上的第 23 号病患已经来不及了。
二十世纪八十年代初期，还是婴儿的这名病患在基地上托儿
所，这家托儿所是由混合杀虫剂的工厂设施改装来的。（即使
是在那个时代，我们的军队这样利用土地也实在算不上明智
之举。）他 18 岁时就做了双乳切除手术，但在帕坦知晓到他
之前，他就已经去世了。对这些已经去世的人，一切都太迟
了，对德弗罗，也就是第七号病例而言，同样也太迟了。他
这辈子没有花太多时间戴着代表乳腺癌防治的粉红色标识，

而是穿着迷彩军装。

德弗罗是麻省皮博迪人，1980 年他高中毕业就入伍，驻扎在列尊营，直到 1982 年。他在第八通信营担任技师，住在使用海德纳特角水源的军营里。在菲律宾和夏威夷军事演习之后，他回到麻省开始担任机械工，周末则帮人做花园造景、造阳台，搬运岩石和土壤，贴补收入。他也认真运动，跑超级马拉松，并且打拳。

但现在德弗罗却病得连路都不能走，没办法来威尔明顿开会。因此我在会后拨电话给他。他有浓重的波士顿口音："2008年 1 月，我得了乳腺癌。"现年 45 岁的他从电话那头北安多佛的家告诉我。"我的手早上撞到胸膛，感觉不对劲。我想一定是在打篮球时吃了拐子。身为男人，你根本对乳腺癌一无所知，我从没想到男人会得乳腺癌。但我把这件事告诉我太太，她帮我挂了号去看医生。"他被诊断出第三期乳腺癌，意即癌细胞已经扩散到淋巴结。

德弗罗惊讶得目瞪口呆。

"我觉得自己像怪胎。我根本没乳房，怎么可能会有这种事？我是海军，是个硬汉，时时都在锻炼身体，吃得健康，常常运动，这一辈子都保持良好身材，从不吸烟嗑药，怎么想得到会发生这种事？"在确诊一个月之后，他收到海军陆战队奉国会之命寄来的信，说他驻在列尊营时可能接触到受污染的饮用水，并且建议他和其他数千名海军官员在一个政府网站上登记。

"当我接到这封信时，不用一分钟我就百分之一百确信是污染的饮用水导致了我的乳腺癌。"德弗罗搜寻到一个由海军官兵及家人创始的网站，很快就和帕坦在内的其他六名同样患乳腺癌的男人联系上了。他同意在报纸和电视上现身说法，希望能找到更多在列尊营遭到污染毒害的人。"老兄，我得要让其他人知道。我希望他们二十年前就告诉我们，那对我可能就会导致不同的结果。"

就像许多罹患乳腺癌的男性一样，德弗罗是在病程晚期才被诊断出来的。他的治疗包括乳房切除，并摘去 22 个淋巴结，接着是放射线和 14 个月的化疗。"让我死去活来。"他说。但到 2009 年，他得知癌症已经蔓延到他的脊椎骨、肋骨和臀部。癌症已转移。"这回没救了。"他说。虽然他是个硬汉，却在乳腺癌群体中得到一些安慰。"你走进那些粉红色的建筑物和地方做乳房摄片和看诊，你是个男人，所有的女人都眼睁睁看着你。我认识了这些女病患，她们的态度开放诚实得多，而且也比较容易表达情感。我们男人谈的都是足球、吃喝、放屁和女人，因此这些女人对我真的很有帮助。我觉得自己解除了负担。我要向前看，现在我的目标是要唤醒大家的意识。"

不过骁勇善战总不会错。德弗罗要和海军陆战队一搏，争取医疗福利，并且协助其他患病的退伍军人也拿到医药补助。退伍官兵唯有在病情和他们的兵役相关之时才能得到补助，他已经退伍二十多年，但在两年的争论之后，去年他成了第二名说服政府的男性退役军人乳腺癌患者：他的乳腺癌有一半的可能和列尊营的饮用水有关。想获得服役相关的医疗补助的退役军人，必须证明军方的环境污染和他们的病有 50% 的相关几率，门槛听来虽低，但到目前为止，在列尊营旧居民向退伍军人事务部提出的总共 3400 件医疗案件中，只有 25% 获得核准。

并不是所有和列尊营扯上关系的男性乳腺癌病患都把病因怪在基地头上，比如 77 岁的佛罗里达人史密斯同样也因第三期乳腺癌而接受治疗。我在恩斯明格和帕坦所设的网站上找到了他。"我不确定为什么我会得这个病。"史密斯说。他在二十世纪五十年代后期为基地编了两年报纸："我喝酒喝得凶，过的是欢乐生活。我在水牛城的钢厂工作过，也住过列尊营，我不知道病是从何而来，总不能突如其来就怪海军陆战队。我不知道病因，我的医生也不知道。"

他知道的是，这个病让他改头换面，让他不再是原本他自称"走起路来大摇大摆的王八羔子"。"我和以往不同了。"史密斯说。从海军退伍之后，他在麦迪逊大道的广告公司工作多年。"我是个疯子，喜欢追女人。我甚至不能告诉你我结了多少次婚。但现在我不再放荡不羁了，不再追女人。我现在欣赏女人，她们比男人强多了。我参加辅助团体，听她们的话。我拥有进入女人世界的特权。"

大部分罹患乳腺癌的男病人，尤其是受过军事文化熏陶的男人，都不想谈这个病，不过帕坦却像春天的少女一样爱说话，这正是他能够成为理想发言者的原因。他的外表一点也没有女人味，他描述自己是"长得像多毛野兽的男人"，这话倒很公平。不久以前他说服了德弗罗和其他一些切除乳房的男人光着膀子上镜，制作月历，以便为乳腺癌研究筹款。

但在他亲切的态度之下，却是深沉的愤怒。他因自己罹患乳腺癌而愤怒，因海军陆战队没有向那些人致更深的歉意，或者做更多的弥补而愤怒。他大力要求陆战队交出更多资料，并且告知更多旧居民有关污染的真相。

身为记者的我获准进入基地，同时参观了它正在进行的大规模清理工作，到目前为止已经花费了 1.7 亿美元。清理工作的内容包罗万象，从吃掉漏油的细菌，到土壤气体抽除法，到把水中的挥发性有机化合物氧化为较无害分子的"抽取处理站"。但帕坦说，由于标准的保安程序，他连进入列尊营都不行，这使他更加愤怒。因此在我参观列尊营之前，帕坦替我做了他自己版本的不同导览。我们在对街停车，在杰克逊维尔市（Jacksonville）外几英里处 24 号公路上的一家干洗店前。这里有许多商家企业都是以爱国心或上帝的主题取名。这家"A1 干洗店"就在"神迹沙龙"上方，旁边是"自由家具行"。烫得整整齐齐的夏日迷彩制服在窗户里挂了一排，前面有个牌子写道："名条制作钉缝。一天交件。"这里原来叫作"ABC 干洗店"，它也和海德纳特角一样，是基地水源三氯乙烯和四氯乙烯污染的主要来源。

帕坦体格魁梧，留着山羊胡子，喜欢戴飞行员墨镜。他穿着短裤和棕色 T 恤，上书"美国，大急流市（Surf City, USA）"。这副观光客打扮掩饰了他的情绪。他指着对街的基地，那里有链条做的篱笆和一排火炬松，把路面和称作塔拉瓦阳台的基地家庭住房区分开来。就在大门入口旁，四根明黄色的短木柱围住了一块方形的水泥地，大小约为餐盘那么大。这就是恶名昭彰的 TT26，供应塔拉瓦用水的井，正是帕坦一家人过去所住的地方。

"这里是干洗店，往下是通往河边的斜坡，这边，"他指着井说，"再过去 300 米就是 TT26，就是吸取污染的水、供应这个地区的井。他们让它抽了三十年的水，毒害了许多人。我看着它，还有监测井，只要一看到它们，我就感到愤怒。"一些海鸥飞过我们头顶，往海洋而去。

"一直到出生之后四个月，我都住在哈格鲁路，我看起来正常，起先一切都看来正常。"帕坦一边擦汗一边说，"这是每一个女人的梦魇，就是她们怀孕时所做的一切竟然会影响到尚未出生的孩子。当我跟许多母亲谈话，而她们明白自己的子女受到毒害之时，我亲眼见到她们的反应。我在我母亲的眼里看到我这辈子体验过最让人心碎的神情与绝望。望着我母亲的眼睛，看到她明白她在怀孕时因为自己所喝的东西而伤害到孩子。我看到那表情时已经 40 岁。我要把真相告诉我的家人，我的小女儿，她一直不停地问我：'爸爸，发生在你身上的事，会发生在我身上吗？'"

"我不想要这些事纠缠我不放，但我也不想自欺欺人。我不想忘记它，我得要了解它。"

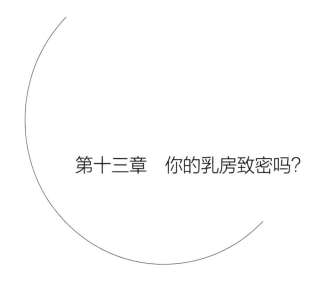

第十三章　你的乳房致密吗？

XIII

年老而死无可避免，但未老先逝却可以预防。[1]

——理查德·多尔

多半时候，乳腺癌都是老祖母才会得的癌症。我两位祖母生病时，还不能公开讨论生殖方面的癌症，不过我外婆的乳房切除非常明显，因为她宽大的洋装下有一大块缺口，不时浮现在我儿时的想象中。至于我的祖母弗洛伦斯，我从没见过她。她在弗吉尼亚州里士满市发病时，我父亲才九岁。接下来许多年，她不断进出医院做手术和放疗，直到 1961 年去世。一直到今天，我父亲依旧喜爱早上的晨光，因为那是他母亲最快乐最有精神的时候，可以在厨房里唱歌，在花园里忙碌。他一直不知道祖母究竟得的是什么病，恐怕连她自己也不知道。我以前听说她是因某种胃癌过世，一直到最近才有人告诉我她得的可能是卵巢癌，这在基因上和乳腺癌息息相关。我去追问父亲，他说："我得到的资料都已经过滤过了。"虽然已经过了五十年。"医生想要隐藏她患癌的消息，他们认为不该告诉病人他们得了癌症。"我问我姑姑，"唔，我以为她得了某种肠癌。"她说。

我向弗吉尼亚人口记录处申请祖母的死亡证明，希望能从其中找到一些线索，果然不出所料。"直接死因（A）：营养不良。由于（B）：癌症转移。由于（C）：假性黏液性肿瘤。"我请教了我的医生，她说，是的，很可能是卵巢癌。

由于卵巢癌在基因上和乳腺癌相关，因此也是乳腺癌学者的研究对象。如果一个家族有乳腺癌病例，通常也会出现卵巢癌病例，这两个难兄难弟被称为"遗传性乳腺癌卵巢癌症候群"。我曾听说我的曾祖母，也就是弗洛伦斯的母亲，也是因癌症去世，但同样的，没有人知道她是什么癌。有人告诉我父亲说是腹腔癌，可能又是委婉的说法。于是我写信到伊利诺伊州威尔县人口记录处申请她的死亡证明书，结果得知安·希金博特姆于 1930 年以 58 之龄去世。"主要死因：肺癌。其他相关原因：乳腺癌。"

真不幸。连续两代都是相关的癌症，离我只有两辈。再加上我的外婆也是。我接到寄来的死亡证明书之后，马不停蹄直奔遗传咨询师那里去。我知道如果我继承了 BRCA 基因的突变，会有什么样的几率：80% 罹患乳腺癌的几率，45% 罹患卵巢癌的几率。咨询师肖恩·莱什听了我的家族病史，然后画了一张布满圆圈和方块的图，就像儿童玩的几何拼图一样。

"我的工作是要找出固定的模式。"她说，"就你母亲这边来说，虽然到处都出现癌症病例，但却不是大问题，倒是你父亲这一系的你祖母和曾祖母这边让人担心。最可能的解释是 BRCA，这个可能性高到我们必须谈谈，并且让你做个检测。"

不过我的健康保险公司却不答应。如果我的一等亲（我的母亲、姐妹）*内有人罹患乳腺癌，公司会付检验费，但祖母辈不算，就算一连有两位祖母辈患癌也不行。BRCA 基因在美国由麦利亚德基因科技（Myriad Genetics）公司拥有专利，而该公司为顾客做乳腺癌遗传基因检测索价 3000 美元，价码很高，因此保险公司严格把关。BRCA 基因最常见于东欧的犹太人，每40 人约有 1 人带有这种最常见的基因缺陷（在一般人口中，则是每 500 人中有 1 个）[2]。但我的希金博特姆曾祖母并不是犹太人，她们的 BRCA 基因或许带有其他的突变，比如十六世纪中期在冰岛出现的一种突变，称为 999del5 BRCA2，是某人的DNA 少了一段造成的，而这个人又刚好生养众多。也或许我的两位祖母继承了在荷兰、日耳曼、法国、意大利、不列颠、巴基斯坦，或者法裔加拿大人口中所发现的其他 700 种致癌变异的一种。[3]

BRCA 基因是基因变异中最常见却也最致命的一种，但我的两位祖辈可能继承到的还有其他许多种不同的基因变异——有些已经发现，有些则尚未为人所知。在乳腺癌和卵巢癌病人的家族中，只有不到一半的人有 BRCA 基因突变。[4]另外也有较低的可能是，我的祖母及曾祖母恰巧各自发展出毫不相关且不会遗传的突变。总计起来，只有约 10% 的乳腺癌是来自遗传基因缺陷。

---

* 这里一等亲指和自己有 50% 基因相同的人，包括父母、儿女，也包括同父母的兄弟姐妹。祖父母属于二等亲，曾祖父母则为三等亲。

在美国，活到 90 岁的老人一生中罹患乳腺癌的几率是每 8
人中有 1 人，或者 12.2%。[5] 莱什把我的风险因素用"蒂勒—库
济克风险评估模型"计算，得出 19.8% 的风险。莱什告诉我，
在风险达到 20% 的时候，医生就会建议做积极筛检，比如每一
年或半年做一次骨盆腔超音波（以便筛检卵巢癌），以及每半
年做一次乳房 X 光摄片跟乳房磁共振造影。但并没有 BRCA 检
测——它的检查结果能让我不可思议的患病几率大增——我就
像大多数的妇女一样，只能听天由命。

如果癌症是老年的疾病，那么我们年纪越大，就越该要提
高警觉。如果能了解风险因素是什么，应该是不错的主意，最
主要的因素应该是年龄和家族病史，但就我所知，它们并非唯
一的因素。其他标准的风险因素包括青春期很早就来到、很晚
绝经、肥胖、怀孕生子的年纪较长、先前有乳房异常的病史，
以及族裔（白种妇女罹患乳腺癌的风险略高于非裔美国人，比
亚裔和西语裔者则高上许多）。但——这里就是令人困惑不安的
部分——大部分的乳腺癌病人除了年龄和族裔之外，并没有显
示多少其他的风险因素。比例高得惊人（90%）的乳腺癌妇女都
没有乳腺癌家族病史。同样让人困惑的是，大部分有风险因素的
妇女，就算身怀多种风险因素，依旧安然无恙，从没有罹患乳腺
癌。换言之，标准风险因素根本没什么用。我们并不真正知道究
竟是什么造成乳腺癌。

事情可能会变得十分复杂，以肥胖为例，这是更年期后妇

女的风险因素，但奇特的是，它对较年轻的妇女却有保护的作用。其他已经纳入或正考虑要纳入风险模型的风险因素，从头读到这一章的你应该已经知道一些：辐射和接触化学物质、摄取酒精、高脂肪饮食、使用避孕药物、荷尔蒙辅助治疗，还有国籍。美国和荷兰妇女乳腺癌比例举世最高，日本最低，苏格兰居中。耐人寻味的是，罹患乳腺癌的中国妇女发病年龄平均比北美病患早十年。最近则又出现更新的因素，而且是我们通常不会想到的：乳房致密度（breast density）。如果你从没听过这个名词，并不奇怪。我有一名 50 岁的朋友告诉我，她刚做了乳房摄影，放射科医师告诉她，她的乳房很致密。

"谢谢！"她答道，以为这是恭维。我只好向她解释，医生并不是在说她的乳房坚实，不过我们得承认，如果乳房能保持坚实，还是值得骄傲的。我告诉她，乳房致密度是测量脂肪与腺体组织比例的标准。她看起来很明显泄了气。我还告诉她，密度较高的乳房会使乳房摄片难以解读，而且患乳腺癌的比例较高，这真是双重的打击。她瞪着我瞧，我只好把话题带开。不过在此我要多说几句。三分之二的妇女在绝经时乳房致密度高，而且四分之一在绝经后依然如此。医界认为，乳房致密度高的妇女罹患乳腺癌的风险比其他妇女高四至五倍，使乳房致密度成了继年龄之后最高的风险因素，也是你从未听说过的最大风险因素：90% 的妇女都不知道自己是否属于这一族群。

为了更了解我的乳房，预知它们的命运，因此我赶着年华

渐老而且又是美国人的自己去达拉斯见拉夫·温（Ralph Wynn）
医师。要是你需要放射科医师，他就是你会想请的理想人选。
他是个轻声细语的德州人，亲切、仔细，而且经验丰富。二十
多年来他一直在看朦朦胧胧的乳房摄影片子，并且花了不少时
间在举世数一数二的癌症研究中心做研究。他可以像俗话说的
"大海捞针"，在模糊不清的白色与灰色 X 光片和超音波影像
中，找到微小的"破坏"。虽然他刚被遴选为哥伦比亚大学医
学中心乳房造影主任，但我还是十分走运地趁他还在德州大学
西南医学中心执业，负责全美国唯一商用的 3D 乳房超音波仪
器之时，挂了他的号。我可不想错过这个机会。

　　要看到乳房内部很困难，就算能，乳房摄影也只能看出所
有肿瘤的两成，[6] 核磁共振造影好一点，但必须要先注射一种
染剂，耗费数千美元，更不用说还要忍受在大小如污水管的管
子里躺 45 分钟不动。高风险的妇女才要这么做。三度空间超音
波可算是不错的折中办法，在瑞典已经行之有年，但在美国还
算新做法，医疗保险也不给付。温参加了全国研究，要比较这
种做法和乳房摄片的有效程度，希望能让它们更普及。一般的
共识是超音波比乳房摄片能挑出更多的肿瘤，但也会找出更多
不是癌细胞的肿块和阴影，也就是所谓的"假阳性"，让妇女、
保险公司和政府专案小组都大感烦恼。温想要了解这种科技能
挽救多少生命，又要花多少费用。而我的兴趣则在于超音波怎
么能揭开我的乳房在中年后变化的真相。

　　温已经请了 700 名乳房组织致密度高的妇女参与他的研

究，他说他很乐意把我当成一个测验的案例，并要我在去访问他之前，先寄两组乳房 X 光片给他——最旧的和最近的片子。

在我们约定的那个春日，温到市区北边德州大学现代风貌的西伊大楼大厅和我会面，我们走过伸往挑高天花板的闪亮橘色小球雕塑。"我觉得它很像精子。"温说。我也有同感。他把我介绍给操作 3D 仪器 Somo.v 的技师罗宾·伊斯特兰。伊斯特兰是开朗的德州人，约莫三十多岁，她带我走到三楼的检查室，给我一件袍子，当然是粉红色的。我一切都准备好之后，她告诉我，这和乳房摄片不同，机器不会紧紧钳住我的乳房挤压，整个过程最不好受的部分是冷冰冰的胶状物。

我躺在诊疗台上，伊斯特兰把我的袍子揭开，拿着一管超音波凝胶在我的右乳上方。

"准备好了吗？"她问。

我点点头，于是胶管挤出像白胶一样冷冷的物质。接着她操作一个书本大小的方形物体，它附着在我乳房上方的机械手臂上。方形物的底部有一个抛弃式如同雪纺纱的荧幕，贴在我乳房的外面半侧。她按了个钮，于是荧幕另一侧的自动感测器就沿着我的乳房向下移动，就像按摩椅的滚轮一样。这部机器对我的组织发出高频率声波，并且记录它们弹回来的时间。（超音波扫描同样也用在帮助船只找到深海鱼群，以及测量子宫内的胎儿。）声波在我的乳房内碰到组织密度改变时，比如碰到囊肿或肋骨，信号就会停顿，该物体的大小和位置就会在电脑化的 3D 图上，以暗色记录下来。整个乳房图费时数分钟。

我们结束之后，发现温在他的阅读站，这让我想起《黑客帝国》中基努·里维斯见到有感觉能力的机器那一幕。在一个小房间中，六面大荧幕包围着几张办公椅，每个荧幕都闪着乳房摄片和超音波的图像。"大半时候我都只有一个人独处，坐在黑暗中。"温解释道，他有一头剪得非常短的头发，戴着细圆框眼镜。他这么一说，我也感觉他有点苍白。我希望他像一般的医生一样，能喝杯柠檬冰茶，到阳光下去打高尔夫。不过我得先看看我的图片。

数字 3D 超音波很棒的一点，就是它的电脑辅助设计软件既可以做出冠状切片——就像一片片的火腿切片，也能从你想要的任何角度做出整块火腿肘子。如果你想要的是切片，那么每一片都提供约两毫米厚的图像。由于肿瘤平均是这个大小的两倍，因此可能就会显示出来。这种图像虽不如乳房摄片清晰，但对比度更好。在乳房摄片图上，乳房组织看起来像一大块不均匀的雪，而肿瘤可能看起来像棉花球。在超音波图像上，肿瘤看来像是一大片淡色斑块上颜色非常暗的补丁。因此温的工作内容就落在观看茶叶和搜寻飞过夜空的老鹰之间。

起先温放出我乳房的旋转 3D 影像，因滚轮而有点扁平，看起来高胜于宽。

"看起来好像一大片法式土司。"我说。

"像火腿芝士土司。"他反驳说。

"像意式三明治。"

"烤芝士三明治。"

我们大家都同意我们饿了。要看完我双乳的切片意味着要读约 500 张图像。温用他的鼠标滚轮飞速滑过，从乳头到胸壁，他真像《星际迷航》里的柯克船长，以高速穿越遥远而步步危机的银河。"你的乳房组织看来很好而且均匀。"他说。我松了口气。但接着他在一些蜂窝状的图案上放慢了速度，告诉我说，我的组织有纤维囊肿，尤其在靠近外缘的部分，这可能是疾病的风险因素。他继续往前滑动。"我们在这里可以看到导管结构从乳头辐射出来。"它们看起来像厚薄不一、模糊不清的蜘蛛网型静脉血管扩张，显示有些含有细胞液。

并不是我所有的乳管都看得见。温解释说，有些已经因不用而退化了，这种说法让我觉得自己好像过期的乳制品。距离我最后一次泌乳才不过一年而已，但我的乳腺细胞却已经被脂肪细胞取代了。（要是现在四十出头的我怀孕，这个过程会立刻反转。）这让我很惊讶；我明白乳房在绝经后密度会变比较低，但我不知道这个过程会这么快，这么明显。温指着荧幕上淡色的部分，"这里、这里、这里、这里、这里、这里都是脂肪。"他说。

为了让我更清楚看出我乳房的长期变化，他在对面的电脑放入我医生送来的 CD，里面收录有我先前的乳房摄片档案。起先他从我上一次的乳房摄片取出一个图像，是六个月前拍的，这里的颜色相反，腺体是白色，脂肪是黑色。"白色越多，密度越高。"他指着图像的一部分解释说。"这里的脂肪内容至少构成这整个部分的 75%。在未受过训练的人看来，可能会觉得它密度较高，这是因为间质组织重叠的关系。"（很快地复习一下第三章：乳房是由三大元素组成的：脂肪、腺体和基质。腺体有时也称作导管、间质，或者上皮组织。基质是围绕着腺体支撑它的细胞外宇宙，包括胶原蛋白、生长因子和蛋白质，在乳房摄影上看起来也白白的。）

　　由于我的家族病史，因此在我才33岁时就拍了第一张基线乳房X光片，在40岁已经结束怀孕、不再哺乳之后，又再做了第二次乳房摄片。基线摄片的目的是要让放射科医师能够拿来和后来的X光影像做对照。温拿出我的第一张乳房X光片，它是用较旧的机器拍的，也较模糊。"你可以看到那时就这里有脂肪，但现在在这里有更多白色。"他指着荧幕说，"因此，随着纤维腺体和乳腺管系统萎缩，你也逐渐贮存了更多的脂肪。现在你的乳房致密度没有那么高，这是好事。按你的年纪而言，你的组织逐渐在适度退化，因此你也有越来越多含脂肪的乳房组织。"在较早的片子上，我乳房的脂肪和腺体比例约为4∶6，而十年后，这个比例却倒了过来。判决是：密度适度的乳房，不算高风险。

　　我不喜欢人们说"按你的年纪而言"这种话，但对乳房而言，时光的行进是不可逆转的。大部分妇女的乳房都像我一样，随着生育期结束而丧失密实的组织，如果腺体和基质依旧存在，占乳房的75%以上，就算"致密"。没有人知道为什么有些乳房的致密度比其他高，但似乎有遗传性。如今已经有大规模的研究要找出这些基因，希望能借此了解它们与癌症的关系，并且以药物针对它们治疗。

从未生儿育女的妇女比较会有致密度高的乳房，荷尔蒙也会影响致密度。采用荷尔蒙辅助治疗的更年期妇女几乎立刻就会产生致密度较高的乳房，要是她们服用他莫昔芬（一种用来治疗癌症的抗雌激素药物），乳腺就会萎缩，由脂肪取代。[7]并不是人人都该开始服用他莫昔芬，但这证明药物会改变你的乳房，而且速度很快。有些研究显示饮酒的人乳房致密度较高，但吸烟和食用高脂肪饮食的妇女亦然，这些事物可能会启动或停止基因，造成腺细胞发炎、生长，或者不稳定。[8]

因此乳房致密度代表了整体的乳腺癌风险。要是妇女已经到了更年期，她可以借着健康的饮食和运动，以及不过量饮酒和吸烟来降低风险，然而可惜的是，这些作用并不大。等妇女到了更年期，由于基因、乳房的生长模式，以及数十年来其细胞累计的伤害（和匮乏）等因素的神秘组合，她是否罹患癌症的命运已经差不多决定了。更年期只是乳房和致癌物之间长久以来懦夫博弈（game of chicken）*的得分区罢了。到人生的这个阶段，要妇女改变造成她特定路径的一切已经太迟了：童年时期接触的物质、生育史，还有基因强健与否。新接触的物质，比如荷尔蒙治疗，就可能让她越过界线。但不论她怎么做，细胞都会继续老化，而随着老化，它们也就收集了更多突变。大部分妇女服用荷尔蒙时都面不改色，其风险——因乳腺癌过世

---

*博弈论的一个模型。两名车手向对方驱车而行，先闪开者失败。——编注

的风险增为两倍——听来可怕，但在每年每一万名服用荷尔蒙的妇女中，大约只相当于多两个乳腺癌病例。[9] 不过在 2003 年的研究结果公布之后，美国有三分之一的更年期妇女不再使用荷尔蒙，使美国乳腺癌比例明显下降，这已经可以算是很有效果了。

近来我逐渐发现"要怪你的生活方式"这种看法，对了解乳腺癌造成了困难。就某个程度而言，它造成了不去探索疾病更深层原因的借口。一如环境历史学者南希·兰斯顿（Nancy Langston）所说的："传统医学和公共卫生的做法都是缩小范围，把重点放在个人患病的风险因素上。"[10] 她主张我们应该采取更着重生态的做法，探究基因和环境如何互动，让我们的免疫系统让步。而最后，我们也应该提出并且回答这个问题：为什么有些妇女会有致密的乳房？我们又该怎么预防？万一出现这样的情况，我们该怎么减少其冲击？

如果保护我们乳房的安全措施还不能这么快就出现，那么至少了解我们乳房组织的密度，应该可以协助我们在中年时权衡轻重，做出决策，同时也明白我们的选择并非完美。乳房致密度非常高的妇女或许在权衡荷尔蒙疗法的轻重，觉得弊多于利时，该避免服用多余的荷尔蒙。她们或许该游说她们的保险公司，争取采用 3D 扫描之类的仪器和更频繁的筛检次数，以便找到问题。对大部分较年长的妇女，因为乳房致密度较低，肿瘤成长缓慢，所以乳房 X 光摄片的效果应该不错，[11] 然而即使在这个群体中，早期发现肿瘤的利弊也还有争议，因为许多肿瘤并不会致命。年龄在 40–50 岁的妇女做乳房 X 光摄片效果的统计数字则比较让人失望，因为这个年龄的妇女通常有侵略性较强而生长较快速的肿瘤，但却难以察觉。美国预防服务工作小组在 2009 年追踪了资料之后，提出乳腺癌筛检的新建议，否定行之有年的 50 岁以下妇女定期乳房 X 光摄片检查的做法，结果引起轩然大波（后来小组改口说，筛检的决定应该由病人和医生来做）。[12]

下面是经常遭到忽视的遗憾事实：针对我这个年龄层所做的乳房摄片效果很糟。由于我在温的"驾驶室"里待了一段时间，因此终于明白了为什么：我们依旧还有太多白色的东西（密实的腺体），所以 X 光无法穿透。20% 的失败率实在不够好，但令预防工作小组尤其不满的是所费不赀的伪阳性，它暗示的是干脆不要做筛检，直到你的乳房有足够的脂肪。这个建议并非工作小组所要应付的唯一打击，还有另一个比较少人注意到的建议：不该教导妇女如何做乳房自我检查。同样让人沮丧的是，小组还说，甚至没有足够的证据显示临床乳房检查值得推荐——就是一年一度体检时，医生帮你做的那种检查。

和其他妇女一样，我对这个小组所留下来的选项并不满意。我们全都听过在早期发现可能是这种疾病存活与否的关键，就算不是对所有的肿瘤，至少对某些肿瘤是如此。但 50 岁以下的妇女如果不用乳房 X 光摄片或者由我们或医生积极寻找，怎能发现正在成长的肿瘤？在我所住的科罗拉多州，足足有三分之一的乳腺癌病例是发生在 50 岁以下的妇女身上。[13] 如果把这两个建议合在一起看，意味着我们只得干脆用巫术或算命玩具神奇的八号球来卜算前途。

一个博客作者莉·赫斯特（Leigh Hurst）说："哇——开什么玩笑？怎么可能？救我一命的正是乳房自我检查。"赫斯特33岁时发现了自己的肿瘤，后来也透过"感觉你的胸部"（Feel Your Boobies）这个人气旺盛的网站宣扬乳房自我检查。众所周知，大部分的乳腺癌都是妇女本人而非乳房摄片发现的，通常都是在偶然中发现，而非刻意做正式搜寻任务时得悉。[14]

我得知预防服务工作小组对乳房自我检查的建议是基于两个大型研究，一个在中国，一个在俄罗斯。这两个研究比较了被教导并实践乳房自我检查方法的妇女，和什么都没做的妇女患癌的结果，发现两组妇女的乳腺癌死亡率十分相近，让人丧气。同时，做乳房自我检查的妇女会发现较多非癌症的肿块。

但其他许多专家都批评这两个研究有瑕疵，比如说，研究中的中国妇女训练不足，而俄罗斯的研究则因缺乏经费，因而未做后续追踪。[15] 其他研究则审慎地支持乳房自我检查，其中加拿大的一项研究的确发现只要训练有素，妇女的死亡率的确较低。[16] 最近杜克大学的一项研究则发现，乳房X光摄片、磁共振造影还有乳房自我检查，对于检查高风险妇女的肿瘤都同样有效，[17] 而对于乳腺癌风险最高的妇女，X光摄片其实反而可能有害，因为有瑕疵的BRCA基因会使乳房细胞对过程中辐射所造成的伤害更加敏感。[18] 对这样的妇女，乳房自我检查可能是最佳选项。

反对乳房自我检查最强烈的论点是，它很难做得好，需要训练，而据预防工作小组的拉塞尔·哈瑞斯（Russell Harris）医师说，对大规模的人口，这根本就不切实际。但对有心的个人，乳房自我检查可能是你最好的朋友。就如杜克大学这项研究的发起人、乳房外科医师李·威尔克（Lee Wilke）告诉我的："任何人都该做乳房自我检查。"

我突然很希望自己能够精通乳房自我检查，不要只是在洗澡时三脚猫地随便做做，我要学会怎么好好把它做对。于是我买了一个硅胶做的假乳房（从亚马逊网站花了48美元购得），思量着该怎么把它装在我的胸部。这可不是普通的假乳房，它有肿块、有隆起，设计要模仿真乳房的"结节"。它同样也有一些"肿瘤"，或者说是不同大小、处于不同深度的塑料块。这个假乳房摸起来十分逼真，有个可以捏扁的乳头和平滑的皮肤，由一家叫作"乳房呵护"（MammaCare）的公司制造，用来教导妇女如何做"触感正确"的乳房自我检查。

我按照说明躺下身来，把凉凉的衬垫放在我的锁骨下方，感觉自己好像是有很多乳头的哺乳动物。接着我把随产品所附的 DVD 放进我肚子上的手提电脑，准备进入低科技、万不得已的癌症探测。

"乳房呵护"可说是乳房自我检查训练员的哈佛大学，知名的梅奥诊所（Mayo Clinic）和全美各大医学院都采用它所出品的软硅胶假乳房。公司的共同创办人马克·戈尔茨坦（Mark

Goldstein）博士告诉我，这些产品是煞费苦心到几乎可笑的地步，研究"人类乳房负载压力曲线"之后，才在一间大学实验室中被设计出来的。戈尔茨坦是感官科学家，他认为我们可以训练并运用我们的官能，把它们当成精准的机器使用。他告诉我他父亲经营一家金属加工公司，可以光凭他的指尖，就判断出金属片不到 0.25 毫米的正确厚度。一天晚上他正好察觉到妻子（戈尔茨坦的母亲）乳房内三毫米大的肿瘤。一般妇女自己或由伴侣发现的肿瘤都已经是这个大小的十倍。戈尔茨坦希望用简单、彻底而有效的训练计划，让一般的妇女也能采用。他说乳房自我检查只要做得对，就和乳房 X 光摄片一样精确，尤以 50 岁以下的妇女为然。

"我们可以让分辨不出桌面上有块大理石的人学会察觉乳房内三毫米大的肿瘤。"他说。

我做好准备，按下播放键，一个梳着二十世纪九十年代初发型、一脸严肃的妇女介绍了"直行式检查法"（vertical strip）的概念，戈尔茨坦称之为"割草"。以往流行的圆形检查法显然不再受欢迎。我跟着影片，用中间三根手指的指腹形成一元硬币大小的区域，沿着这些直线触摸我的模型，并且十分尽责地用三种深度的压力——表面、中度和深度——按压这一块区域的每一点。我马上就发现左侧有两个，右侧有一个硬硬的小"肿瘤"。不过几分钟后在讲解中，我发现我漏掉了另外两个，包括一个就在乳头之下又大又深的肿瘤。要感受到这几个肿瘤，我得更紧实地向下压。要是我的模型是装水的气球，一定已经爆掉了。我不确定自己在真正的乳房上敢不敢这么用力压，后来果然也证明我这想法是对的。

轮到放下假乳房，真枪实弹上场时，我马上就知道在有血有肉的情况下，情况要复杂得多。要是模型代表的是一望无际的冻原地理，那么我的身体就像巍峨的喜马拉雅山，上面还有花岗石、湖泊、冰雪，以及偶尔发生的内战。很难分辨究竟发生了什么事，或者癌细胞躲在哪里。现在更难用力把我天然的肌肉组织往下压（而且会痛）。要是我真有癌症，恐怕只得期望它们都生在浅处。此外，我得承认，这过程很骇人。究竟那些肿块是什么？这个检查要花点时间，在初学时，一边大约要七分钟。我垂头丧气，致电戈尔茨坦求问窍门。他告诉我，练习得越多，就越能分辨哪些是正常的肿块，哪些不是，尤其如果我能在每个月同一时间做检查，最好是每一次月经周期的开头，以免周期后面黄体酮使乳房内有更多结节。"手指头会记得住。"他安慰我，"它们表现很出色，只是需要被使用。你不可能一开始坐下来弹钢琴就要弹莫扎特。"他也提醒我，乳房挤在X光摄影机的玻璃下会更疼。这倒是好论点。

我相信戈尔茨坦，也相信把这个方法做好是可能而且重要的，我愿意做乳房自我检查，如果不能每个月做，至少在两次乳房摄片之间做个几次。但我也得承认，我的钢琴一向都弹得很差，而且我命中注定大概没办法把自我检查做得好。我致电旧金山乳腺癌外科医师兼研究者威廉·古德森（William Goodson），他也是乳房自我检查的支持者。他告诉我，光是了解自己乳房的情势就已经是重大的成就。对于没办法定期做全套乳房自我检查的妇女而言，光是能提高警觉，就已经是重大的一步。没有人比你更清楚自己的乳房。"让女性熟悉自己的乳房，知觉到任何的变化，有其用处。你得坐下来细看它们，而且不要只去找肿块，许多癌症摸起来像更不规则的部位，有皮肤移动的方式不对，或者感觉不对的情形。"

到此为止，我希望我能应付。要说我学到了什么，那就是察觉癌细胞不但是科学，也是艺术。乳房自我检查这方法并不完美，而且也不是对每一个人都有用。但是这次自我监测的探险让我明白我可以做一些有用的识别。乳腺癌幸存者赫斯特说："我们很幸运，因为乳房在我们身体的外侧，我们得以熟悉它们的感觉。幸好我们的问题不是在肺部。"

亲爱的读者，我对你最佳的忠告是：认识你的乳房。

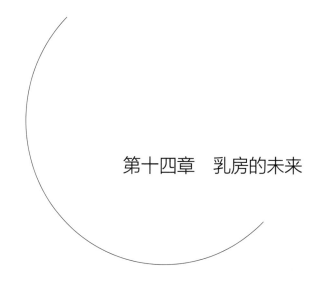

第十四章　乳房的未来

XIV

> 这世界对我们来说实在太沉重了；过去跟未来都是如此，忙着攫取和挥霍，让我们浪费了自己的力量。[1]
>
> ——威廉·华兹华斯

正是八月中，该是走出实验室，关上电脑，往山里去的时节。我有个好借口：为乳腺癌研究筹款。我让朋友们因为"良心不安"而捐款，并且承诺会尽力拖着自己在一天之内爬上三座4300米高的山峰，幸好这几座山都很接近。我的队伍包括五名女士和一名非常高的男士，这位戴着夺宝奇兵帽的男士将是我们的灯塔。

我们各自为了不同的理由来登山。丽莎和斯蒂夫是为了向母亲致敬，娜塔莎和辛蒂则是为了友情和高尚的理由，而我是为了纪念我的祖母辈，也为我的女儿，希望我们能够及时知道该如何预防乳腺癌，让她得以健康。另外还有雪莉，她的女儿莱斯莉则没有那么幸运，最近才34岁的她被诊断出乳腺癌。

圆脸红颊的莱斯莉全身裹着蓬蓬的羽绒外套和头巾，在黎明时送我们走到小径的起点。她分发T恤给我们，上面写着"拯救二垒"，她祝我们一路顺利，并紧紧地拥抱了母亲一下。

雪莉把她的大包裹背上肩头，快速走上小径。67岁的她身材就像格雷伊猎犬一样，肌肉分明，线条利落。她不爬山的时候就练三项全能，同时也是滑雪教练。

"你在听什么？"我朝着她的耳机大吼，以为会听到古典音乐。

"红衫军乐团。"她吼回来，"我喜欢另类音乐。"

几个小时后，在科罗拉多州落基山脉的民主山上，我才知道雪莉的尼龙包简直就像魔法保姆的地毯包包一样，从里面可以变出蜂蜜能量包果胶、营养包，以及其他电解质零食，足够让所有人都登上这座山峰和另两座峰顶。

补充了体力之后，我们欣赏眼前的美景。这是落基山灿烂的一天：蔚蓝的天空、花岗石的山峰、朵朵白云在太阳下闪烁，远方则是三角形的绿树。由四千多米高朝四方望去，根本分不出房屋或道路。在这片刻，我们很容易就能感受到大自然所塑造的世界本色。

但接着，在西方，原本看起来像湖的一片区域却是一个残渣池，因为它的形状是太规则的矩形，颜色又是奇怪的青绿色。这里属于克莱麦克斯矿，由跨国矿业巨子弗里波特 – 麦克莫兰铜金公司所有。一直到最近，这个矿都是世界上最大的钼金属来源，这是一种微量元素，可以使钢变硬。现在这里是恶名昭彰的超级基金地点。很难不去想这样的污染会让青山和我们的国家预算付出多大代价，而最后直接或间接地，也会让我们的乳房付出代价。

　　我宁可只看看旁边那光明的林肯山，至少看不见残渣。但这样的方法自欺欺人，对我们的乳房没有多少好处。不论在科学上、医学上，还是文化上，我们总把乳房想成是脱离我们的身体，与人体的其他部分分离，和自然的其余部分分离。

　　早期对付癌症的治疗，外科医师认为只要把有肿瘤的乳房切除，病人就有救了。可惜就连根除性乳房切除术通常都无法解决这个问题。等到病人发现癌症之时，它已经以看不见的千丝万缕和身体遥远的部分联结在一起了。但因为医界不明白这点，使得许多妇女经历了没必要的痛苦手术，造成身体异常的虚弱。我们也很迟才了解过污染物质可能会留在乳房细胞和乳汁里。由于我们坚持乳房是为性而进化出来的，把它归在性的范围里，使我们鼓励妇女不要重视母乳喂养，而且悲哀的是，不要重视它们正常、天然的形体。

　　乳房只徐徐地道出它们的秘密，我们却因它们的美而分心，未能仔细研究探索。如我们在书中所见，乳房并非静态，而是时时变化的。

　　新的胸罩，新的肿块，新的骄傲或绝望，新的荣耀，新的恐惧。

　　许多女人常向我谈到她们的乳房，她们会告诉我，她们把多余的乳汁捐给了需要的朋友，或者她们的兄弟罹患乳腺癌，或者她们的乳房大小不一。我则会告诉她们，人类多么独特，在我们成年的这段时间，一直都会有圆鼓鼓的乳房，黑猩

猩的乳房在哺乳结束之后就会像飞盘一样扁下去。"我的也是
这样！"她们会这么开玩笑。我们会继续谈其他的话题，比如
扁桃体啦、飓风啦、女性主义文学的经典作品《达洛维夫人》
啦等等。但迟早话题又会转回来。亲朋好友会问我对一年一度
做乳房摄片有什么看法，我担不担心伪阳性？担不担心辐射？
我会告诉她们实话，那就是乳房摄片是过时而且瑕疵很多的科
技，五十年来几乎没有改进，有许多伪阴性和伪阳性，而且，
是的，还有辐射，这是唯一已经证实会造成乳腺癌的环境因
素。我们可以发明网络，但却发明不了比用 40 磅的压力把离子
打进乳房内更好的工具吗？

　　所以乳房究竟需要什么？我的朋友问道。它们有没有希
望？乳房的确亟需更美好的未来。它们需要更安全的世界来
呵护它们的脆弱，而且它们也需要好的听众，而不光只是色眯
眯的观众。乳房已经有一些很棒的盟友，比如登山好手、化学
家艾琳·布卢姆就一直努力推动婴儿用商品禁用阻燃剂，并且
让它从母乳中绝迹，还有苏珊·勒夫[2]（Susan Love）这位雄心
勃勃的外科医师，她创立了一个非营利组织，要筹款招募百万
志愿者做实验研究。勒夫很有希望能办到的包括：抽取乳房
液体以分辨癌症高风险妇女的廉价测试。此外还有索玛罗辑
（SomaLogic）公司的研究主任蕾切尔·奥斯特罗夫（Rachel
Ostroff），这家设在科罗拉多州博尔德市的生化科技新创公司，
希望能由一般的验血样本中，辨识出能显示早期乳房肿瘤的
蛋白质和酶。奥斯特罗夫的姐姐就死于癌症，她称这些微小

的蛋白质生物标记为"生命的声音"。她说："我们希望能够在可以用简单的方法治疗的早期，就发现疾病的迹象。"

这些是让人振奋的进步。医学界在治疗乳腺癌妇女方面，已经有长足的进步。[3]1944 年，存活十年的乳腺癌病患只有25%；到 2004 年，这个数字已经提高到 77%。然而说到底，诊断和治疗已经是失败的做法：肿瘤已经出现。我们可以拯救许多妇女不会因乳腺癌而死，但那未必能拯救她们的乳房。要拯救乳房——同时让妇女免于这种疾病独有的苦恼，必须要对健康的全貌有更多的考量，而且根本上要做到预防。但花在预防上的政府研究经费却少得出奇——国家癌症研究院的预算只有7% 花在预防上，而且这还广义地包括了早期筛检在内。[4]愤世嫉俗如我，可以指出这没什么好奇怪的原因；因为预防乳腺癌捞的钱不如筛检和治疗它来得多。

约翰·霍普金斯大学生化学家萨拉丝瓦蒂·苏库玛（Saraswati Sukumar）说："我一直相信预防比治疗对我们有更大的帮助。"在苏珊·勒夫研究基金会的支持下，她正在进行"化学乳房切除术"的崭新研究，把化学药物注入乳腺管。目前这个做法的思路是杀死正在增殖的早期癌细胞，让妇女能保住她们的乳房，不过苏库玛说，这个做法最后可能成为高风险妇女的例行保养流程，就像定期疏通我们的水管一样。

说我是梦想家也罢，但我宁可一开始就有健康的水管，而这就是预防之所以复杂之处。在个人这方面，它意味着要做让人头疼的决定：少喝酒、采取不同的疗法来治疗更年期症状、运动（大量）、仔细检视商品的标签，并且减少接触毒素和内分泌干扰物质。这些方法却只能让我们走到一定程度，更好且更成功的做法应该是社会性的，各个产业主动设计更安全的产品、生产更有益健康的食物；政府应采用符合常识的方法，主动积极地检测和规范化学物质；社会政策则鼓励大家母乳喂养，并且减少肥胖。

制药公司已经在努力推翻标准荷尔蒙补充疗法，很可能不久之后，妇女只要服一颗药丸，就能让雌激素达到骨骼和皮肤之内，但却不让乳房细胞接受它。类似的药物如今已经在试验当中。但我得承认，我对这些解决办法依旧抱着怀疑的态度。它们让我想到为了对一种物种有益（比如虹鳟鱼或者抗草甘膦转基因大豆）而改变生态系统，结果却出乎意料地在下游或下风处发现其他的伤害。

说到乳房，生态系统的比喻十分合适。环境医学和表观遗传学这两种新科学正在重新定义人类的本质，它们向我们提出挑战，要召回古老的信仰体系，认为我们和我们的环境利害相关，休戚与共。二十世纪的医学让我们相信我们的命运掌握在我们的 DNA 手中，如今我们却明白我们的 DNA 是可以弯曲改变的。科学的钟摆已经挣脱了遗传代码的支配，而受到来自土壤、空气、水和食物的惊人力量的控制。在眼前崇拜科技和用过即丢的便利的文化当中，该是提醒我们的身体和广大的世界息息相关、互相依赖的时候。如果乳房能够获得拯救，它们的救赎就该落在这样的认知里。

我们的环境已经比以往好得多，如今寄生虫和传染病都减少了，大部分的人都不致受到极寒或极热气候的摧残，也免于食物短缺的困境。整体而言，发达国家的人们吸烟减少，也比以往任何时候都长寿。但是当少女更早开始青春期时，她们年轻的生命就面临了困难的新挑战。母乳中的毒素可能会影响我们子女的认知、行为和身体健康；而平均来说，乳腺癌会使妇女的生命减少 13 年。[5] 如今我们明白健康并不只在于长寿，我们的目标应该是尽我们所能活到最好。

数十年前，由微生物学家转为人道主义者的雷内·杜博斯（René Dubos）提出生态观点下的健康概念。[6] 他说，健康不只是没有生病而已，而是身体具有适应不断变化情况的能力。现代生活似乎在许多方面都已经减弱了这种能力。要保护我们的乳房，我们得要保护身体的生物过程。按这个说法，生态系统一词就不再只是比喻而已。乳房是个生态系统，受到长久进化出来的功能、不断移动的分子，以及相互联结的部位所管辖。就像任何一个生态系统一样，这个系统有很高的适应性，到某个程度为止。

乳房是我们的哨兵器官。它们提供了一个窗口，让我们看到这个迅速改变的世界，也给我们理由要把世界管理得更好。

人类的乳房就像落基山脉，或者自然流淌的河水，或者极地的冰帽一样，是复杂、独特、震撼、美丽的物体，以莫大和极小的方式，和这个世界联结在一起。这是我们才刚开始了解的进化奇迹。

我们如今可以自在地谈论乳房，这个事实意味着我们的盲点已经变得越来越小，越来越多的女性开始探索工业化学物质在污染我们身体和乳房中，扮演什么样的角色。每年都有更多的科学机构发布需要研究和规范内分泌干扰物的公告。去年，一个备受推崇的国际研究者就呼吁欧美各国政府在做实验室动物研究时，不能再忽视乳腺。他们提醒我们，这些腺体很可能是最能为我们提供信息的组织。

众所周知，乳房可以大声发言。在我们得知母乳中含有化学物时，由多位母亲组成的新游说团体发挥了她们的力量，把DDT和多氯联苯扫出了市场。同样的命运也发生在溴化的阻燃物中。但是对其他数十种化学物质，科学的认识还不多，监管单位往往没有管辖的力量。为了乳房，希望这两种情况都能改变。同时，消费者也多一些选择，我们很快就能买到不会刺激雌激素受体的厨房用塑料制品。好啊！毕竟开了个头。

乳腺癌罹患率在2003年之后下跌了几个百分点，部分因为一些妇女采用了荷尔蒙辅助疗法的缘故。可惜，下跌的趋势到2007年就结束了，大概因为停用荷尔蒙辅助疗法的效果已经走到了尽头，也可能是因为其他因素填补了其间的空隙。搜寻乳腺癌错综复杂的成因，需要漫长的时间。

我祖母在1973年做完根除性乳房切除手术之后，一名亲戚问她刀口愈合得如何。她回答说，她不知道，因为她不肯看。

而我，三十八年之后，站在山巅，想着克莱麦克斯矿的残渣池，一边吃着樱桃口味的能量胶。我那位永远不会疲累的健行伴侣雪莉则拿出她的水瓶和相机，接着缓缓展开她为了拍峰顶照片而自制的黄色标语："为莱斯莉——也为丹和艾丽和妈妈、柏妮、黛比、玛吉、爸爸、乔治、希拉、斯蒂夫、斯塔奇、肖恩，为勇气……为希望，也为爱。"

我和她在一起。我没有准备标语，但我可以轻松地朝着落基山脉动人的曲线呼喊，我来到这里，是为了我的女儿、我的朋友，以及我那位不肯看刀口的祖母。我是为了她们，才勇于攀登。

注　释

绪　论
乳房星球

1. Susan Nethero, aka "the Bra Whisperer," founder and owner, Intimacy Management Co. LLC, author interview, July 2011.

2. Barry A. Miller et al., "Recent Incidence Trends for Breast Cancer in Women and the Relevance of Early Detection," CA: *A Cancer Journal for Clinicians*, vol. 43 （1993）, pp. 27–41. See also Stephanie E. King et al., "The 'Epidemic' of Breast Cancer in the U.S.—Determining the Factors," *Oncology*, vol. 10, no. 4（1996）, pp. 453–462.

3. Nora Ephron, "A Few Words about Breasts," *Esquire*（1972）, republished in *Crazy Salad: Some Things about Women*（New York: Knopf, 1975）, p. 4.

4. Florence Williams, "Toxic Breast Milk?" *New York Times Magazine*, January 23, 2005.

5. Carolus Linnaeus, *Systema Naturae*, 10th ed.（Stockholm: Laurentius Salvius, 1758）.

6. Londa Schiebinger, *Nature's Body: Gender in the Making of Modern Science*（Boston: Beacon Press, 1993）, p. 67.

7. Dave Barry, "Men, Get Braced; Wonderbra Coming," *Aitken Standard*（syndicated column）, February 27, 1994. 笑话的下文是："这在 1978 年的知名实验中获得证实。耶鲁大学一组顶尖的心理研究人员每天看着乳房的相片，一连看了两年，到最后他们的结论是，他们没办法做任何笔记。"

8. 美国国家卫生研究院的柯拉许（Kenneth Korach）以及加州大学圣地亚哥分校的贝克（Michael Baker）等学者提出这样的理论。贝克认为我们的雌激素受体保留了古代用来采集植物、蕈类，或其他环境雌激素的古代设计（作者访谈，2011 年 3 月）。柯拉许则认为这些早期的雌激素对于影响和控制生殖攸关紧要（作者访谈，2011 年 3 月）。

9. Elizabeth Cashdan, professor of anthropology, University of Utah, author interview, October 2009. Cashdan told me, "I was just sitting in a conference and there's talk after talk about what men prefer in women's body types. I got tired of it." See also Cashdan（n.d.），"Waistto-Hip Ratio across Cultures: Trade-Offs between Androgen- and Estrogen-Dependent Traits," *Current Anthropology*, vol. 49, no. 6（2008），pp. 1099–1107.

第一章
乳房为谁而生

1. Jayne Mansfield, quoted in Raymond Strait, *Here They Are*（New York: SPI Books, 1992），p. 11.

2. Francine Prose, quoted in Sarah Boxer, "As a Gauge of Social Change, Behold: The Breast," *New York Times*, May 22, 1999.

3. Mae West, *Goodness Had Nothing to Do with It*（Englewood Cliffs, N.J.: Prentice-Hall, 1959），p. 56.

4. Owen Lovejoy, professor of anthropology, Kent State University, author interview, July 2010; see also R. V. Short, "The Origins of Human Sexuality"（1980），in C. R. Austin and R. V. Short（eds.），*Reproduction in Mammals and Human Sexuality*, 2nd ed.（Cambridge: Cambridge University Press, 1982），pp. 1–33.

5. Barnaby Dixson et al., "Watching the Hourglass: Eye Tracking Reveals Men's Appreciation of the Female Form," *Human Nature*, vol. 21, no. 4（2010），pp.355–370.

6. 科学家喜欢研究乳房和腰臀比例（WHR），因为它们很容易测量。腰臀比例是用腰围除以臀围。詹妮弗·洛佩兹（Jennifer Lopez）的腰臀比应是 0.67，而玛丽莲·梦露（Marilyn Monroe）与《米罗的维纳斯》（*Venus de Milo*）雕像则约 0.70，意即她们的腰是臀部的 70% 大小。虽然有些人类学家说 0.70 的比例是放诸四海皆准世人喜爱的比例，但也有人指出身体质量指数（BMI）更能显示吸引力与健康。有研究发现腰臀比 0.70 和大胸脯的妇女有较高的雌二醇（estradiol，一种雌激素），因此可能更有繁殖力（see GrazynaJasienska et al., "Large Breasts and Narrow Waists Indicate High Reproductive Potential in Women," *Proceedings of the Royal Society*, London, vol. 271（2004）, pp. 1213–1217）. 但这项研究欠缺生态关联性，意即没有人测过此种激素量略高，是否会真正造成更多的婴儿出生。

7. 与达尔文同时代的生物学家赫胥黎（Thomas Henry Huxley）因捍卫达尔文的进化论，而自称"达尔文的斗牛犬"。

8. Alan Dixson, *Sexual Selection and the Origins of Human Mating Systems*（New York: Oxford University Press, 2009）.

9. Dixson, *Sexual Selection and the Origins of Human Mating Systems*, p. 38.

10. Barnaby is referring to work by Frank Marlowe, "The Nubility Hypothesis," *Human Nature*, vol. 9, no. 3（1998）, pp. 263–271.

11. Nicolas Gueguen, "Women's Bust Size and Men's Courtship Solicitation," *Body Image*, vol. 4（2007）, pp. 386–390.

12. Nicolas Gueguen, "Bust Size and Hitchhiking: A Field Study," *Perceptual and Motor Skills*, vol. 105, no. 4（2007）, pp. 1294–1298.

13. Michael Lynn, "Determinants and Consequences of Female Attractiveness and Sexiness: Realistic Tests with Restaurant Waitresses," *Archives of Sexual Behavior*, vol. 38, no. 5（2009）, pp. 737–745.

14. Barnaby Dixson, Gina Grimshaw, Wayne Linklater, and Alan Dixson, "Eye-Tracking of Men's Preferences for Waist-to-Hip Ratio and Breast Size of Women," *Archives of Sexual Behavior*, vol. 40, no. 1（2009）, pp. 43–50.

15. Clellan Ford and Frank Beach, *Patterns of Sexual Behavior*（New York: Harper & Row, 1951）, p. 88.

16. Terry F. Pettijohn et al., "Playboy Playmate Curves: Changes in Facial and Body Feature Preferences across Social and Economic Conditions," *Personality and Social Psychology Bulletin*, vol. 30, no. 9（2004）, pp. 1186–1197.

17. For Barnaby's papers on male preferences, breast size, and areolar pigment and size, see BarnabyDixson et al., "Men's Preferences for Women's Breast Morphology in New Zealand and Papua New Guinea," *Archives of Sexual Behavior,* (2010), e-publication ahead of print edition, available at http://www.ncbi.nlm.nih.gov/pubmed/20862533; Dixson et al., "Eye Tracking of Men's Preferences for Female Breast Size and Areola Pigmentation," *Archives of Sexual Behavior*, vol. 40, no. 1 (2011), pp. 51–58; Dixson et al., "Eye-Tracking of Men's Preferences for Waist-to-Hip Ratio and Breast Size of Women," *Archives of Sexual Behavior*, vol. 40, no. 1 (2011), pp. 43–50; Dixson et al., "Watching the Hourglass," *Human Nature*, vol. 21, no. 4 (2010), pp. 355–370.

18. See Desmond Morris, *The Naked Ape: A Zoologist's Study of the Human Animal* (New York: McGraw-Hill, 1967); quote from p. 67.

19. For a lively read, see Elaine Morgan, *The Descent of Woman* (New York: Bantam Books, 1972); quote from p. 5.

20. Typically 43.6 percent of the female physique is composed of fat in comparison to 28.4 percent in men, according to J. P. Clarys, A. D. Martin, and D. T. Drinkwater, "Gross Tissue Weights in the Human Body by Cadaver Dissection," *Human Biology*, vol. 56 (1984), pp. 459–473. Boguslow Pawloski also defends the idea of fat, including breast fat, as being adaptive to the woman. See Pawloski, "Center of Body Mass and the Evolution of Female Body Shape," *American Journal of Human Biology*, vol. 15, no. 2 (2003), pp. 144–150.

21. 我是从田纳西大学进化生物学教授威廉斯 (Joseph H. Williams) 那里听到这个词的，他也是我的大伯。

22. See RonArieli, "Breasts, Buttocks, and the Camel Hump," *Israel Journal of Zoology*, vol. 50 (2004), pp. 87–91.

23. Henri de Mondeville, quoted in Marilyn Yalom, *A History of the Breast* (New York: Random House, 1997), p. 211.

24. Sir Astley Paston Cooper, *The Anatomy and Diseases of the Breast* (London: Harrison, 1840), p. 59.

25. Arieli, "Breasts, Buttocks, and the Camel Hump."

26. Elaine Morgan, *The Descent of the Child* (New York: Oxford University Press,

1995）, p. 47.

27. 哈佛大学人类进化生物学教授利伯曼（Daniel Lieberman）, 作者访谈, 2011 年 8 月。利伯曼提醒我不要就颅底屈曲做太多推论发挥。正如同很难知道悬垂的乳房何时进化出现, 我们也很难知道说话能力何时进化出现, 或是说话能力跟脖子和乳房之间的关系有多紧密。

28. Natalie Angier, *Woman: An Intimate Geography*（New York: Random House, 1999）, p. 124.

第二章
哺乳的开始

1. Charles Darwin, *On the Origin of Species*（New York: Thomas Y. Crowell, 1860）, p. 460.

2. The information on mammal features came from various sources, including Olav Oftedal, author interview, March 2010; Alan Dixson, author interview, June 2010; Sandra Steingraber, Having Faith: *An Ecologist's Journey to Motherhood*（Cambridge, Mass.: Perseus, 2001）, p. 215; and, on the opossum, "With the Wild Things," at http://digitalcollections.fiu.edu/wild/transcripts/possums1.htm（accessed October 2011）.

3. Bruce German, professor of food science and technology, University of California, Davis, author interview, October 2010.

4. On milk fat compositions of various species, see Caroline Pond, "Physiological and Ecological Importance of Energy Storage," Symposia of the Zoological Society of London,*Physiological Strategies in Lactation*, vol. 51（1984）, pp. 1–29.

5. Sarah Blaffer Hrdy, *Mothers and Others: The Evolutionary Origins of Mutual Understanding*（Cambridge, Mass.: Belknap Press, 2009）, p. 39; and M. Peaker, "The Mammary Gland in Mammalian Evolution: A Brief Commentary on Some of the Concepts," *Journal of Mammary Gland Biology and Neoplasia*, vol. 7, no. 3（2002）, p. 347.

6. For readable discussions of the ascendance of mammals, see T. S. Kemp, *The*

Origin and Evolution of Mammals (New York: Oxford University Press, 2005)；and Donald R. Prothero, *After the Dinosaurs: The Age of Mammals* (Bloomington: Indiana University Press, 2006).

7. Discussed in Charles Darwin, *On the Origin of Species* (New York: Penguin, 2009; first published 1859), pp. 322–323.

8. Neil Shubin, *Your Inner Fish: A Journey into the 3.5-Billion-Year History of the Human Body* (New York: Random House, 2008), p. 78.

9. Katherine Hinde, assistant professor, Department of Human Evolutionary Biology, Harvard University, author interview, December 2010.

10. 有许多很棒的期刊文章讨论乳腺的起源。我推荐 D. G. Blackburn et al., "The Origins of Lactation and the Evolution of Milk: A Review with New Hypotheses," *Mammal Review*, vol. 19 (1989), pp. 1–26; D. G. Blackburn, "Evolutionary Origins of the Mammary Gland," *Mammal Review*, vol. 21 (1991), pp. 81–96; and two Oftedal papers: "The Mammary Gland and Its Origin during Synapsid Evolution," *Journal of Mammary Gland Biology and Neoplasia*, vol. 7, no. 3 (July 2002), pp. 225–252; and "The Origin of Lactation as a Water Source for Parchment-Shelled Eggs," *Journal of Mammary Gland Biology and Neoplasia*, vol. 7, no. 3 (July 2002), pp. 253–266.

11. Kemp, *Origin and Evolution of Mammals*, p. 113.

第三章
探究乳房的奥秘

1. Astley Paston Cooper, *On the Anatomy of the Breast* (London: Lea & Blanchard, 1845), p. 6.

2. See Tony Perrottet, *Napoleon's Privates: 2,500 years of History Unzipped* (New York: HarperCollins, 2008), pp.20–27; and Charles Hamilton, *Auction Madness: An Uncensored Look behind the Velvet Drapes of the Great Auction Houses* (New York: Everest House, 1981), pp. 54–55.

3. 福克斯新闻网(Fox News)2010 年 7 月 14 日报导说，这位休斯敦妇女夏拉·赫尔希（Sheyla Hershey）在最近一次隆乳手术之后，遭到严重的葡萄球菌感染，那已经是她第三十次隆乳。July 14, 2010, available at http://www.foxnews.com/ health/2010/07/14/woman-worlds-largestbreasts-fighting-life/#ixzz1DmS8FrTD.

4. Patrick McCain, "World's Largest Breasts, 38KKK Sheyla Hershey Breast Implants Removed," Rightpundits.com, September 14, 2010（originally published in 2009）, at http://www.rightpundits.com/?p=2822.

5. Z. Hussain et al., "Estimation of Breast Volume and Its Variation during the Menstrual Cycle Using MRI and Stereology," *British Journal of Radiology*, vol. 72, no. 855（1999）, pp. 236–245.

6. Quote and equation from Edward Nanas, "Brassieres: An Engineering Miracle," *Science and Mechanics*, February 1964, available at http://www.firstpr.com.au/ show-and-tell/corsetry-1/nanas/engineer.html（accessed October 17, 2011）. Nanas backed up his statement with a description from Mrs. Ida Rosenthal, the seventy-seven-year-old head of Maidenform. "She recently returned from a tour of the Soviet garment industry and found that bra designers on the other side of the Iron Curtain have not yet discovered stretch fabrics, foam padding, hooks and eyes, or the strapless bra."

7. To see Werb's film clips, check out http://anatomy.ucsf.edu/Werbwebsite/ egebald%20movies%202008/Movie_1.mov.

8. On the cadaver trade, see Julie Bess Frank, "Body Snatching: A Grave Medical Problem," *Yale Journal of Biology and Medicine*, vol. 49（1976）, pp. 399–410; and W. B. Walker, "Medical Education in 19th Century Great Britain," *Journal of Medical Education*, vol. 31, no. 11（1956）, pp. 765–777.

9. James Going, clinical senior lecturer in pathology, University of Glasgow, author interview, May 2010.

10. Cooper, *On the Anatomy of the Breast*; for a digital version, see http://jdc. jefferson.edu/cooper/61/.

11. For more on male lactation, see Jared Diamond, who lays out a plausible male breast-feeding scenario in "Father's Milk," *Discover*, vol. 16, no. 2（February 1995）, pp. 82–87. This essay perhaps inspired a Swedish college student named Ragnar "Milkman" Bengtsson, who, in 2009, tried to stimulate milk production

by pumping his nipples every three hours for two months. It didn't work. See "Swedish 'Milkman' Loses Breastfeeding Battle," *The Local*, December 1, 2009, at http://www.thelocal.se/23592/20091201/. The anthropologist Barry Hewlett documented suckling among men of the Aka Pygmy tribe in central Africa, but they appeared to be providing "comfort suckling" and not nutrition. See Joanna Moorhead, "Are the Men of the African Aka Tribe the Best Fathers in the World?" *Guardian*, July 15, 2005.

12. Cooper, *On the Anatomy of the Breast*, p. 13.

第四章
填充和加工

1. Maria Edgeworth, *Tales and Novels: Harrington; Thoughts on Bores*; *Ormond* (London: George Routledge and Sons, 1893), p. 394.

2. Statistics are from the American Society for Aesthetic and Plastic Surgery, "Statistics," Press Center, at http://www.surgery.org/media/statistics (accessed October 10, 2011).

3. Becca Quisenberry, Patient Coordinator, Ciaravino Plastic Surgery, author interview, September 2011.

4. See Teresa Riordan, "We Must Increase Our Bust: A History of Breast Enhancement, Told in Patent Drawings," *Slate*, April 11, 2005, at http://www.slate.com/id/2116481; and Elizabeth Haiken, *Venus Envy: A History of Cosmetic Surgery* (Baltimore: Johns Hopkins University Press, 1997), pp. 243–246.

5. Gordon Letterman and Maxine Schurter, "Will Durston's Mammaplasty," *Plastic and Reconstructive Surgery*, vol. 53, no. 1 (1974), quoted in Nora Jacobsen, *Cleavage: Technology, Controversy, and the Ironies of the Man-Made Breast* (New Brunswick, N.J.: Rutgers University Press, 2000), p. 50.

6. The first boob job was technically a reconstruction. See Theodore W. Uroskie Jr. and Lawrence B. Colen, "History of Breast Reconstruction," *Seminars in Plastic Surgery*, vol. 18, no. 2 (May 2004), pp. 65–69.

7. 关于二十世纪早期使用的植入物，见 Haiken, *Venus Envy*; also Bernard M. Patten, former chief of neuromuscular disease, Baylor College of Medicine, author interview, February 2011.

8. Jacobsen, *Cleavage*, pp. 52–54.

9. Julie M. Spanbauer, "Breast Implants as Beauty Ritual: Woman's Sceptre and Prison," *Yale Journal of Law and Feminism*, vol. 9, no. 157（1997）.

10. S. Murthy Tadavarthy, James H. Moller, and Kurt Amplatz, "Polyvinylalcohol （Ivalon） 一A New Embolic Material," *American Journal of Roentgenology*, vol. 125, no. 3（November 1975）, pp. 609–616.

11. Plastic surgeon Milton Edgerton, paraphrased in *Jet Magazine*, December 12, 1957, available at http://www.flickr.com/photos/vieilles_annonces/3778246964/ （accessed October 10, 2011）.

12. For the history of Dow Corning, see Haiken, *Venus Envy*, pp. 246–247. Also see this colorful document from the Dow website: www.dowcorning.com/content/ publishedlit/01-4027-01.pdf（accessed October 15, 2011）.

13. M. Sharon Webb, "Cleopatra's Needle: The History and Legacy of Silicone Injections," *Harvard Law School paper*, January 1997, available at http://leda. law.harvard.edu/leda/data/197/mwebb.pdf; and Haiken, Venus Envy, p. 246.

14. As recounted by Thomas Biggs, retired plastic surgeon, Houston, Texas, author interview, January 2011. Biggs also recounted the story of Cronin's ambition and the first surgery, including parts about Esmerelda, He was a resident of Cronin's at the time.

15. Jacobsen, *Cleavage*, pp. 78–79.

16. John Byrne, *Informed Consent*（New York: McGraw-Hill, 1997）, pp. 47–50.

17. For a discussion of what's found at the explant site, see R. Vaamonde et al., "Silicone Granulomatous Lymphadenopathy and Siliconomas of the Breast," *Histology and Histopathology*, vol. 4（October 1997）, pp. 1003–1011.

18. Gerow, quoted in Jacobsen, *Cleavage*, pp. 78–79.

19. Robert Alan Franklyn, *Beauty Surgeon*（Long Beach, Calif.: Whitehorn, 1960）.

20. The American Society of Plastic and Reconstructive Surgery's statement to the Food and Drug Administration, in 1982, is a well-known quote. I love the

notquite-subliminal use of the word *enlarging*. See the quote referenced with biting commentary from Barbara Ehrenreich, "Stamping Out a Dread Scourge," Time, February 17, 1992, available at http://www.time.com/time/magazine/article/0,9171,974902,00.html.

21. Jacobsen, *Cleavage*, p. 79.

22. Bernard Patten, author interview, January 2011.

23. For an excellent article on Houston in its boob-job glory days, see Mimi Swartz, "Silicone City," *Texas Monthly*, vol. 23, no. 8（1995）, pp. 64–78.

24. *Newsweek* noted in 1985 that nearly one hundred thousand breast augmentations had been performed over the past year "for a total addition to the nation's mammary capacity of some 13,000 gallons（of silicone gel）," as quoted in Haiken, *Venus Envy*, p. 273.

25. For more on Doda, there's a great section on her breasts（and the infamous piano）in Mike Sinclair's *San Francisco: A Cultural and Literary History*（Oxford: Signal Books, 2004）, pp. 84–85.

26. Thomas Wolfe, *The Pump House Gang*（New York: Bantam, 1969）, p. 67.

27. Bernard Patten, author interview, January 2011.

28. Michael Ciaravino, author interview, January 2011.

29. For more on the history of Rick's Cabaret, see Swartz, "Silicone City."

30. On the FDA restrictions on the "medical-grade" stuff and reports of infection, gangrene, and so on, see Haiken, *Venus Envy*, pp. 274–275.

31. G. P. Hetter, "Satisfactions and Dissatisfactions in Patients with Augmentation Mammaplasty," *Plastic and Reconstructive Surgery*, vol. 64, no. 2（August 1979）, p. 151.

32. Neal Handel et al., "A Long-Term Study of Outcomes, Complications, and Patient Satisfaction with Breast Implants," *Plastic and Reconstructive Surgery*, vol. 117, no. 3（March 2006）, pp. 757–767.

33. Bernard Patten, author interview, January 2011.

34. Thomas Biggs, author interview, January 2011.

35. Michael Ciaravino, author interview, January 2011.

36. This comes from an internal Dow Corning memo dated January 15, 1975, that

was made public when the group Public Citizen sued the FDA; cited in Jack Doyle, *Trespass against Us: Dow Chemical and the Toxic Century* (Monroe, Maine: Common Courage Press, 2004) , p. 257.

37. See Michelle Copeland et al., "Absent Silicone Shell in a MEME Polyurethane Silicone Breast Implant: Report of a Case and Review of the Literature," *Breast Journal*, vol. 2, no. 5 (September 1996) , pp. 340–344.

38. See Nicholas Regush, "Toxic Breasts," *Ms. Magazine*, vol. 17, no. 1 (January/ February 1992) , pp. 24–31.

39. Thomas Biggs, author interview, January 2011.

40. Handel et al., "Long-Term Study of Outcomes."

41. David Kessler, quoted in Spanbauer, "Breast Implants as Beauty Ritual."

42. On Dow Corning's bankruptcy history, see Dow Corning's publication "Highlights from the History of Dow Corning Corporation, the Silicone Pioneer," available at www.dowcorning.com/content/publishedlit/01-4027-01.pdf (accessed October 10, 2011) ; and John Schwartz, "Dow Corning Accepts Implant Settlement Plan; $3.2 Billion Earmarked for Health Claims," *Washington Post*, July 9, 1998.

43. Denise Grady, "Breast Implants Are Linked to Rare but Treatable Cancer, F.D.A. Finds," *New York Times*, January 26, 2011.

44. Spanbauer, "Breast Implants as Beauty Ritual."

45. Marcia Angell, "Breast Implants—Protection or Paternalism?" *New England Journal of Medicine*, vol. 326 (June 18, 1992) , pp. 1695–1696.

46. On FDA approvals, see "Breast Implants," U.S. Food and Drug Administration, at http://www.fda.gov/MedicalDevices/ProductsandMedicalProcedures/ImplantsandProsthetics/BreastImplants/default.htm (accessed October 14, 2011) .

47. Denise Grady, "Dispute over Cancer Tied to Implants," *New York Times*, February 17, 2011.

48. Grady, "Dispute over Cancer Tied to Implants."

49. For Mentor's product insert data sheet, see http://www.mentorwwllc.com/global-us/SafetyInformation.aspx (accessed October 10, 2011) .

50. *Safety of Silicone Breast Implants* (Washington, D.C.: Institute of Medicine National Academy Press, 2000). Also available through the Institute of Medicine website, at www.iom.edu.

51. For information on the effects on nursing infants, see "FDA Breast Implant Consumer Handbook—2004," at http://www.fda.gov/MedicalDevices/ ProductsandMedicalProcedures/ImplantsandProsthetics/BreastImplants/ ucm064106.htm.

52. Eugene H. Courtiss and Robert M. Goldwyn, "Breast Sensation before and after Plastic Surgery," *Plastic and Reconstructive Surgery*, vol. 58, no. 1 (July 1976), pp. 1–13, quoted in Haiken, Venus Envy, p. 270.

53. Summary of the study is available at http://www.mentorwwllc.com/global-us/ SafetyInformation.aspx (accessed October 10, 2011).

54. Naomi Wolf, *The Beauty Myth* (New York: William Morrow, 1991), p. 242.

55. Kevin I. Norton et al., "Ken and Barbie at Life Size," *Sex Roles*, vol. 34, no. 3–4 (1996), pp.287–294.

56. I've changed the names of Dr. C's patients to protect their privacy.

第五章
有毒的资产：成长的乳房

1. Sylvia Earle on Talk of the Nation, National Public Radio, September 16, 2010.

2. For a description of Huckins's experience with DDT, see Eleni Himaras, "Rachel Carson's Groundbreaking 'Silent Spring' Was Inspired by Duxbury Woman," *Patriot Ledger* (Quincy, Mass.), May 26, 2007.

3. Rachel Carson, *Silent Spring* (New York: Ballantine Books, 1962), pp. 24–43.

4. Carson, *Silent Spring*, p. 12.

5. Carson, *Silent Spring*, p. 25.

6. The Who, "Substitute," 1966.

7. Theo Colborn, founder and president of The Endocrine Disruption Exchange and professor emeritus of zoology, University of Florida, Gainesville, author interview,

March 2010.

8. For example, see Elizabeth Hampson, "Estrogen-Related Variations in Human Spatial and Articulatory-Motor Skills," *Psychoneuroendocrinology*, vol. 15, no. 2 （1990）, pp. 97–111.

9. For more on the wonders of evolutionary adaptations of marijuana, see Michael Pollan, *The Botany of Desire: A Plant's-Eye View of the World* (New York: Random House, 2001) .

10. Timothy Taylor, *The Prehistory of Sex: Four Million Years of Human Sexual Culture* (New York: Bantam Books, 1996) , p. 90.

11. Jeffrey Stansbury, polymer chemist, University of Colorado, Denver, author interview, March 2011.

12. Fact sheet, "Bisphenol A (BPA) and Breast Cancer," published by the Breast Cancer Fund, December 8, 2008, available at www.breastcancerfund.org/assets/pdfs/bpaandbc_factsheet_120808.pdf.

13. For the effects of DES on daughters and sons, see Nancy Langston, *Toxic Bodies: Hormone Disruptors and the Legacy of DES* (New Haven, Conn.: Yale University Press, 2010) , p. 135.

14. A. G. Recchia et al., "Xenoestrogens and the Induction of Proliferative Effects in Breast Cancer Cells via Direct Activation of Oestrogen Receptor Alpha," *Food Additives and Contaminants*, vol. 21 (2004), pp. 134–144; S. V. Fernandez and J. Russo, "Estrogen and Xenoestrogens in Breast Cancer," *Toxicologic Pathology*, vol. 38, no. 1 (January 2010) , pp. 110–122.

15. Sarah Jenkins et al., "Oral Exposure to Bisphenol A Increases Dimethylben-zanthracene-Induced Mammary Cancer in Rats," *Environmental Health Perspectives*, vol. 117, no. 6 (June 2009) , pp. 910–915.

16. Milena Durando et al., "Prenatal Bisphenol A Exposure Induces Preneoplastic Lesions in the Mammary Gland in Wistar Rats," *Environmental Health Perspectives*, vol. 115, no. (January 2007) , pp. 80–86.

17. Leo F. Doherty et al., "In Utero Exposure to Diethylstilbestrol (DES) or Bisphenol-A (BPA) Increases EZH2 Expression in the Mammary Gland: An Epigenetic Mechanism Linking Endocrine Disruptors to Breast Cancer,"

Hormones and Cancer, vol. 1, no. 3（2010）, pp.146–155.

18. For an interesting overview, see Richard G. Bribiescas and Michael P. Muehlenbein, "Evolutionary Endocrinology," in Michael P. Muehlenbein（ed.）, *Human Evolutionary Biology*（New York: Cambridge University Press, 2010）, pp. 127, 137.

19. 而且一直到二十世纪八十年代，都非法使用作为牛的生长荷尔蒙。For more on DES and its dates of use, see http://www.websters-online-dictionary. org/definitions/Diethylstilbestrol; Nancy Langston offers a compelling history in *Toxic Bodies*, p. 117; see also Orville Schell, *Modern Meat: Antibiotics, Hormones, and the Pharmaceutical Farm*（New York: Vintage, 1985）, p. 331.

20. Lynn Goldman, "Preventing Pollution? U.S. Toxic Chemicals and Pesticides Policies and Sustainable Development," *Environmental Law Reporter*, vol. 32（2002）, pp. 11018–11041.

21. Rick Smith and Bruce Lourie, *Slow Death by Rubber Duck*（Berkeley, Calif.: Counterpoint, 2009）, p. xiv.

22. RuthannRudel, director of research, Silent Spring Institute, author interview, February 2011. See also RuthannRudel et al., "Mammary Gland Development as a Sensitive Indicator of Early Life Exposures: Recommendations from an Interdisciplinary Workshop," presented at The Mammary Gland Evaluation and Risk Assessment Workshop in Oakland, Calif., November 2009. Also see S. L. Makris, "Current Assessment of the Effects of Environmental Chemicals on the Mammary Gland in Guideline EPA, OECD, and NTP Rodent Studies," *Environmental Health Perspectives*, vol. 119, no. 8（2011）, pp. 1047–1052; and Florence Williams, "Scientists to Chemical Regulators: Stop Ignoring Boobs," Slate, June 27, 2011, available at http://www.slate.com/articles/double_x/doublex/2011/06/scientists_to_chemical_regulators_stop_ignoring_boobs.single. html#comments.

23. J. L. Raynor et al., "Adverse Effects of Prenatal Exposure to Atrazine during a Critical Period of Mammary Gland Growth," *Journal of Toxicological Sciences*, vol. 87（2005）, pp. 255–266.

24. Ruthann A. Rudel, Kathleen R. Attfield, Jessica N. Schifano, and Julia Green

Brody, "Chemicals Causing Mammary Gland Tumors in Animals Signal New Directions for Epidemiology, Chemicals Testing, and Risk Assessment for Breast Cancer Prevention," *Cancer*, vol. 109, no. 12（2007, Supplement）, pp. 2635–2666.

25. Theo Colborn, author interview, March 2010.

26. For this quotation from Simmons and other information on DDT, see Will Allen, *The War on Bugs*（White River Junction, Vt.: Chelsea Green, 2008）, p. 171.

27. EPA report, "DDT Regulatory History: A Brief Survey（to 1975）," excerpted from DDT, *A Review of Scientific and Economic Aspects of the Decision to Ban Its Use as a Pesticide*, prepared for the Committee on Appropriations of the U.S. House of Representatives by EPA, July 1975, available at: http://www.epa.gov/history/topics/ddt/02.htm.

28. For a good introduction to the potential links between chemicals and mammary gland dysfunction, see RuthannRudel et al., "Environmental Exposures and Mammary Gland Development: State of the Science, Public Health Implications, and Research Recommendations," *Environmental Health Perspectives*, vol. 119, no. 8（August 2011）, pp. 1053–1061; also available at http://ehp03.niehs.nih.gov/article/fetchArticle.action?articleURI=info%3Adoi%2F10.1289%2Fehp.1002864.

29. See Barbara A. Cohn et al., "DDT and Breast Cancer in Young Women: New Data on the Significance of Age at Exposure," *Environmental Health Perspectives*, vol. 115, no. 10（October 2007）, pp. 1406–1414.

30. See Tom Reynolds, "Study Clarifies Risk of Breast, Ovarian Cancer among Mutation Carriers," *Journal of National Cancer Institute*, vol. 95, no. 24（2003）, pp. 1816–1818.

31. Theo Colborn, "Foreword," in Smith and Lourie, *Slow Death by Rubber Duck*, pp. viii–x.

32. Theo Colborn, Diane Dumanoski, and John Peterson Myers, *Our Stolen Future: Are We Threatening Our Fertility, Intelligence, and Survival?—A Scientific Detective Story*（New York: Penguin Books, 1996）, p. 138.

33. "Lifetime Risk of Developing or Dying from Cancer," from the *American*

Cancer Society, available at http://www.cancer.org/Cancer/CancerBasics/
lifetime-probability-of-developing-or-dying-from-cancer.

34. James Stuart Olson, *Bathsheba's Breast: Woman, Cancer and History* (Baltimore:
Johns Hopkins University Press, 2002) , p. 226.

35. Carson, *Silent Spring*, p. 17.

第六章
洗发水、通心粉、不请自来的化学物质：早到的春天

1. Lewis Carroll, *Alice's Adventures in Wonderland and Through the Looking Glass*
(New York: Macmillan Co., 1897) , p.45.

2. We used Axys Analytical Services, Sidney, British Columbia.

3. Marcia E. Herman-Giddens et al., "Secondary Sexual Characteristics and Menses
in Young Girls Seen in Office Practice: A Study from the Pediatrics in Office
Settings (PROS) Network, American Academy of Pediatrics," *Pediatrics*, vol. 99,
no. 4 (1997) , pp. 505–512.

4. Sandra Steingraber, "The Falling Age of Puberty in U.S. Girls: What We Know,
What We Need to Know," published by the Breast Cancer Fund (2007) , p. 24,
available at http://www.breastcancerfund.org/assets/pdfs/publications/falling-age-
of-puberty.pdf.

5. Suzanne Fenton, research biologist, Reproductive Endocrinology Group, National
Institute of Environmental Health Sciences, author interview, December 2007.

6. Steingraber, "Falling Age of Puberty in U.S. Girls," p. 24.

7. F. M. Biro et al., "Pubertal Assessment Method and Baseline Characteristics in
a Mixed Longitudinal Study of Girls," *Pediatrics*, vol. 126, no. 3 (September
2010) , pp. 583–590.

8. Patricia Leigh Brown, "In Oakland, Redefining Sex Trade Workers as Abuse
Victims," *New York Times*, May 23, 2011.

9. Anne-Simone Parent et al., "The Timing of Normal Puberty and the Age Limits of
Sexual Precocity: Variations around the World, Secular Trends, and Changes after

Migration," *Endocrine Reviews*, vol. 24, no. 5 (2003) , pp. 668–693.

10. Sarah BlafferHrdy, *Mothers and Others: The Evolutionary Origins of Mutual Understanding* (Cambridge, Mass.: Belknap Press, 2009) , p. 31.

11. Peter D. Gluckman and Mark A. Hanson, "Evolution, Development and Timing of Puberty," *Trends in Endocrinology and Metabolism*, vol. 17, no. 1 (2006) , pp. 7–12.

12. Parent et al., "Timing of Normal Puberty."

13. Peter Gluckman, professor of paediatric and perinatal biology, University of Auckland, author interview, January 2010.

14. As stated in a public talk by Robert Hiatt, Department of Epidemiology and Biostatistics, University of California, San Francisco, and prin-cipal investigator at Breast Cancer and the Environment Research Centers (BCERC) , Cavallo Point, California, November 2011.

15. "Health, United States, 2008, with Special Feature on the Health of Young Adults," Centers for Disease Control and Prevention, National Center for Health Statistics, February 18, 2009. For highlights of the report, see http://www.cdc. gov/nchs/pressroom/09newsreleases/hus08.htm.

16. Debbie Clegg, assistant professor of internal medicine, University of Texas Southwestern Medical Center, author interview, November 2008.

17. Imogen S. Rogers et al., "Diet throughout Childhood and Age at Menarche in a Contemporary Cohort of British Girls," *Public Health Nutrition*, vol. 13, no. 12 (2010) , pp. 2052–2063.

18. Frank Biro, director of adolescent medicine, Cincinnati Children's Hospital, author interview, July 2009.

19. Parent et al., "Timing of Normal Puberty," p. 668.

20. Jingmei Li et al., "Effects of Childhood Body Size on Breast Cancer Tumour Characteristics," *Breast Cancer Research*, vol. 12, no. 2 (2010) , pp. 1–9.

21. For breast-feeding rates, see the Centers for Disease Control and Prevention, Breastfeeding Report Card (2010) , at http://www.cdc.gov/breastfeeding/data/ reportcard.htm.

22. Joe Russo and Irma Russo, *The Molecular Basis of Breast Cancer: Prevention*

and Treatment（Berlin: Springer-Verlag, 2003），p. 5.

23. Steingraber, "Falling Age of Puberty in U.S. Girls," p. 37.

24. For example, see Julianna Deardorff et al., "Father Absence, Body Mass Index, and Pubertal Timing in Girls: Differential Effects by Family Income and Ethnicity," *Journal of Adolescent Health*, vol. 48, no. 5（2011），pp. 441–447.

25. 动物园的大象在十一岁时成熟，在野外却要十六至十八岁才会成熟。不过性成熟并不代表他们会有较高的繁殖率。见 http://buzzle.com/editorials/10-22-2002-28715.asp. 野生动物专家马克与黛莉亚·欧文斯（Mark and Delia Owens）曾记录尚比亚某处有一头八岁母象带着新生小象遭象牙盗猎者猛追。这头母象是没有成象带领的孤儿，它"不是好妈妈。"Recounted in Mark Owens and Delia Owens, *Secrets of the Savannah*（New York: Houghton Mifflin, 2006），p. 133.

26. Lise Aksglaede, author interview, July 2009.

27. Leonard J. Paulozzi, "International Trends in Rates of Hypospadias and Cryptorchidism," *Environmental Health Perspectives*, vol. 107, no. 4（April 1999），pp. 297–302.

28. Katharina M. Main et al., "Larger Testes and Higher Inhibin B Levels in Finnish Than in Danish Newborn Boys," *Journal of Clinical Endocrinology and Metabolism*, vol. 91, no. 7（2006），pp. 2732–2737. For more on male genital defects and possible environmental links, see Florence Williams, "The Little Princes of Denmark," *Slate*, February 24, 2010, available at http://www.slate.com/articles/double_x/doublex_health/2010/02/the_little_princes_of_denmark.html.

29. Orville Schell, *Modern Meat: Antibiotics, Hormones, and the Pharmaceutical Farm*（New York: Vintage, 1985），p. 283.

30. Ivelisse Colon et al., "Identification of Phthalate Esters in the Serum of Young Puerto Rican Girls with Premature Breast Development," *Environmental Health Perspectives*, vol. 108, no. 9（September 2000），pp. 895–900.

31. Shanna H. Swan et al., "Decrease in Anogenital Distance among Male Infants with Prenatal Phthalate Exposure," *Environmental Health Perspectives*, vol. 113, no. 8（August 2005），pp. 1056–1061; S. H. Swan et al., "Prenatal Phthalate

Exposure and Reduced Masculine Play in Boys," *International Journal of Andrology*, vol. 33, no. 2 (April 2010) , pp. 259–269; Shanna H. Swan, "Environmental Phthalate Exposure in Relation to Reproductive Outcomes and Other Health Endpoints in Humans," *Environmental Research*, vol. 108, no. 2 (August 11, 2008) , pp. 177–184.

32. Mary S. Wolff et al., "Investigation of Relationships between Urinary Biomarkers of Phytoestrogens, Phthalates, and Phenols and Pubertal Stages in Girls," *Environmental Health Perspectives*, vol. 118, no. 7 (July 2010) , pp. 1039–1046.

33. Susan Pinney, Department of Environmental Health, University of Cincinnati College of Medicine, author interview, September 2011.

34. Shelley Huang, "Smell May Indicate Plasticizers: Experts," *Taipei Times*, June 6, 2011.

35. Environmental Working Group, "Pesticide in Soap, Toothpaste and Breast Milk—Is It Kid-Safe?" Washington, D.C., July 17, 2008; see also Antonia M. Calafat et al., "Urinary Concentrations of Triclosan in the U.S. Population: 2003–2004," *Environmental Health Perspectives*, vol. 116, no. 3 (March 2008) , pp. 303–307.

36. Dominique J. Williams, Division of Health Sciences, U.S. Consumer Product Safety Commission, "Toxicity Review of Di-n-butyl Phthalate," staff assessment memo, April 7, 2010, available at www.cpsc.gov/about/cpsia/toxicityDBP. pdf. See also Susan M. Duty et al., "The Relationship between Environmental Exposures to Phthalates and DNA Damage in Human Sperm Using the Neutral Comet Assay," *Environmental Health Perspectives*, vol. 111, no. 9 (July 2003) , pp. 1164–1169; and Mary S. Wolff et al., "Pilot Study of Urinary Biomarkers of Phytoestrogens, Phthalates, and Phenols in Girls," *Environmental Health Perspectives*, vol. 115, no. 1 (January 2007) , pp. 116–121. For more information about levels of these chemicals in the general U.S. population, see the Centers for Disease Control and Prevention, *Fourth National Report on Human Exposure to Environmental Chemicals*, July 2010, available at http://www.cdc.gov/exposurereport/.

37. See Centers for Disease Control and Prevention, "Chemical Information: Di-2-ethylhexyl Phthalate," *National Report on Human Exposure to Environment Chemicals*, November 15, 2010, available at http://www.cdc.gov/exposurereport/data_tables/DEHP_ChemicalInformation.html.

38. G. D. Bittner et al., "Most Plastic Products Release Estrogenic Chemicals: A Potential Health Problem That Can Be Solved," *Environmental Health Perspectives*, vol. 119, no. 7（2011）, pp. 989–996.

39. For example, see Christopher Paul Wild, "Complementing the Genome with an 'Exposome': The Outstanding Challenge of Environmental Exposure Measurement in Molecular Epidemiology," *Cancer Epidemiology, Biomarkers and Prevention*, vol. 14, no. 8（2005）, pp. 1847–1850.

40. 广岛和长崎遭投掷原子弹：On breast cancer rates among Hiroshima and Nagasaki bomb survivors, see Masayoshi Tokunaga et al., "Incidence of Female Breast Cancer among Atomic Bomb Survivors, 1950–1985," *Radiation Research*, vol. 182, no. 2（1994）, pp. 209–223.

41. Nancy Langston, *Toxic Bodies: Hormone Disruptors and the Legacy of DES*（New Haven, Conn.: Yale University Press, 2010）, p. 12.

42. Steingraber, "Falling Age of Puberty in U.S. Girls," p. 59.

43. For research on fat and inflammation in adolescent mice, see Sandra Z. Haslam, "Is There a Link between a High-Fat Diet during Puberty and Breast Cancer Risk?" *Women's Health*, vol. 7, no. 1（2011）, pp. 1–3.

44. Charles Atkins, distinguished professor in the Department of Communications, Michigan State University, author interview, November, 2008.

第七章
怀孕的矛盾

1. Nora Ephron, *Heartburn*（New York: Knopf, 1983）, p. 45.

2. National Cancer Institute Fact Sheet, "Reproductive History and Breast Cancer Risk," May 10, 2011, available at http://www.cancer.gov/cancertopics/factsheet/

Risk/pregnancy.

3. Associated Press, "Age Increases for Motherhood," *St. Petersburg Times*, December 2, 1948.

4. "Teen Pregnancy," *Encyclopedia of Children and Childhood in History and Society*, 2008, at http://www.faqs.org/childhood/So-Th/Teen-Pregnancy.html.

5. T. J. Mathews and Brady E. Hamilton, "Delayed Childbearing: More Women Are Having Their First Child Later in Life," *National Center for Health and Statistics Data Brief*, no. 21（August 2009）, available at http://www.cdc.gov/nchs/data/databriefs/db21.pdf.

6. Raj Lakshmanaswamy, assistant professor of pathology, Texas Tech University Health Sciences Center, author interview, September 30, 2010.

7. 提供健康妇女大量荷尔蒙药物，以预防她们可能永远不会得的疾病，可想而知，这种做法依旧还有很大的争议性。当然，数以百万计的健康妇女如今都在服用荷尔蒙，大行其道的避孕药就是荷尔蒙。多年来，派克在另一个计划中，一直都在思索该如何把他的防癌观念套用在避孕丸里。他想要"调整"避孕药，好让它在防止怀孕之时，也能预防乳腺癌。他说："只要想想今天一早有多少人服用避孕药，就够让人吃惊的。如果能做得对，那么就能预防乳腺癌。"不过派克想要发明的药物并不是以模仿怀孕的方式来防癌，而是希望能发明模仿停经、更能发挥功效的药物。目前的避孕药是停止排卵，这对预防癌症是有效的，但避孕药却又取代了天然的荷尔蒙，这并不利于人体。派克想要以不同的路径阻止排卵，也就是阻碍由下丘脑分泌的荷尔蒙信号——性腺刺激素释放激素（gonadotropin-releasing hormone，或 GnRH），然后它会只放出少量的雌激素和黄体酮，足以让妇女不致觉得自己像老太婆，却不致刺激乳房或子宫的细胞。只是问题在于，GnRH 是胜肽（peptide），如果把它当成药丸服食，会在胃里分解。因此派克想到把这种抗癌灵药制成鼻喷剂，他在十年前就已经包装好整套喷鼻装备，准备上市，只是找不到任何投资人或药商愿意尝试。他回想当时的情况说："提议在避孕丸中添加第三种成分，是我所做过最明智的事。虽然我还没找到愿意推出这种药的药厂，而且看来也遥遥无期，但我依旧觉得这才是王道。用某种方式停止排卵。在我有生之年大概做不到，但我们会理出头绪，只是时间慢一点罢了。"

8. Janet R. Daling et al., "Risk of Breast Cancer among Young Women: Relationship

to Induced Abortion," *Journal of the National Cancer Institute*, vol. 86, no. 21（1994）, pp. 1584–1592.

9. Chinue Turner Richardson et al., "Misinformed Consent: The Medical Accuracy of State-Developed Abortion Counseling Materials," *Guttmacher Policy Review*, vol. 9, no. 4（2006）, pp. 6–11.

10. Samuel Weissel Gross, *A Practical Treatise on Tumors of the Mammary Gland*（New York: D. Appleton, 1880）, p. 146.

11. Amanda I. Phipps et al., "Reproductive History and Oral Contraceptive Use in Relation to Risk of Triple-Negative Breast Cancer," *Journal of the National Cancer Institute*, vol. 103, no. 6（2011）, pp. 470–477.

12. Karen Hassey Dow, "Pregnancy and Breast Cancer," *Journal of Obstetric, Gynecologic, and Neonatal Nursing*, vol. 29, no. 6（2000）, pp. 634–640.

第八章
晚餐吃什么？

1. Mary McCarthy, *The Group*（New York: Harcourt, Brace, 1991）, p. 291.

2. 克劳斯（Marshall Klaus）在《小儿科》（*Pediatrics*）期刊上，精彩地对这样的爬行做了一番描写："他往上移动，一再把头由一侧转到另一侧，等他接近乳头之时，就把嘴大张，尝试几次之后，就精准地对准了乳头上的乳晕。"除了视觉线索之外，气味也在这样的爬动中占有重要地位。要是右乳用肥皂和水清洗过，婴儿就会往左乳爬。反之亦然。Marshall Klaus, "Mother and Infant: Early Emotional Ties," *Pediatrics*, vol. 102, no. 5（1998）, pp. 1244–1246.

3. 在抗生素发明之前，许多妇女在生产完就立刻死亡，并不只是因为产褥热（puerperal fever），也因"产乳热"，即乳房感染。为了防止乳房肿胀，有时会让小狗来吸奶（我没开玩笑）。妇女相互之间也会为对方放置"吸盘"。For more in this vein, read Valerie Fildes's excellent *Breasts, Bottles and Babies: A History of Infant Feeding*（Edinburgh: Edinburgh University Press, 1986）.

4. Klaus, "Mother and Infant."

5. Penny Van Esterik, "The Politics of Breastfeeding," in Stuart-Macadam and Dettwyler（eds.）, *Breastfeeding*, p. 149.

6. Tina Cassidy, *Birth: The Surprising History of How We Are Born*（Boston: Beacon Press, 1999）, p. 235.

7. Fildes, *Breasts, Bottles and Babies*, p. 102.

8. Plato, quoted in Naomi Baumslag and Dia Michels, *Milk, Money, and Madness: The Culture and Politics of Breastfeeding*（Westport, Conn.: Bergin & Garvey, 1995）, p. 40.

9. Quoted from C. H. W. Johns, *Babylonian and Assyrian Laws and Letters*（Edinburgh: T&T Clark, 1904）, p. 61.

10. Baumslag and Michels, *Milk, Money, and Madness*, p. 8.

11. Claire Tomalin, *Jane Austen: A Life*（New York: Knopf, 1997）, pp. 7–9.

12. Tomalin, *Jane Austen*, pp. 7–9.

13. Baumslag and Michels, *Milk, Money, and Madness*, p. 46.

14. For this quote by John Keating and a good overview of the early days of pediatrics, see Rima D. Apple, *Mothers and Medicine: A Social History of Infant Feeding, 1890–1950*（Madison: University of Wisconsin Press, 1987）, p. 55ff.

15. As quoted in Apple, *Mothers and Medicine*, p. 9.

16. For a good discussion of this and its influence in separating humans from nature, see Linda Nash's *Inescapable Ecologies: A History of Environment, Disease and Knowledge*（Berkeley: University of California Press, 2006）.

17. "Infant Food, Nestle's Lactogen," National Museum of American History, at http://americanhistory.si.edu/collections/object.cfm?key=35&objkey=110（accessed October 12, 2011）.

18. Marian Thompson, quoted in Margot Edwards and Mary Waldorf, *Reclaiming Birth: History and Heroines of American Childbirth Reform*（Trumansburg, N.Y.: Crossing Press, 1984）, p. 88.

19. Edwina Froehlich, quoted in Emily Bazelon, "Founding Mothers: Edwina Froehlich, b. 1915," *New York Times*, December 23, 2008.

20. Laurie Nommsen-Rivers, research assistant professor, Cincinnati Children's Hospital Medical Center, author interview, October 2010. For Sacramento

rates, see Nommsen-Rivers, "Delayed Onset of Lactogenesis among First-Time Mothers Is Related to Maternal Obesity and Factors Associated with Ineffective Breastfeeding," *Journal of Clinical Nutrition*, vol. 92, no. 3（2010）, pp. 574–584. ·

21. Dettwyler, "Beauty and the Breast," p. ix.

22. Hanna Rosin, "The Case against Breast-Feeding," *Atlantic*, April 2009, accessed online at http://www.theatlantic.com/magazine/archive/2009/04/the-case-against-breast-feeding/7311/.

23. Herbert L. Needleman et al., "Deficits in Psychological and Classroom Performance of Children with Elevated Dentine Lead Levels," *New England Journal of Medicine*, vol. 300, no. 3（1970）, pp. 679–695.

24. Christopher G. Owen et al., "Effect of InfantFeedingonthe RiskofObesityacrosstheLifeCourse: A Quantitative Review of Published Evidence," *Pediatrics*, vol. 115, no. 5（2005）, pp. 1367–1377; and S. Arenz, "Breast-Feeding and Childhood Obesity—A Systematic Review," *International Journal of Obesity*, vol. 28（2004）, pp. 1247–1256.

第九章
公牛赫尔曼、哈姆雷特和人类的肠胃

1. Susruta Samhita, quoted in Valerie Fildes, *Breast, Bottles and Babies: A History of Infant Feeding*（Edinburgh: Edinburgh University Press, 1986）, p. 14.

2. Daniel W. Sellen, "Evolution of Infant and Young Child Feeding: Implications for Contemporary Public Health," *Annual Review of Nutrition*, vol. 27（2007）, pp. 123–148. Also, see A. M. Prentice and Ann Prentice, "Energy Costs of Lactation," *Annual Review of Nutrition*, vol. 8（1988）, pp. 63–79.

3. 哺喂母乳其实就是一种母体依存: Sandra Steingraber, *Having Faith: An Ecologist's Journey to Motherhood*（Cambridge, Mass.: Perseus, 2001）, p. 214.（Note, the more conventional spelling for this is matrotrophy.）

4. 有些医生告诉妇女说，要确定宝宝有没有吃饱的唯一办法，就是在每一次喂奶前和喂奶后测量他们的体重，包括凌晨两点那一次。这是另一个让大家以配方奶取代哺喂母乳的诱因。

5. Jacqueline C. Kent et al., "Breast Volume and Milk Production during Extended Lactation in Women," *Experimental Physiology*, vol. 84（1999）, pp. 435–447.

6. 关于"有益"、"有害"菌种的用法，随着科学家对人体菌落有更进一步的了解，这种用法似乎有点简化而不完整，因为科学家真正的意思是整体菌种健全的平衡。不过我还是继续用这些词，因为受访者就是这样告诉我，而在谈到乳糖和微生物的角色时，它们也还适切。

7. Information on NEC and premature babies from Lars Bode, assistant professor of pediatrics, University of California, San Diego, author interview, October 2010.

8. Video by CBS/ Smartplanet.com, August 26, 2010, can be accessed at http://www.smartplanet.com/video/is-the-cure-for-cancer-inside-milk/460136.

9. Roderick I. Mackie et al., "Developmental Microbial Ecology of the Neonatal Gastrointestinal Tract," *American Journal of Clinical Nutrition*, vol. 69, no. 5（1999）, pp. 1035S–1045S.

10. World Health Organization, "Global Health Observatory: Use of Improved Drinking Water Sources," available at http://www.who.int/gho/mdg/environmental_sustainability/situation_trends_water/en/index.html（accessed October 13, 2011）.

11. For information on this and other products being developed with lactoferrin and marketed, and the economic analysis, see Vadim V. Sumbayev et al.（eds.）, *Proceedings of the World Medical Conference: Malta*, September 15–17, 2010（Stevens Point, Wisc.: WSEAS Press, 2010）, available at http://www.wseas.us/elibrary/conferences/2010/Malta/MEDICAL/MEDICAL-00.pdf.

12. CatharinaSvanborg et al., "Hamlet Kills Tumor Cells by an Apoptosis-like Mechanism—Cellular, Molecular and Therapeutic Aspects," *Advances in Cancer Research*, vol. 88（2003）, pp. 1–29.

13. For example, see X. O. Shu et al., "Breastfeeding and Risk of Childhood Acute Leukemia," *Journal of the National Cancer Institute,* vol. 91, no. 20（1999）, pp. 1765–1772; for a more recent（and somewhat less enthusiastic）review of this literature, see Jeanne-Marie Guise et al., "Review of Case-Control Studies

Related to Breastfeeding and Risk of Childhood Leukemia," *Pediatrics*, vol. 116, no. 5（2005）, pp. e724 –e731.

14. For an interesting discussion of markets for breast milk, see Linda C. Fentiman, "Marketing Mothers' Milk: The Commodification of Breastfeeding and the New Markets in Human Milk and Infant Formula," *Nevada Law Journal*（2009）, available at Pace Law Faculty Publications, Paper 566: http://digitalcommons. pace.edu/lawfaculty/566.

15. Katherine Hinde, "Richer Milk for Sons but More Milk for Daughters: Sex-Biased Investment during Lactation Varies with Maternal Life History in Rhesus Macaques," *American Journal of Human Biology*, vol. 21, no. 4（2009）, pp. 512–519. Also, Katherine Hinde, author interview, December 2010.

16. David Haig, "Genetic Conflicts in Human Pregnancy," *Quarterly Review of Biology*, vol. 68, no. 4（December 1993）, pp. 495–532; Sarah Blaffer Hrdy, *Mother Nature: Maternal Instincts and How They Shape the Human Species*（New York: Ballantine Books, 1999）, pp. 430–441.

17. 等宝宝过了一岁: Dror Mandel et al., "Fat and Energy Contents of Expressed Human Breast Milk in Prolonged Lactation," *Pediatrics*, vol. 116, no. 3（2005）, pp. e432–e435.

18. Sandra Steingraber, *Raising Elijah*（Philadelphia: Da Capo Press, 2011）, p. 19.

19. J. M. Lopez, "Bone Turnover and Density in Healthy Women during Breastfeeding and after Weaning," *Osteoporosis International*, vol. 6, no. 2（1996）, pp. 153–159.

20. Eleanor "Bimla" Schwarz, assistant professor of medicine, epidemiology, obstetrics, gynecology, and reproductive sciences, University of Pittsburgh, author interview, October 2010.

21. Daniel Sellen, "Evolution of Infant and Young Child Feeding: Implications for Contemporary Public Health," *Annual Review of Nutrition*, vol. 27（2007）, pp. 123–148.

22. Daniel W. Sellen, Canada Research Chair in Human Ecology and Public Health Nutrition, University of Toronto, author interview, October 2010.

23. Sellen, "Evolution and Infant Young Child Feeding."

24. For an interesting discussion of how the profile of milk fats has changed due to the omega-6–dominant Western diet, see Erin E. Mosley, Anne L. Wright, Michelle K. McGuire, and Mark A. McGuire, "Trans Fatty Acids in Milk Produced by Women in the United States," *American Journal of Clinical Nutrition*, vol. 82, no. 6（2005）, pp. 1292–1297.

第十章
酸奶

1. Ebers Papyrus, quoted in Valerie Fildes, *Breasts, Bottles and Babies: A History of Infant Feeding*（Edinburgh: Edinburgh University Press, 1986）, p. 5.

2. "History," Centers for the Polyurethanes Industry, Polyeurethane.org, available at http://www.polyurethane.org/s_api/sec.asp?cid=853&did=3487（accessed October 14, 2011）.

3. Bob Luedeka, executive director, Polyurethane Foam Association, author interview, August 2011.

4. Y. Babrauskas et al., "Flame Retardants in Furniture Foam: Benefits and Risks," *Fire Safety Science Proceedings, 10th International Symposium, International Association for Fire Safety Science*（2011, pending publication）.

5. Centers for Disease Control and Prevention, "Fire Deaths and Injuries: Fact Sheet," October 1, 2010, available at http://www.cdc.gov/homeandrecreationalsafety/fire-prevention/fires-factsheet.html.

6. France P. Labreche, "Exposure to Organic Solvents and Breast Cancer in Women: A Hypothesis," *American Journal of Industrial Medicine*, vol. 32（1997）, pp. 1–14.

7. Morton Biskind et al., "DDT Poisoning: A New Syndrome with Neuropsychiatric Manifestations," *American Journal of Psychotherapy*, vol. 3, no. 2（1949）, pp. 261–270; Morton S. Biskind, "Statement on Clinical Intoxication from DDT and Other New Insecticides," presented before the Select Committee to Investigate the Use of Chemicals in Food Products, United States House of Representatives,

December 12, 1950, Westport, Conn., published in the *Journal of Insurance Medicine*, vol. 6, no. 2（March–May 1951）, pp. 5–12.

8. For a great overview of the problem, see Steingraber, *Having Faith*, p. 252. The 1951 study by E. P. Laug is recounted in "DDT and Its Derivatives," published by the United Nations Environmental Programme and the World Health Organization in 1979, available at http://www.inchem.org/documents/ehc/ehc/ehc009.htm.

9. one of the most famous studies is Joseph L. Jacobson and Sandra W. Jacobson, "Intellectual Impairment in Children Exposed to Polychlorinated Biphenyls in Utero," *New England Journal of Medicine*, vol. 335（1996）, pp. 783–789.

10. Ake Bergman, "The Abysmal Failure of Preventing Human and Environmental Exposure to Persistent Brominated Flame Retardants: A Brief Historical Review of BRFs," in Mehran Alaee et al.（eds.）, *Commemorating 25 Years of Dioxin Symposia*（Toronto: Twenty-fifth Dioxin Committee, 2005）, pp. 32–40. Also see Joyce Egginton, *The Poisoning of Michigan*（East Lansing: Michigan State University Press, 1980）.

11. For the long-term effects in the people exposed in the Michigan case, see Heidi Michels Blanck et al., "Age at Menarche and Tanner Stage in Girls Exposed in Utero and Postnatally to Polybrominated Biphenyl," *Epidemiology*, vol. 11, no. 6（2000）, pp. 641–671. Also, Michele Marcus, Pediatric Environmental Health Specialty Unit, Rollins School of Public Health, Emory University, author interview, November 2010.

12. Arnold Schecter, professor of environmental and occupational health sciences, University of Texas School of Public Health, author interview, September 2004.

13. For example, see Ami R Zota, "Polybrominated Diphenyl Ethers（PBDEs）, Hydroxylated PBDEs（OH-PBDEs）, and Measures of Thyroid Function in Second Trimester Pregnant Women in California," *Environmental Science and Technology*, published online, August 10, 2011.

14. Julie Herbstman, "Prenatal Exposure to PBDEs and Neurodevelopment," *Environmental Health Perspectives*, vol. 118, no. 5（May 2010）, pp. 712–719.

15. Kim G. Harley et al., "PBDE Concentrations in Women's Serum and Fecundability," *Environmental Health Perspectives*, vol. 118, no. 5（May

2010）, pp. 699–704.

16. Katharina Maria Main et al., "Flame Retardants in Placenta and Breast Milk and Cryptorchidism in Newborn Boys," *Environmental Health Perspectives, vol. 115, no.10（October 2007）, pp. 1519–1526.

17. Daniel Carrizo et al., "Influence of Breastfeeding in the Accumulation of Polybromodiphenyl Ethers during the First Years of Child Growth," *Environmental Science and Technology*, vol. 41, no. 14（2007）, pp. 4907–4912.

18. For example, see Jacobson and Jacobson, "Intellectual Impairment in Children Exposed to Polychlorinated Biphenyls in Utero," pp. 783–789.

19. Kim Hooper et al., "Depuration of Polybrominated Diphenyl Ethers（PBDEs）and Polychlorinated Biphenyls（PCBs）in Breast Milk from California First-Time Mothers（Primiparae）," *Environmental Health Perspectives, vol. 115, no. 9（September 2007）, pp. 1271–1275.

20. As cited in Hooper et al., "Depuration of Polybrominated Diphenyl Ethers."

21. Cathrine Thomsen et al., "Changes in Concentrations of Perfluorinated Compounds, Polybrominated Diphenyl Ethers, and Polychlorinated Biphenyls in Norwegian Breast-Milk during Twelve Months of Lactation, " *Environmental Science and Technology*, vol. 44, no. 24（2010）, pp. 9550–9556.

22. Kyle Steenland et al., "Epidemiologic Evidence on the Health Effects of Perfluorooctanoic Acid（PFOA）," *Environmental Health Perspectives, vol. 118, no. 8（August 2010）, pp. 1100–1108.

23. Jennifer E. Yordy et al., "Life History as a Source of Variation for Persistent Organic Pollutant（POP）Patterns in a Community of Common Bottlenose Dolphins（*Tursiops truncatus*）Resident to Sarasota Bay, FL," *Science of the Total Environment*, vol. 408, no. 9（2010）, pp. 2163–2172.

24. Chemical analysis of my house dust was done by Heather Stapleton, assistant professor of environmental chemistry, Nicholas School of the Environment and Earth Sciences, Duke University, author interview, December 2010.

25. Jacob de Boer, "Editorial: Special Issue: Contaminants in Food—Brominated Flame Retardants," *Molecular Nutrition and Food Research*, vol. 52, no. 2（2008）, pp. 185–186.

第十一章
陌生的生化旷野：月经周期、避孕药、荷尔蒙补充疗法

1. *American Heritage Dictionary of the English Language*, 4th ed., available at http://www.wordnik.com/words/brave%20new%20world（accessed October 18, 2011）.

2. James S. Olson, Bathsheba's *Breast: Women, Cancer, and History*（Baltimore: Johns Hopkins University Press, 2002）, p. 240.

3. F. Kamangar et al., "Patterns of Cancer Incidence, Mortality, and Prevalence across Five Continents: Defining Priorities to Reduce Cancer Disparities in Different Geographic Regions of the World," *Journal of Clinical Oncology*, vol. 24（2006）, pp. 2137–2150.

4. Rudolf Ludwig Karl Virchow, *Die Cellularpathologie in ihrer Begrundung auf physiologische und pathologische Gewebelehre*（Berlin: A. Hirschwald, 1858）.

5. Susan Love, clinical professor of surgery, David Geffen School of Medicine, University of California, Los Angeles, and president, Dr. Susan Love Research Foundation, author interview, March 2009.

6. Mel Greaves, *Cancer: The Evolutionary Legacy*（New York: Oxford University Press, 2001）, p. 210.

7. This is according to Edimara Patrícia da Silva et al., "Exploring Breast Cancer Risk Factors in Kaingáng Women in the Faxinal Indigenous Territory, Paraná State, Brazil, 2008," *Cadernos de Saúde Pública*, vol. 25, no. 7（2009）, pp. 1493–1500.

8. James V. Ricci, *The Genealogy of Gynaecology: History of the Development of Gynaecology through the Ages*（Philadelphia: Blakiston, 1943）, p. 20, as cited in Marilyn Yalom, *A History of the Breast*（New York: Knopf, 1997）, p. 206.

9. Yalom, *History of the Breast*, p. 217.

10. Bernardino Ramazzini, *De Morbis Artificum Diatriba*（London: Printed for Andrew Bell et al., 1705）, pp. 122–123.

11. W. H. Auden, "Miss Gee"（1937）, published in *Another Time*（New York:

Random House, 1940）.

12. Olson, *Bathsheba's Breast*, p. 77.

13. George Thomas Beatson, quoted in Olson, *Bathsheba's Breast*, p. 78.

14. For breast cancer statistics, see "SEER Stat Fact Sheets: Breast," at http://seer. cancer.gov/statfacts/html/breast.html.

15. For an excellent description of Malcolm Pike in Hiroshima, see Malcolm Gladwell, "John Rock's Error," *New Yorker,* March 13, 2000, pp. 52–63.

16. Olson, *Bathsheba's Breast*, p. 178.

17. See Sarah Blaffer Hrdy, *Mothers and Others: The Evolutionary Origins of Mutual Understanding*（Cambridge, Mass.: Belknap Press, 2009）, pp. 92–97.

18. Carl Djerassi, *The Pill, Pygmy Chimps and Degas' Horse*（New York: Basic Books, 1992）, p. 58.

19. Roy Hertz, quoted in Olson, *Bathsheba's Breast*, p. 178.

20. Djerassi, *Pill, Pygmy Chimps and Degas' Horse*, p. 135.

21. Brian E. Henderson et al., "Endogenous Hormones as a Major Factor in Human Cancer," *Cancer Research,* vol. 42（1982）, pp. 3232–3239.

22. Sandra Haslam, a physiologist from Michigan State University, has been studying the nefarious effects of progesterone on mammary glands for years. "We've been pointing the finger at the wrong hormone all these years," she told me（author interview, July 2011）.

23. Beverly I. Strassmann, "Menstrual Cycling and Breast Cancer: An Evolutionary Perspective," *Journal of Women's Health*, vol. 8, no. 2（March 1999）, pp. 193–202.

24. Jane Lawler Dye, "Fertility of American Women: 2006," *Current Population Reports*, U.S. Census Bureau, August 2008, available at www.census.gov/ prod/2008pubs/p20-558.pdf.

25. Alfred Kildow, "The Dashing Malcolm Pike," *USC Health Magazine,* Summer 1996, available at http://www.usc.edu/hsc/info/pr/hmm/96summer/pike.html（accessed October 17, 2011）.

26. Greaves, *Cancer*, p. 210.

27. Kathryn Huang and Megan Van Aelstyn, presentation of a Notre Dame case

study, "Hormone Replacement Therapy and Wyeth," available at http://www.awpagesociety.com/images/uploads/Wyeth-Powerpoint.ppt（accessed October 17, 2011）.

28. Quoted in Jane E. Brody, "Physicians' Views Unchanged on Use of Estrogen Therapy," *New York Times,* December 5, 1975.

29. Robert Wilson, quoted in Gary Null and Barbara Seaman, *For Women Only*（Toronto: Seven Stories Press, 1999）, p. 751.

30. Robert Wilson, from *Feminine Forever*（1966）, as quoted in Olson, *Bathsheba's Breasts*, p. 181.

31. On calorie requirements of children, see Hrdy, *Mothers and Others*, p. 31. For a discussion of the grandmother hypothesis, see pp. 241–243.

32. Karen J. Carlson, Stephanie A. Eisenstat, and Terra Ziporyn, *The New Harvard Guide to Women's Health*（Cambridge, Mass.: Belknap Press, 2004）, p. 375.

33. For general information on the Million Women Study, see http://www.millionwomenstudy.org/.

34. 雌激素本身导致乳腺癌的风险还让人困惑，尚无定论。"百万妇女研究"虽然发现只服用雌激素的妇女患癌的风险较一般妇女高66%，但最近的研究却发现这样做反而能保护切除了子宫的妇女，让她们降低乳腺癌风险，不过她们中风的风险却又提高了。See A. Z. LaCroix et al., "Health Outcomes after Stopping Conjugated Equine Estrogens among Postmenopausal Women with Prior Hysterectomy: A Randomized Controlled Trial," *Journal of the American Medical Association,* vol. 305（2011）, pp. 1305–1314.

35. V. Beral et al., "Breast Cancer and Hormone-Replacement Therapy in the Million Women Study," *Lancet,* no. 362（2003）, pp. 419–427.

第十二章
精锐之师，令人骄傲*，也令人受伤: 海军能解开乳腺癌之谜吗?

1. Wendell Berry, *Citizenship Papers*（Berkeley: Shoemaker & Hoard, 2003）, p. 214.

2. Agency for Toxic Substances and Disease Registry, "Analyses and Historical Reconstruction of Groundwater Flow, Contaminant Fate and Transport, and Distribution of Drinking Water within the Service Areas of the Hadnot Point and Holcomb Boulevard Water Treatment Plants and Vicinities, U.S. Marine Corps Base Camp Lejeune, North Carolina, Chapter C: Occurrence of Selected Contaminants in Groundwater at Installation Restoration Program Sites," October 2010, p. C7.

3. Agency for Toxic Substances and Disease Registry, "Analyses and Historical Reconstruction of Groundwater Flow, Contaminant Fate and Transport, and Distribution of Drinking Water," p. C94.

4. For drinking water contamination levels, Camp Lejeune Water System analysis document for dichloroethylene and trichloroethylene, North Carolina Department of Human Resources, Division of Health Services, Occupational Health Laboratory, February 4, 1985, analyzed and signed by John L. Neal.

5. Agency for Toxic Substances and Disease Registry, "Toxic Substances Portal—Trichloroethylene (TCE) ," July 2003, at http://www.atsdr.cdc.gov/toxfaqs/tf.asp?id=172&tid=30.

6. President's Cancer Panel, *Reducing Environmental Cancer Risk: What We Can Do Now, 2008–2009 Annual Report*, National Cancer Institute,April 2010, p. 33, available at http://deainfo.nci.nih.gov/advisory/pcp/annualReports/index.htm.

7. For the EPA's assessment report, released September 29, 2011, see http://www.epa.gov/iris/supdocs/0199index.html.

8. Ray Smith, "The New Dirt on Dry Cleaners," *Wall Street Journal*, July 28, 2011.

9. Christopher Portier, director, Agency for Toxic Substances and Disease Registry, author interview, July 2011.

10. Sara Villeneuve et al., "Occupation and Occupational Exposure to Endocrine Disrupting Chemicals in Male Breast Cancer: A Case–Control Study in Europe," *Occupational and Environmental Medicine,* vol. 67, no. 12 (2010) , pp. 837–844.

11. Peter F. Infante et al., "A Historical Perspective of Some Occupationally Related Diseases in Women," *Journal of Occupational and Environmental Medicine,* vol.

36, no. 8（1994）, pp. 826–831. See also S. Villeneuve, "Breast Cancer Risk by Occupation and Industry: Analysis of the CECILE Study, a Population-Based Case–Control Study in France," *American Journal of Industrial Medicine,* vol. 54, no. 7（2011）, pp. 499–509.

12. A. Blair et al., "Mortality and Cancer Incidence of Aircraft Maintenance Workers Exposed to Trichloroethylene and Other Organic Solvents and Chemicals: Extended Follow Up," *Journal of Occupational and Environmental Medicine,* vol. 55, no. 3（1998）, pp. 161–171.

13. P. R. Band et al., "Identification of Occupational Cancer Risks in British Columbia," *Journal of Occupational and Environmental Medicine,* vol. 42, no. 3（2000）, pp. 284–310.

14. A. Blair et al., "Cancer and Other Causes of Death among a Cohort of Dry Cleaners," *British Journal of Industrial Medicine,* vol. 47, no. 3（1990）, pp. 162–168.

15. Johnni Hansen, "Breast Cancer Risk among Relatively Young Women Employed in Solvent-Using Industries," *American Journal of Industrial Medicine,* vol. 36, no. 1（1999）, pp. 43–47.

16. Ann Aschengrau et al., "Perchloroethylene-Contaminated Drinking Water and the Risk of Breast Cancer: Additional Results from Cape Cod, Massachusetts, USA," *Environmental Health Perspectives*, vol. 111, no. 2（February 2003）, pp. 167–173.

17. Brett Israel, "How Many Cancers Are Caused by the Environment?" *Scientific American*, May 21, 2010, accessed at http://www.scientificamerican.com/article. cfm?id=how-many-cancers-are-causedby-the-environment; see also Elizabeth T.H. Fontham, "American Cancer Society Perspectives on Environmental Factors and Cancer,"*CA: A Cancer Journal for Clinicians,* vol. 59, no. 6（2009）, pp. 343–351.

18. J. Griffith et al., "Cancer Mortality in US Counties with Hazardous-Waste Sites and Ground-Water Pollution," *Archives of Environmental Health,* vol. 44（1989）, pp. 69–74.

19. President's Cancer Panel, *Reducing Environmental Cancer Risk.*

20. Podcast interview with Margaret Kripke, professor of immunology and executive vice president and chief academic officer, University of Texas MD Anderson Cancer Center, February 7, 2011, available at http://www.commonweal.org/new-school/audiofiles/podcast/97_m_kripke_final_w_intro.mp3.

21. Denise Grady, "U.S. Panel Criticized as Overstating Cancer Risks," *New York Times*, May 6, 2010.

22. Hansen, "Breast Cancer Risk among Relatively Young Women."

第十三章
你的乳房致密吗？

1. Richard Doll, quoted in Siddhartha Mukherjee, *The Emperor of Maladies*（New York: Scribner, 2010）, p. 462. Original quote from Richard Peto et al., "Mortality from Smoking Worldwide," *British Medical Bulletin,* vol. 52, no. 1（1996）, pp. 12–21.

2. Marie E. Wood, "A Clinician's Guide to Breast Cancer Risk Assessment," *Sexuality, Reproduction and Menopause,* vol. 8, no. 1（2010）, pp. 15–20.

3. Susan L Neuhausen, "Founder Populations and Their Uses for Breast Cancer Genetics," *Breast Cancer Research*, vol. 2, no. 2（2000）, pp. 77–81.

4. Greg Gibson, *It Takes a Genome: How a Clash between Our Genes and Modern Life Is Making Us Sick*（Upper Saddle River, N.J.: FT Press, 2009）, p. 30.

5. "Breast Cancer Risk Assessment Tool," National Cancer Institute, at http://www.cancer.gov/bcrisktool/RiskAssessment.aspx?current_age=42&age_at_menarche=10&age_at_first_live_birth=30&ever_had _bi ops y= 0&pr e v i ous _bi ops i e s= 0&bi ops y_wi t h _hyperplasia=0&related_with_breast_cancer=0&race=1（accessed October 18, 2011）.

6. National Cancer Institute Factsheet, "Mammograms," available at http://www.cancer.gov/cancertopics/factsheet/detection/mammograms, accessed October 18, 2011.

7. Norman Boyd, "Mammographic Density and Breast Cancer Risk: Evaluation of

a Novel Method of Measuring Breast Tissue Volumes," *Cancer Epidemiology, Biomarkers and Prevention*, vol. 18, no. 6（2009）, pp. 1756–1762.

8. C. M. Vachon et al., "Association of Diet and Mammographic Breast Density in the Minnesota Breast Cancer Family Cohort," *Cancer Epidemiology, Biomarkers and Prevention*, vol. 9, no. 2（2000）, pp. 151–160.

9. Denise Grady, "Breast Cancer Seen as Riskier with Hormones," *New York Times,* October 19, 2010; see also Peter B. Bach, "Postmenopausal Hormone Therapy and Breast Cancer: An Uncertain Trade-off," *Journal of the American Medical Association*, vol. 15, no. 304（2010）, pp. 1719–1720; and Rowan T. Chlebowski et al., "Breast Cancer in Postmenopausal Women after Hormone Therapy— Reply," *Journal of the American Medical Association,* vol. 5, no. 305（2011）, pp. 466–467.

10. Nancy Langston, *Toxic Bodies: Hormone Disruptors and the Legacy of DES* （New Haven, Conn.: Yale University Press, 2010）, p. 149.

11. 就连这句话也有待商榷。我们假定它是正确的，但最近在欧洲作的一项大型研究却发现定期做乳房 X 光摄影的妇女和不做这种摄影的妇女，死亡率并没有太大的差距，而这些受测妇女都年逾五十。两类妇女的死亡率都有改善，但研究人员认为这种改善是因为治疗而非筛检的改进之故。See P. Autier et al., "Breast Cancer Mortality in Neighbouring European Countries with Different Levels of Screening but Similar Access to Treatment: Trend Analysis of WHO Mortality Database," *British Medical Journal,* published online, July 29, 2011, available at http://www.ncbi.nlm.nih.gov/pmc/articles/PMC3145837/.

12. For the task force's recommendations, see U.S. Preventive Services Task Force, "Screening for Breast Cancer," December 2009, at http://www.ahrq.gov/clinic/ USpstf/uspsbrca.htm.

13. Lori Jensen, "A Local Look at Mammograms for Women under 50," *Boulder Daily Camera,* February 28, 2010.

14. 2003 年美国国民健康访问调查（National Health Interview Survey）访问了 361 名在 1980 至 2003 年诊断出乳腺癌的妇女，结果发现其中 57% 都是自行发现肿瘤的，不是靠自我检查，就是意外发现。M. Y. Roth et al., "Self-Detection Remains a Key Method of Breast Cancer Detection for U.S. Women,"

Journal of Women's Health, vol. 20, no. 8（August 20, 2011）, pp. 1135–1139.

15. Lee Wilke, associate professor and director, UW Breast Center, University of Wisconsin School of Medicine and Public Health, author interview, February 2010.

16. Anthony B. Miller et al., "Canadian National Breast Screening Study 2: 13-Year Results of a Randomized Trial in Women Aged 50–59 Years," *Journal of the National Cancer Institute*, vol. 92, no. 18（2000）, pp. 1490–1499.

17. Lee Wilke et al., "Breast Self-Examination: Defining a Cohort Still in Need," *Proceedings of American Society of Breast Surgeons*（2009）.

18. A. Broeks et al., "Identification of Women with an Increased Risk of Developing Radiation-Induced Breast Cancer: A Case Only Study," *Breast Cancer Research*, vol. 9（2007）, pp. 106–114.

第十四章
乳房的未来

1. William Wordsworth, ca. 1806, from Jack Stillinger, ed., *Selected Poems and Prefaces by William Wordsworth*（Boston: Houghton Mifflin, 1965）, p. 183.

2. 她喜欢说："我们非常了解该怎么治疗小鼠身上的乳腺癌，问题是我们对于女人身上的癌症机制所知不多。"（作者访谈，2009 年九月）由于希望能在更多女性身上进行研究，而不是在老鼠身上，由勒夫研究基金会跟雅芳女性基金会（Avon Foundation for Women）合作组成的女人兵团（Army of Women）组织预计征集一百万名来自不同背景的女性研究志工。For more information, see www.armyofwomen.org.

3. Heide Splete, "10-Year Breast Cancer Survival Rates Improve," *Internal Medicine News Digital Network*, September 29, 2010, available at http://www.internalmedicinenews.com/specialty-focus/women-s-health/single-article-page/10-year-breast-cancer-survival-rates-improve.html.

4. Tiffany O'Callaghan, "The Prevention Agenda," *Nature,* vol. 471, no. 7339（March 24, 2011）, pp. s2–s4.

5. Tomas J. Aragon et al., "Calculating Expected Years of Life Lost for Assessing Local Ethnic Disparities in Causes of Premature Death," *BMC Public Health,* vol. 8（2008）, p. 116.

6. Rene Dubos, *Mirage of Health: Utopias, Progress, and Biological Change*（New York: Harper, 1959）, pp. 29, 110–111.

致 谢

告诉别人说你正在写一本关于乳房的书，实在很尴尬，但这本书的计划却受到许多才华横溢者的热心支持。我的经纪人Molly Friedrich 就像乳房一样，是大自然的力量。她直觉而从不动摇的信心，以及 Lucy Carson 对我的肯定，驱使我努力向前。我很幸运 Norton 出版公司的 Jill Bialosky 打从一开始就相信本书的计划有意义，本书经她编辑并提出见解，有了很大的进步。我同样也要感谢文字编辑 Mary Babcock 和我的宣传人员 Erin Lovett。

我一边写作本书，一边不断地捏自己，提醒自己竟有此机缘，能够钻研这么精彩的主题，以及相关丰富而多样的研究。能够与这么多聪明绝顶且坚持不懈的有识之士交游，是我的荣幸。我无法把他们全列在此，但我对耗费长时间与记者打交道的许多人满心感激。许多科学家和医师欢迎我进入他们的实验室和办公室，参与他们的会议，有时还读我一部分的草稿，以确保叙述准确：Olav Oftedal、Malcolm Pike、Irma and Jose Russo、Frank Biro、Larry Kushi、Zena Werb、Daniel Sellen、Alan Dixson、

Barnaby Dixson、Pepper Schedin、Patricia Hunt、Shelley McGuire、Peter Hartmann、David Newberg、Bruce German、Patricia Adair Gowaty、Ralph Wynn、Susan Love、Dixie Mills、Bernard Patten、Tom Biggs，还有 Michael Ciaravino 及他的病人。许多科学家协助我以有趣而生动的方式测试我的乳房、身体和家庭环境，以便找出各种不同的化学物质；我要感谢 Ruthann Rudel、Julia Brody、Heather Stapleton、Arlene Blum、Sonya Lunder、Andrea Kirk、Ake Bergman、Olaf Paepke、Arnold Schecter，以及 Axys Analytical Services 公司的 Barbara Carr。我也特别感谢以下这些人慷慨地花费时间，并且坦白说出他们自己的故事：Michael Partain、Pete Devereaux，还有 Timmie Jean Lindsey。许多专家经常更正我的错误，如果本书还有错，全都是我的责任。

我很幸运，在进行本书计划的几年间有许多支持我的同僚和朋友，他们提供智慧、帮我编校、为我打气、帮我看孩子，偶尔还会供应让人心旷神怡的泰国点心。Lisa Jones 和 Hannah Nordhaus 非但是大家的楷模典范，也拿起她们的红笔协助我改稿。感谢 Ginny Jordan 赐我灵感与支持，也感谢 Hanna Rubin、Hillary Rosner、Melanie Warner、Claire Dederer、Tracy Ross、John Heyneman、Sandra Dal Poggetto、Brian Kahn、Caroline Patterson、Michelle Nijhuis、Paolo Bacigalupi、Page Pulver、Carin Chow、Susan Moran、Rachel 和 Jeff Walker、Deborah Fryer、Bonnie Sue Hitchcock、Curt Pesman、Andrea Banks、Auden Schendler、Anders Halverson、Peter Heller、Dan Baum、Beth

Judy、Rebecca Stanfel、Rick Newby、Edward Lewine、Todd Neff、Joe Sorrentino、Sean Markey、Jim Levine、Betsy Tabor、Laura Tabor、Noah Harwood、Lauren Seaton、Barbara McGill，以及 Danielle Garson。我的亲友虽然常遭我疏忽，却提供了明智的咨询和各种不同的协助，尤其要感谢 Pamela Geismar 和 Pete Friedrich、Mara Rabin、Ann Vileisis、Margaret Nomentana、John 和 Galina Williams、Jamie 和 Wendy Friar、Terry 和 Joe Williams、Peter Williams，以及 Joe Williams Jr. 教授，他的科学才华启发了我，而且他私下也替我恶补了亟需的私人统计学课。Penny Williams 把"祖母假设"发挥到更新的高度，搬进来与我们同住，并在关键时刻喂饱我们，养育我们。另外还要致谢的是 Breanna Drexler、Jordan Wirfs-Brock 和 Keirstin Kuhlman 提供的一些研究协助。

　　我很幸运能获得科罗拉多大学 Ted Scripps 环境新闻学奖学金和环境新闻学中心的财务及行政支援，特别要感谢科罗拉多大学的 Dona Olivier、Tom Yulsman 和 Len Ackland。我也感谢哥伦比亚大学路卡斯奖委员会（Lukas Prize Project Awards committee）把本书手稿列入决选名单。

　　许多亲朋好友，以及朋友的朋友在我四处采访时收容我，或者提供空间让我写作，我要感谢：Betsy 和 Andy Baur、Ann Skartvedt 和 Mark Burget、Chuck 和 Molly Slaughter、Terry Hasshold、Philip Higgs、Chris Todd、Michael Kodas 和 Carolyn Moreau（当然，还有 Otto）、Julie Frieder 和 Charlie Stanzione、

Beth Conover 和 Ken Snyder、Garrett Finney 和 Sarah Newbery、Cyane Gresham 和 Alan Bayersdorfer、Violet Wallach、Jon Hoeber 和 Jenn Leitzes。我希望能报答他们的恩情。

多年来，许多一流的杂志主编和老师教导我许多，并且纵容我在乳房及其他方面的好奇心，以各种方式协助本书的计划，包括: Ed 和 Betsy Marston、William Cronon、Fred Strebeigh、John Wargo、William Kittredge、Elizabeth Hightower、Emily Bazelon、Jennifer Rainey Marquez、Megan Liberman、Vera Titunik、Jamie Ryerson、Jonathan Thompson、Amy Linn、Toni Hope、Peter Flax、George Black、Laura Wright Treadway，以及 Alan Burdick。

有几本书特别启发我、影响我，让我敬畏: 娜塔莉·安吉尔（Natalie Angier）的《绝妙好女子》（*Woman*）、玛丽莲·亚隆（Marilyn Yalom）的《乳房的历史》（*A History of the Breast*）、詹姆斯·奥尔森（James S. Olson）的《别示巴的乳房》（*Bathsheba's Breast*）、悉达多·穆克吉（Siddhartha Mukherjee）的《众病之王》（*The Emperor of All Maladies*）、桑德拉·斯坦格雷伯（Sandra Steingraber）的《拥有信心》（*Having Faith*）及《住在下游》（*Living Downstream*）、瑞克·史密斯（Rick Smith）和布鲁斯·罗瑞（Bruce Lourie）的《橡皮鸭带来的缓慢死亡》（*Slow Death by Rubber Duck*），以及琳达·纳什（Linda Nash）的《不可避免的生态》（*Inescapable Ecologies*）。

最重要的，我要感谢挚爱的伴侣杰米，虽然他的兴趣是在女人的腿部，却给我无尽的支持与宽容，也是我稳定的避风港；也要谢谢我们的小宝贝，本和安娜贝尔，他们不断地提醒我生命的神奇。

图书在版编目（CIP）数据

乳房：一段自然与非自然的历史 /（美）弗洛伦斯·威廉姆斯著；庄
安祺译 . —上海：华东师范大学出版社，2016
ISBN 978-7-5675-5733-8

Ⅰ.①乳… Ⅱ.①弗… ②庄… Ⅲ.①乳房—普及读物
Ⅳ.① R323.2-49

中国版本图书馆 CIP 数据核字 (2016) 第 280373 号

乳房：一段自然与非自然的历史

作　　者	（美）弗洛伦斯·威廉姆斯
译　　者	庄安祺
责任编辑	顾晓清
封面设计	周伟伟
出版发行	华东师范大学出版社
社　　址	上海市中山北路 3663 号　邮编　200062
网　　址	www.ecnupress.com.cn
网　　店	http://hdsdcbs.tmall.com/
邮购电话	021 - 62869887
印　刷　者	上海盛通时代印刷有限公司
开　　本	890×1240　32 开
印　　张	10.75
字　　数	210 千字
版　　次	2017 年 2 月第 1 版
印　　次	2017 年 3 月第 2 次
书　　号	ISBN 978-7-5675-5733-8/X.010
定　　价	49.80 元
出　版　人	王焰

（如发现本版图书有印订质量问题，请寄回本社市场部调换或电话 021-62865537 联系）